Allgemeine Grundlagen

der

Krankenpflege.

Von

Dr. Max Berg,

z. Z. Chefarzt der Lazarette Frohnau i. Mark und St Dominikusstift-Hermsdorf bei Berlin.

Springer-Verlag Berlin Heidelberg GmbH

1918

ISBN 978-3-662-34996-0 ISBN 978-3-662-35332-5 (eBook)
DOI 10.1007/978-3-662-35332-5

Vorwort.

Die folgenden Blätter haben die Erfahrungen meiner früheren mehrjährigen Tätigkeit als Leiter des Unterrichtes an der Krankenpflegeschule des städtischen Krankenhauses Moabit in Berlin sowie meiner Tätigkeit als Leiter des Fürstl. von Donnersmarck'schen Krankenhauses in Neudeck O./S. und als Chefarzt der Lazarette Frohnau i. Mark und St. Dominikusstift-Hermsdorf bei Berlin zur Grundlage. Sie sind weiterhin hervorgegangen aus dem Inhalt meiner Krankenpflegekurse und öffentlichen Vorträge über Gesundheits- und Krankenpflege. Angesichts der großen Zahl bereits vorhandener Lehrbücher und Leitfäden über Krankenpflege kam es mir weniger darauf an, dieselbe um ein weiteres Buch zu vermehren, als nach mancher Richtung eine Ergänzung zu den üblichen Lehrbüchern, in Sonderheit zu dem von der Medizinalabteilung des Königlich Preußischen Ministeriums des Innern herausgegebenen „Krankenpflegelehrbuch" zu bringen. Ich habe daher weniger eingehend die praktische Pflege behandelt, vielmehr soll einem bei den Berufspflegern oft begegneten Bedürfnis Rechnung getragen werden, indem auf die Erörterung der allgemeinen Grundlagen der Krankenpflege und ihrer Beziehungen zu wissenschaftlichen, sozialen und technischen Fragen besonderer Wert gelegt wird, weil deren Darstellung in den üblichen Lehrbüchern nur geringe Berücksichtigung gefunden hat. Dadurch hofft das Buch den Berufspflegern und Berufspflegerinnen Anregung zur Vertiefung ihres Studiums und eine nicht unwillkommene Erweiterung des Unterrichtes zu bieten. Eine besonders eingehende Besprechung findet daher auch die „Psychische Einwirkung auf den Kranken", die „Krankenernährung" und die „Krankenbeobachtung", deren Darstellung im Verhältnis zu ihrer großen Bedeutung für die Krankenpflege meistens zu kurz kommt. Der Besprechung der Krankenernährung sind die Friedensverhältnisse zugrunde gelegt.

Im Hinblick auf den hohen Wert einer rechtzeitigen, sachgemäßen und verständnisvollen Krankenpflege als eines wichtigen und unentbehrlichen Heilfaktors wendet sich das Buch aber auch an die Laienpfleger. In einer Zeit, da sich tausend fleißige Frauenhände regen, um die durch den Weltkrieg geschlagenen Wunden heilen zu helfen, da so manche Gattin, Mutter und Schwester sich darauf bereiten muß, einem kampfmüden, kriegswunden Vaterlandsverteidiger eine verständnisvolle Pflegerin zu werden, ist das Buch dazu bestimmt, in einem größeren Kreise gebildeter Leser zur Aufklärung, Orientierung und Belehrung beizutragen. Angesichts der überraschenden Unkenntnis über die einfachsten normalen Vorgänge am menschlichen Körper und über die primitivsten Begriffe der Gesundheits- und Krankenpflege, welche dem Arzt selbst in gebildeten Kreisen immer noch begegnet und ihm oft schwer überwindliche Schwierigkeiten bietet, will das Buch der ärztlichen Arbeit am Krankenbett den Boden bereiten.

Anderseits möchte ich der Hoffnung Ausdruck geben, daß das Buch auch den Medizinern und jungen Aerzten Anregung geben möge, sich rechtzeitig mit der praktischen Krankenpflege zu beschäftigen, die in der Ausbildung des angehenden Arztes trotz ihrer hohen Bedeutung für seine spätere berufliche Tätigkeit meistens einen zu geringen Raum einnimmt, und auch Interesse zu nehmen an der Fortentwicklung des Krankenpflegewesens, in Sonderheit der weiblichen Krankenpflege, was ich für eine wesentliche Aufgabe des ärztlichen Standes halte.

Selbstverständlich kann die Darstellung des umfangreichen Gegenstandes bei der Knappheit des zur Verfügung stehenden Raumes einen Anspruch auf Vollständigkeit nicht erheben; sie muß sich vielmehr auf diejenigen Gebiete beschränken, die ein allgemeines Interesse voraussetzen lassen. Da das Buch als Ergänzung neben den bestehenden meist reich illustrierten Krankenpflegelehrbüchern gedacht ist, habe ich von der Beigabe von Abbildungen abgesehen; dagegen glaubte ich auf die Beifügung eines ausführlichen alphabetischen Sachregisters mit Fremdwörtererklärung besonderen Wert legen zu müssen.

Berlin NW. 23, im Oktober 1918.
Altonaer Str. 29.

M. Berg.

Inhaltsverzeichnis.

Einleitung.

Wesen und Aufgaben der Krankenpflege.

„Pflegen heißt: dem Kranken helfen, zu leben."
Fl. Nightingale.

Unter „Krankenpflege" im weitesten Sinne verstehen wir jegliche Fürsorge für unsere Mitmenschen, die durch Krankheit außerstande sind, selbst für sich zu sorgen. Da natürlich der Einzelne nur im beschränkten Maße seinen notleidenden Mitmenschen Hilfe und Beistand zu leisten vermag, so würde ein großer Teil der Bevölkerung im Falle einer Krankheit dieser hilflos preisgegeben sein, wenn nicht durch gemeinschaftliche Bemühungen der menschlichen Gesellschaft eine Fürsorge für die wirtschaftlich Schwachen einträte. Eine ebensolche gemeinsame Versorgung ist dann nötig, wenn plötzlich gleichzeitig außergewöhnlich viele Menschen krank und hilfebedürftig werden, wie bei Epidemien oder im Kriege. Dieser sozialen Pflicht einer Krankenfürsorge wird die öffentliche Krankenpflege gerecht, die geregelt wird durch Gemeinwesen, durch den Staat, durch die Kirche, durch humanitäre Vereinigungen. Diese Organisationen bringen die nötigen Geldmittel auf, sie erbauen Krankenhäuser, sorgen für die Ausbildung von Pflegepersonal und setzen alle erforderlichen Hilfsmittel und Kräfte in Bereitschaft, um jedem, auch dem Bedürftigen, dem Mittellosen und Alleinstehenden, in Krankheitsfällen sachgemäße Pflege zu ermöglichen. Alle diese Bestrebungen fassen wir zusammen in dem Sammelbegriff „Krankenpflegewesen", einem reichgegliederten Bau, dessen einzelne Abteilungen eng miteinander verbunden sind. Um diesen Bau richtig zu überschauen, müssen wir ihn von verschiedenen Gesichtspunkten aus betrachten.

Dann unterscheiden wir einmal das große Gebiet der Krankenfürsorge, die wir als eine öffentliche Angelegenheit, ein soziales Werk der Gesellschaft anzusehen haben. Sie umfaßt die Summe aller uns zu Gebote stehenden Einrichtungen, deren Bedeutung in der Vorsorge liegt und deren ständige Bereitschaft es ermöglicht, daß allen Hilfsbedürftigen, selbst bei gehäuftem Bedürfnis und gewaltigster Inanspruchnahme, eine ausreichende Unterkunft, Hilfeleistung, Pflege und Behandlung zuteil werden kann. Die Krankenfürsorge umfaßt demnach alle Krankenanstalten und verwandten Institutionen, die zum Transport, zur Unterbringung, Verpflegung und Unterstützung von Kranken dienen, — alle Hilfsmittel, die den sogenannten Krankenkomfort ausmachen, — die sämtlichen Organe beruflicher und freiwilliger Krankenpflege, — alle Organisationen geistlicher und weltlicher Krankenpflege, — alle Genossenschaften und Verbände zur Hilfeleistung an Kranken und Verwundeten, — das gesamte Samariterwesen, die Kriegskrankenpflege und den reichgegliederten Bau des Kriegssanitätswesens: kurz sämtliche gesetzlichen, staatlichen, städtischen und privaten Einrichtungen und Maßnahmen sozialer Fürsorge im Interesse der Kranken, so auch das Krankenversicherungswesen, die Krankenkassen, die Unfall- und Invaliditätsversicherungen und vieles andere mehr. Demgemäß sind die Vertreter der Krankenfürsorge ihrem Berufe nach nicht nur Aerzte und Krankenpfleger, sondern auch Verwaltungsbeamte, Juristen, Architekten, Geistliche, Militärpersonen, Angehörige von humanitären Organisationen und Magistrate.

Sehen wir von diesem weitverzweigten Gebiete der sozialen Krankenfürsorge ab, so bleibt als weiterer Inhalt des allgemeinen Begriffs „Krankenpflege“ die eigentliche, praktische Pflege im engeren Sinne, die Krankenwartung, d. h. die Summe aller täglichen Hilfeleistungen und Verrichtungen an dem Kranken, die seine sachgemäße Versorgung, seine Verpflegung und die Befriedigung seiner Bedürfnisse erfordern, ausgeführt durch die dazu geeigneten und bestimmten Personen der nächsten Umgebung des Kranken oder durch geübtes Pflegepersonal.

Damit eng und untrennbar verbunden umfaßt schließlich der Begriff „Krankenpflege“ weiterhin alle klinischen und therapeutischen Maßnahmen an Kranken, die der wissenschaftlich gebildete und erfahrene Arzt in ihrer zielbewußten Anwendung und in der Kenntnis ihrer physiologischen Einwirkungen auf den kranken Organismus an dem Patienten selber ausführt oder ausführen läßt, alle Beobachtungen, Hilfeleistungen und Verrichtungen eines geschulten Pflegepersonals, die sein ärztliches Urteilen und Handeln wirksam unterstützen. In diesem Sinne bildet die Krankenpflege als unentbehrliches Rüstzeug in der Hand des Arztes einen Teil der medizinischen Wissenschaft und der ärztlichen Kunst, eine bedeutsame Hilfskraft ärztlichen Handelns, eine wissenschaftliche, *therapeutische Methode des Arztes*. Diese Erkenntnis hat aus den Handgriffen, Vornahmen und Hilfeleistungen der Krankenpflege ausgesprochene und tatsächliche *Heilfaktoren* gemacht, denen mit dem wachsenden Verständnis für den hohen Wert einer rechtzeitigen, sachgemäßen und zuverlässigen Krankenversorgung, Krankenbeobachtung und Krankenwartung, von der bei einer ganzen Reihe von Krankheiten Verlauf, Ausgang und Heilerfolg abhängig sind, mit Recht eine immer größere Bedeutung zuerkannt wird.

Abschnitt I.
Von den Lebensvorgängen im menschlichen Körper.

1. Der Stoffwechsel.

Der menschliche Körper ist aus einer Reihe von Stoffen zusammengesetzt, welche durch die Lebensvorgänge unaufhörlich verbraucht werden. Dieselben müssen daher, da sie für das Fortbestehen des Lebens notwendig sind, immer wieder ersetzt und ergänzt werden. Diese Körperstoffe lassen sich im wesentlichen in folgende fünf Gruppen einordnen: Wasser, Mineralbestandteile (Asche, Salze), Eiweiß (und leimgebende Substanzen), Fette, zuckerartige oder stärkehaltige Körper (Kohlehydrate).

Die letzten drei Gruppen, Eiweiß, Fette und Kohlehydrate, sind kompliziert zusammengesetzte chemische Verbindungen, welche sich im wesentlichen aus den Elementen Sauerstoff, Wasserstoff, Kohlenstoff und Stickstoff aufbauen und von den Gewebszellen des menschlichen Körpers unter Mitwirkung des Sauerstoffs der Luft, der durch die Atmung aufgenommen wird, in einfachere Verbindungen zerlegt werden. Bei diesem Vorgang handelt es sich um eine Art von Verbrennung (Oxydation), die sich allerdings im Körper unsichtbar innerhalb der Gewebszellen abspielt und nur an ihren Resultaten zu erkennen ist: an der Bildung von Kohlensäure und Wasser, an der Entstehung eines der Asche verbrennbarer Körper entsprechenden Restes, sowie an dem Auftreten von Wärme. Bis zu einem gewissen Grade lassen sich diese Vorgänge im menschlichen Körper also mit denen in einer Dampfmaschine vergleichen: durch Verbrennung von Holz und Kohle erzeugen wir im Kessel der Maschine Wärme und können durch richtige Verwendung des entstehenden Dampfes Arbeit leisten. Die Verbrennung der menschlichen Nahrung, des Heizmaterials des Körpers, erzeugt gleichfalls Wärme, die Körperwärme, welche normalerweise etwa 37° C beträgt, und sie befähigt ferner den Organismus, Muskelbewegungen auszuführen und körperliche Arbeit zu verrichten. Dieser Verbrennungsprozeß wiederholt sich unausgesetzt und erfordert gewissermaßen immer neues Brennmaterial, es müssen daher den Zellen immer wieder neue Nährstoffe zur Verfügung gestellt werden. Diese Stoffe, welche zur Ergänzung der durch Arbeit verbrauchten Teile des Körpers nötig sind, werden diesem durch die Verdauung und durch die Atmung zugeführt, die Körpergewebe entnehmen sie dem ihnen zugeführten Blut. Die bei der unsichtbaren Verbrennung im menschlichen Körper fortdauernd stattfindenden Spaltungs- und Oxydationsvorgänge lassen die in den aufgenommenen Nährstoffen (Eiweiß, Fett, Kohlehydrate) angehäuften Spannkräfte frei werden und setzen sie in lebendige Kräfte um. Den unaufhörlichen Vorgang der Aufnahme, der Umwandlung dieser Nährstoffe und der Abgabe der verbrauchten Stoffe, diesen gesamten Prozeß des stetigen Zerfalles, Ersatzes und der Erneuerung der Substanzen des Körpers, der steten Stoffaufnahme und Stoffabgabe faßt die Wissenschaft unter dem Namen Stoffwechsel zusammen.

Der Stoffwechsel bildet mithin den Mittelpunkt aller Lebenserscheinungen, sein dauerndes Aufhören ist mit dem Tode gleichbedeutend. Während des Lebens werden durch den Stoffwechsel alle Bestandteile des Organismus und seiner Elemente früher oder später, langsamer oder schneller weggeführt und durch andere gleichartige ersetzt, ohne daß dadurch an ihren physikalischen und chemischen Eigenschaften eine Aenderung einzutreten braucht. Bilden sich an Stelle der ausgestoßenen oder zersetzten Bestandteile in den gleichen Mengen genau die gleichen chemischen Verbindungen, so befindet sich der Körper im „Stoffwechselgleichgewicht“. Wird mehr aufgenommen und zur Bildung gleichartiger Bestandteile verwendet als ausgegeben, bzw. zersetzt wird, so findet eine Vermehrung des Bestandes, ein „Wachstum“ statt. Wird dagegen mehr Substanz zersetzt und ausgegeben als Ersatzmaterial an die Stelle tritt, so kommt es zum „Schwunde“, der, wenn er andauert, zur Funktionsunfähigkeit der Organe und schließlich zum Tode des Gesamtorganismus führt.

2. Die Verdauung.

Die durch den Mund aufgenommenen Nahrungsstoffe gelangen in ein Kanalsystem (Magen-Darmkanal), in welchem sie, soweit sie fest sind, zerkleinert und gelöst werden, soweit bereits gelöst, chemisch verändert werden, um ihre Aufsaugung in den Körper zu ermöglichen. Das nicht Verwendbare verläßt den Darmkanal als Kot. Bei dem Ablauf der Verdauungsvorgänge unterscheiden wir demnach einen mechanischen und einen chemischen Teil.

Der mechanische Vorgang bei der Verdauung besteht in der Zerkleinerung und Weiterbeförderung der Speisen durch den ganzen Verdauungskanal. Er nimmt seinen Anfang in der Mundhöhle, welche neben der Aufnahme der Nahrungsmittel die Aufgabe hat, dieselben durch das Kauen mit den Zähnen unter Beihilfe der Zunge zu zerkleinern, mit dem Mundspeichel zu durchfeuchten, zum Bissen zu formen und schlüpfrig zu machen. Dabei ist gutes Kauen und langsames Essen für den normalen Ablauf der Verdauungsvorgänge von großer Bedeutung, weil alle Stoffe, die der Körper verwenden will, erst völlig gelöst sein müssen, ehe sie von der Darmschleimhaut aufgesogen werden können. Durch ein ungenügendes Zerkleinern der Speisen wird also dem Magen und dem Darm unnötige Arbeit zugemutet. Die Zunge wälzt beim Kauen die Bissen hin und her, schiebt sie unter die Zähne, zerdrückt sie durch Anpressen an den harten Gaumen und befördert sie schließlich weiter nach hinten. Durch eine Lähmung der Zunge, wie wir sie bei manchen Nervenkrankheiten beobachten, wird das Kauen und die Bildung der Bissen erschwert, und es bleiben auf der gelähmten Seite häufig Speisereste zurück.

Die im Munde zerkleinerten und schlüpfrig gemachten Bissen werden durch die Tätigkeit der willkürlichen Schluckmuskeln über den Kehldeckel hinweg in die Speiseröhre befördert, welche zwischen Wirbelsäule und Luftröhre gelegen ist und unterhalb des Zwerchfells durch den Magenmund in den Magen einmündet. Bei diesem Schluckakt legt sich Gaumensegel und Zäpfchen an die hintere Rachenwand an und schließt so die Nasenhöhle von der Rachenhöhle ab. Der Kehlkopf wird beim Schlucken durch den Kehldeckel abgeschlossen; geschieht dies nicht vollständig, so verschluckt sich der Mensch. Welche Bedeutung dieser Abschluß beim Schlucken hat, sehen wir bei Gaumenlähmungen, wie sie nach Diphtherie nicht selten vorkommen, wobei ein Teil der Nahrung, namentlich Flüssigkeit, zur Nase wieder herauszufließen pflegt, ferner bei benommenen und betäubten Kranken, denen die Speisen leicht in die „falsche Kehle“, d. h. in den Kehlkopf gelangen. Deshalb sind solchen Personen Speisen und Getränke mit großer Vorsicht und langsam zu reichen.

Auf dem Wege der Speiseröhre werden die Bissen durch unwillkürliche Zusammenziehungen (Kontraktionen) der Speiseröhrenmuskulatur in den Magen gebracht. Zu diesen Kontraktionen, die sich wellenförmig von oben nach unten fortsetzen, wird die Muskulatur der Speiseröhre durch den Reiz angeregt, den die

Bissen auf den in ihrer Schleimhaut befindlichen Nervenapparat ausüben. Die Entfernung von den Zähnen bis zum Magenmund beträgt ungefähr 40 cm. Verengerungen der Speiseröhre, mögen dieselben nun durch Geschwulstwucherungen, namentlich Krebs, oder durch Narbenbildungen infolge Verätzungen bedingt sein, sind außerordentlich schlimme Zustände, da sie die Gefahr des Verhungerns mit sich bringen.

Auf ähnliche Weise wie in der Speiseröhre, durch den gleichen dem Willen nicht unterworfenen Vorgang, erfolgt die Fortbewegung der Speisen durch den ganzen Magen-Darmkanal, durch wellenförmig fortschreitende Kontraktionen der Magen- und Darmmuskulatur werden dieselben nach und nach durch den ganzen Verdauungskanal weiterbefördert. Innerhalb des Magens werden außerdem die Speisen durch Aneinanderreiben der Magenwände mechanisch weiterverarbeitet, immer mehr zerkleinert, durcheinander gerührt und durch das Hinzutreten des Magensaftes immer mehr verdünnt und verflüssigt. Dabei schließt sich zunächst unwillkürlich der starke ringförmige Schließmuskel am Ausgang des Magens, der sog. Magenpförtner, und öffnet sich dann nach und nach für die flüssiger und breiiger gewordenen Speisen. An dieser Stelle entwickeln sich besonders häufig krebsige Wucherungen, durch die der Magenausgang mehr oder weniger verengert wird. Die Folge davon ist eine Stauung des Mageninhaltes im Magen, die gewöhnlich zur Magenerweiterung und starkem Erbrechen führt.

Etwa 5 Stunden nach der Mahlzeit ist der Magen leer. Aus diesem gelangen die Speisen in den Zwölffingerdarm, in welchem die aus der Leber stammende Galle und der Saft der Bauchspeicheldrüse (Pankreas) hinzutreten, und weiter in den Dünndarm, in dem zahlreiche Drüsen ihren Saft in den Speisebrei gelangen lassen. Der Inhalt des Dünndarms, der immer dünnflüssiger geworden ist, wird durch wurmartige Bewegungen der einzelnen Dünndarmschlingen (Peristaltik) weiter geschoben, wobei von den Säften des Darminhaltes, je weiter er rückt, desto mehr nach und nach aufgesogen wird. Im untersten Teil des 6—8 m langen Dünndarms fängt der Inhalt schon an, dickflüssiger und breiiger zu werden, um in dem $1^1/_2$ m langen Dickdarm, in welchen der Dünndarm in der rechten Unterbauchgegend einmündet, sich immer mehr durch Abgabe der Nährflüssigkeit einzudicken, bis im untersten Teil des Dickdarms der Kot seine charakteristische Konsistenz bekommt. Dieser wird im untersten Teil des Mastdarms durch den Schließmuskel des Afters zurückgehalten und kann nun schließlich durch willkürliche Tätigkeit dieses Muskels unter Beihilfe der Bauchpresse entleert werden.

Der Kot enthält also den Abfall der Nahrung, die zum Verbrauch nicht geeigneten Schlacken, außerdem Reste aus den Verdauungssäften, abgestoßene Darmzellen, endlich auch noch Reste an sich verdaulicher Nahrung, die aber auf dem Wege durch den Darmkanal hindurch nicht aufgelöst worden sind. Wir finden daher im Kot Ueberreste der Galle, welche ihm auch die Farbe gibt, halbverdaute Fleischstückchen, Sehnenfasern, nicht verdaute Mehlreste, Zellulosefasern usw. Der charakteristische Geruch des Kotes ist nicht eine Folge des Verdauungsprozesses, er ist vielmehr durch Fäulnisvorgänge bedingt, die namentlich in den unteren Abschnitten des Darms vor sich gehen und durch die im Darminhalt befindlichen Bakterien bewirkt werden. Diesen Fäulnisvorgängen verdanken auch die Darmgase ihre Entstehung.

Am Anfangsteil des Dickdarms, der als Blinddarm bezeichnet wird, befindet sich der berüchtigte Wurmfortsatz, ein wurmförmiges blind endendes Anhängsel, von dem die Blinddarmentzündung ihren Ausgang zu nehmen pflegt; darum heißt die sog. Blinddarmentzündung richtiger Entzündung des Wurmfortsatzes.

Störungen der Beweglichkeit des Magen-Darmkanals können zu erheblichen Beschwerden führen. Der Arzt kann nachweisen, ob die Speisen im Magen infolge Störung seiner motorischen Funktion zu lange zurückbleiben, indem er den Magen 5 Stunden nach der Mahlzeit aushebert und sich überzeugt, ob noch Speisereste darin vorhanden sind. Das Röntgenverfahren bietet heute eine vorzügliche Unterstützung dieses Nachweises. Trägheit des Darms äußert sich in Verstopfung (Obstipation), bei welcher die im Darm lagernden verhärteten Kotmassen zu Entzündungen und Geschwürsbildungen Anlaß geben können. Auch können sich durch abnorme Zersetzungen giftige Stoffe bilden, welche vom Körper aufgesaugt werden. Darauf sind die Kopfschmerzen zurückzuführen, an denen Personen mit chronischer Stuhlträgheit so häufig leiden. Der gegenteilige Zustand, der Durchfall, führt andererseits zu einer Schwächung des Körpers, da die Nahrungsmittel nicht genügend ausgenutzt werden.

Um die **chemischen Vorgänge bei der Verdauung** zu verstehen, müssen wir uns erinnern, daß wir unter den Nährstoffen außer den in Wasser löslichen Mineralbestandteilen drei Gruppen zu unterscheiden haben: die zucker- oder stärkehaltigen Stoffe (Kohlehydrate), die Eiweißstoffe und die Fette.

Dies ist das Material, das wir unserem Verdauungsapparat übergeben (vgl. Abschnitt I, 1 und VI, A.). Diese Stoffe müssen in eine Form gebracht werden, die es ermöglicht, sie allen Teilen, Organen und Zellen zuzuführen. Die Zuführung wird durch das Blut vermittelt, welches die in flüssige Form gebrachten Nahrungsmittel enthält. Bei der Erfüllung der Aufgabe des Verdauungsapparates, die Nährstoffe in eine lösliche Form zu bringen, fällt den Verdauungssäften die wichtigste Rolle zu. Die Stärkestoffe werden vorwiegend durch den Mund- und Bauchspeichel, die Eiweißstoffe durch den Magen- und Pankreassaft und die Fette durch Einwirkung der Galle verdaut.

Der chemische Verdauungsprozeß beginnt ebenso wie der mechanische bereits in der Mundhöhle; der Mundspeichel, welcher aus den Unterzungendrüsen, Unterkieferdrüsen und Ohrspeicheldrüsen stammt, durchsetzt die Bissen beim Kauen, und da er die Eigenschaft hat, die Stärkestoffe zu spalten, in Zucker umzuwandeln und löslich zu machen, so ist es auch mit Hinblick auf die chemische „Mundverdauung“ von Wichtigkeit, gut und langsam zu kauen und die Speisen reichlich durchzuspeicheln. Dies muß besonders von Kranken ausreichend beachtet und ausgeführt werden. Im Magen sondern die zahlreichen Drüsen der Magenschleimhaut den Magensaft ab, der durch die Bewegungen des Magens sich sehr innig mit dem Speisebrei vermischt. Die Magensaftdrüsen liefern Salzsäure, Pepsin und Labferment als wirksame Mittel zur Gerinnung und Verdauung der Eiweißkörper. Das Fehlen dieser Bestandteile oder einen Ueberschuß an denselben kann der Arzt durch Untersuchung des ausgeheberten Magensaftes nachweisen. Im Zwölffingerdarm mischen sich, wie wir gesehen haben, noch Pankreassaft und Galle zu dem Speisebrei und im Dünndarm der Darmsaft, das Produkt der zahlreichen Drüsen der Dünndarmschleimhaut: diese Verdauungssäfte führen hauptsächlich die Verdauung der stärkehaltigen Stoffe und der Fette herbei. Der Pankreassaft, das Produkt der hinter dem Magen gelegenen Bauchspeicheldrüse, ist eine Art von Universalverdauungsmittel, er enthält eine ganze Reihe der die Verdauung herbeiführenden Stoffe und vermag sowohl die mehlhaltigen Stoffe wie auch das Eiweiß und das Fett in eine lösliche Form zu verwandeln. Die Galle, eine gelbgrün gefärbte Flüssigkeit, wird von der Leber in einer Menge von etwa $^1/_2$ l täglich abgesondert. Sie wird in der an der Unterfläche der Leber gelegenen Gallenblase angesammelt, von wo sie zur Zeit der Verdauung in den Darm übertritt. Da sie, wie gesagt, bei der Verdauung der Fette durch Verseifung und Emulgierung[1]) derselben eine bedeutungsvolle Rolle zu erfüllen hat, soll man mit der Verabreichung fettreicher Nahrung vorsichtig sein, wenn der Abfluß der Galle in den Darm verhindert ist.

Dieser Fall tritt meistens ein, wenn es durch katarrhalische Zustände im Dünndarm zu einem Zuschwellen des Ausführungsgangs der Gallenwege kommt oder wenn Steine, wie sie sich nicht selten in der Gallenblase bilden, in diesen Gang hineingeraten und ihn verstopfen. Freilich können auch noch mancherlei andere Krankheitszustände und Ereignisse eine Behinderung des Gallenabflusses bedingen. Die Folge hiervon wird sein, daß die Stuhlgänge dieser Patienten ein weißlich-tonfarbenes Aussehen annehmen, da der in der Galle enthaltene Farbstoff, welcher die normale Färbung des Kotes verursacht, sich dem Darminhalt nicht beimischen kann. Ferner wird es zu einer Stauung der Galle in der Gallenblase und Leber kommen und schließlich zu einem Uebertritt der Galle und damit auch des Gallenfarbstoffes in das Blut. Ein Teil derselben wird mit dem Urin, der infolgedessen eine dunkelgelblichgrüne oder auch bräunliche Färbung annimmt, ausgeschieden, ein anderer Teil in der Haut abgelagert. Dieselbe nimmt hierdurch jene charakteristische gelbe Farbe an, welche wir als Gelbsucht (Ikterus) bezeichnen. Geringe Grade derselben erkennen wir am besten daran, daß das Weiße des Auges sich gelb färbt.

Durch die Verdauungstätigkeit werden also alle Nährstoffe, die in den Speisen enthalten sind, aus denselben herausgezogen, aufgelöst und so verarbeitet, daß sie entweder direkt von den Blutgefäßen aufgenommen oder durch Vermittelung der in der ganzen Darmwand verteilten Anfänge der Saugadern (Lymphgefäße) aufgesogen und der Blutbahn zugeführt werden können. Die Aufsaugung der gelösten Stoffe ist begünstigt durch die Vergrößerung der Darmoberfläche, welche im Dünndarm durch die sog. Zotten zustande kommt. Diese Zotten saugen mit Hilfe der in ihnen befindlichen zahlreichen Lymphgefäßschlingen die milchig aussehende Nährflüssigkeit (Chylus) auf, die dann auf dem Wege der Lymphbahnen als Lymphsaft dem Lymphbrustgang und durch diesen dem Blute zugeführt wird. Im Dickdarm findet nur noch eine geringe Absonderung von Darmsaft statt. Der Darminhalt wird hier unter dem Einfluß von Darmbakterien, die in großer Zahl im Darm wuchern und eine erhebliche Rolle bei der Verdauung spielen, noch weiter zerlegt, und der Nährsaft wird hier vollends aufgesogen. Diesen ganzen Aufsaugungsvorgang bezeichnet man als Resorption. Die resorbierten Säfte werden nun auf dem Wege der Blutbahn zu den Gewebszellen hingetragen, welche aus dem Blute die Stoffe in sich aufnehmen, die sie zu ihrer Ernährung und Erhaltung, zu ihrem Wachstum und zur Bildung

1) Emulgierung = Zerstäubung des Fettes in feinste Tröpfchen. Die bebekannteste Emulsion ist die Milch, die eine Zerstäubung von Butterfett in Wasser darstellt.

neuen Gewebes nötig haben. Die überflüssigen oder verbrauchten Säfte werden aus den Geweben von den im ganzen Körper verteilten Saugadern (Lymphgefäßen) aufgesogen, die sich zu Lymphgefäßstämmen zusammenschließen und schließlich zu einem großen Stamm vereinigen, dem Lymphbrustgang. Dieser verläuft längs der Wirbelsäule und führt die Körpersäfte durch die linke Schlüsselbeinvene in die Blutbahn. In die Lymphgefäße sind als Filtrierapparate die Lymphdrüsen eingeschaltet, welche schädliche Stoffe zurückhalten. Die bei der Verdauung zurückbleibenden nicht ausnutzbaren Reste werden, wie wir gesehen haben, zum Teil durch den Stuhlgang mit dem Kot abgeschieden. Ein weiterer Teil geht zunächst ins Blut über, nämlich die Kohlensäure und das Wasser. Der größte Teil des Wassers wird durch die Nieren als Harn ausgeschieden. Ein Teil entweicht mit der Kohlensäure bei der Atmung, ein weiterer Teil als Schweiß durch die Haut.

3. Die Atmung.

Der menschliche Stoffwechsel bedarf, wie wir gesehen haben, bei dem in den Geweben des Körpers sich abspielenden unsichtbaren Verbrennungsprozeß notwendig der Mitwirkung des Sauerstoffs. Darum ist es zur Erhaltung des Lebens erforderlich, daß dem Blut andauernd Sauerstoff zugeführt und Kohlensäure entzogen wird. Dieser Vorgang findet in der Lunge bei der Atmung statt. Mit der Atmungsluft dringt der Sauerstoff in die Lungen ein, wird hier vom Blut aufgenommen und durch den ganzen Körper zu allen Organen und Geweben getragen, während die durch den Lebensprozeß gebildete Kohlensäure aus dem Blute in den Lungen zur Ausscheidung gelangt und mit der Ausatmungsluft den Körper verläßt. Wir bezeichnen diesen Vorgang, die Aufnahme der Luft in die Lungen (Einatmung) und die Herausbeförderung der abgeschiedenen Gase (Ausatmung) als äußere Atmung oder Lungenatmung, den in den Organen stattfindenden Gasaustausch dagegen als innere Atmung oder Gewebsatmung. Wir haben also auch hier wieder zu unterscheiden zwischen einem mechanischen Teil der Atmung (Einatmung und Ausatmung) und einem chemischen Teil, dem Gasaustausch in den Geweben.

Was den **mechanischen Vorgang** betrifft, so wird bei der Einatmung der Brustkorb durch die Atmungsmuskulatur erweitert, indem die Rippen durch die Tätigkeit der Zwischenrippenmuskeln gehoben werden, und das nach oben kuppelartig gewölbte Zwerchfell sich abflacht und nach unten senkt. Die

Lungen, welche unter normalen Verhältnissen durch den auf ihrer inneren Fläche lastenden Luftdruck der Brustwand dicht anliegen, machen infolge ihrer Elastizität diese Bewegungen mit, sie dehnen sich aus und saugen die Luft durch Nase und Mund in sich hinein. Die Luft dringt durch den Kehlkopf, die Luftröhre, die Bronchien und ihre Verästelungen in die kleinsten Hohlräume der Lunge (Alveolen) ein.

Besteht ein Hindernis für das Einströmen der Luft, wie es z. B. bei der Kehlkopfdiphtherie der Kinder bisweilen der Fall ist, so ist naturgemäß der Luftdruck im Innern des Brustkorbs geringer als der äußere Luftdruck, und durch diesen höheren äußeren Druck werden an den nachgiebigen Teilen des Brustkorbs (der Kehlgrube oberhalb des Brustbeins, den Rippenbögen, der sog. Herzgrube) Einstülpungen der Brustwand verursacht, die als „inspiratorische Einziehungen" bezeichnet werden und deren Auftreten darauf hinweist, daß Gefahr im Verzuge ist und vom Arzt die Notwendigkeit des Luftröhrenschnitts erwogen werden muß.

Bei der Ausatmung läßt der Muskelzug, der den Brustkorb erweitert hat, nach, die Rippen senken sich wieder, das Zwerchfell wölbt sich wieder nach oben, der Brustraum wird kleiner, er sinkt zusammen und mit ihm die Lungen, indem die in ihnen angesammelte Luft nach außen getrieben wird. Die Ausatmung geht also für gewöhnlich, wenn keine Hindernisse für die Atmung vorliegen, ohne Muskelwirkung vor sich, lediglich infolge elastischer Verhältnisse. Bei der Einatmung sehen wir daher zwei verschiedenartige Bewegungen: wir sehen den Brustkasten sich heben und ausdehnen und außerdem den Bauch sich vorwölben, indem das Zwerchfell die Baucheingeweide nach unten drückt. Bei der Ausatmung beobachten wir die umgekehrten Bewegungen. Man unterscheidet daher Rippenatmung und Zwerchfellatmung, bei den Frauen überwiegt die erstere, bei den Männern die letztere. Wird eine forcierte Atmung gebraucht, z. B. bei stärkerer Atemnot, beim Schreien, Husten oder Niesen, so treten noch weitere Hilfsmuskeln in Tätigkeit. Beim gesunden Erwachsenen erfolgt die Atmung 16—20 mal in der Minute, bei Kindern häufiger. Sie kann willkürlich sowohl verlangsamt wie beschleunigt und auch ganz angehalten werden, jedes aber nur für kurze Zeit. Bei Körperanstrengungen, z. B. beim Laufen oder Bergesteigen, bei Erkrankungen der Atmungs- und Zirkulationsorgane, bei psychischen Erregungen und im Fieber nimmt die Zahl der Atemzüge zu, um dem gesteigerten Sauerstoffbedürfnisse des Körpers gerecht zu werden (vgl. Abschnitt VII, 6). Die Regulierung der Atmung erfolgt durch Nerveneinflüsse von einem bestimmten im verlängerten Mark gelegenen Atemzentrum aus, die Anregung dazu wird von einem bestimmten Kohlensäuregehalt des Blutes gegeben. Zerstörung des

Atemzentrums bewirkt sofortiges Aufhören der Atembewegungen und somit den Tod.

Neben den mechanischen Atembewegungen spielen bei der Atmung, wie schon gesagt, **chemische Vorgänge** eine bedeutsame Rolle. Das Lungengewebe setzt sich aus zahlreichen Läppchen zusammen, die dadurch entstehen, daß Blutgefäße und nervenführende Bindegewebszüge in großer Zahl in das Innere des Lungengewebes hineinziehen. Innerhalb dieser Läppchen enden die sich in der Lunge verteilenden Verzweigungen des Bronchialbaums mit ihren feinsten Verästelungen je in einem kleinen zartwandigen Hohlraum der Lunge (Alveole). Die Zahl dieser kleinen Hohlräume oder Säckchen, die mit Luft gefüllt sind, beträgt 300 bis 400 Millionen, die Wandfläche jeder Alveole etwa $^1/_3$ qmm, dies ergibt eine atmende Oberfläche von 130 qm beim Manne, über 100 qm beim Weibe. Die Wände dieser Alveolen bestehen aus elastischem Gewebe, in dem sich ein reiches Netz von feinsten Blutgefäßen verteilt. Dasselbe besteht aus den letzten feinen Verästelungen, d. h. den Kapillarnetzen der Lungenarterie und der Lungenvene. Diese Gefäße sind für den Gasaustausch bestimmt. Die für Gas durchlässige Wand der Alveolen gibt den Sauerstoff der eingeatmeten frischen Luft an das Blut, bzw. an die in demselben enthaltenen roten Blutkörperchen ab und nimmt dafür die Kohlensäure des kohlensäurehaltigen Blutes wieder auf, um sie durch die Luftwege mit der verbrauchten Luft nach außen abströmen zu lassen (vgl. Blutkreislauf).

4. Blut und Blutkreislauf.

Im Vorhergehenden haben wir gesehen, welch außerordentliche Bedeutung dem Blut für den regelrechten Ablauf der Lebensvorgänge im menschlichen Körper zukommt. Seine Wichtigkeit beruht darauf, daß das Blut den Stoffaustausch der Organe untereinander vermittelt und für alle Organe und Gewebe die Ernährungsflüssigkeit liefert, ohne die kein Teil unseres Körpers auf die Dauer bestehen kann. Damit hängt es zusammen, daß bei gewissen Erkrankungen des Blutes, die eine ungenügende Sauerstoffaufnahme von seiten des Blutes bedingen, ebenso wie bei Erkrankungen des Herzens, die mit einer ungenügenden Zirkulation einhergehen, so häufig das Gefühl von Lufthunger und Atemnot auftritt, obwohl die Atmungsorgane intakt sind.

Das Blut stellt eine undurchsichtige rote Flüssigkeit dar, welche aus einem flüssigen Bestandteil, dem sog. Blutplasma, und den roten und weißen Blutkörperchen besteht. Die Zahl der roten Blutkörperchen (Erythrozyten) beträgt beim erwachsenen Menschen 4—5 Millionen im Kubikmillimeter, beim weiblichen Geschlecht weniger als beim männlichen, von den weißen Blutkörperchen sind rund 10000 in einem Kubikmillimeter enthalten, wozu bemerkt sei, daß ein einziger Tropfen Blut 50 cbmm faßt. Die roten Blutkörperchen sind unendlich kleine runde Scheibchen, die nur unter dem Mikroskop bei stärkerer Vergrößerung wahrzunehmen sind, sie haben einen Durchmesser von $^7/_{1000}$ mm. Sie sind es, welche dem Blut die rote Farbe geben, und zwar durch ihren wichtigsten Bestandteil, den Blutfarbstoff. Dieser Farbstoff, das Hämoglobin, ist eine eisenhaltige Eiweißsubstanz, welcher die lebenswichtige Aufgabe des Sauerstofftransportes von den Lungen zu den Geweben zukommt. Er ist nämlich imstande, in den Lungen Sauerstoff aus der Atmungsluft in sich aufzunehmen und diesen auf dem Wege durch die Organe an die Gewebe wieder abzugeben und statt dessen sich mit der im Körper gebildeten Kohlensäure zu verbinden. Er ist also der eigentliche Träger des zur inneren Verbrennung notwendigen Sauerstoffs im Körper. Die weißen (farblosen) Blutkörperchen (Leukozyten) sind etwas größer und enthalten einen oder mehrere Kerne, während die roten kernlos sind. Sie haben die Fähigkeit, wie selbständige kleinste Lebewesen sich fortzubewegen, durch die Wandungen der Blutgefäße hindurch zu kriechen und so in die Gewebe des Körpers zu gelangen. Auf dieser Wanderung sind sie imstande, kleine zerfallene Gewebsteilchen, kleinste Teilchen von Fett, Fremdkörpern und Bakterien, die in den Körper eingedrungen sind, in sich aufzunehmen und gewissermaßen aufzufressen (vgl. Abschnitt VIII, B). Die Blutkörperchen werden dauernd im Körper verbraucht, an ihrer Stelle werden neue im Knochenmark, in der Milz und in den Lymphdrüsen gebildet.

Das Blutplasma (Blut ohne Blutkörperchen) besteht aus einer hellgelben Flüssigkeit, die noch den Gerinnungstoff, den sog. Faserstoff (Fibrin) enthält. Dieser besitzt insofern eine besondere Bedeutung, als er bei inneren und äußeren Blutungen infolge von Gefäßverletzungen die Gerinnung des Blutes herbeiführt und durch Verstopfung der Gefäße wesentlich zum Aufhören der Blutung beiträgt. Auch für den Erfolg von Operationen und die Blutstillung bei denselben ist der Faserstoff von größter Wichtigkeit, da er in den durchschnittenen und abgebundenen Gefäßen einen Gerinnungspfropf bildet, durch den die Gefäße nach und nach fest verstopft werden. Wenn man das Blutplasma von diesem Faserstoff befreit, so bleibt eine klare Flüssigkeit, das Blutserum zurück, welches hauptsächlich Eiweiß und etwas Zucker, sowie sonstige lösliche Nährstoffe und Umsatzprodukte enthält, außerdem verschiedene Salze, am meisten Kochsalz.

Die Gesamtmenge des Blutes beträgt etwa $^1/_{13}$ des Körpergewichtes, also für den Erwachsenen 5—6 kg. Verlust von $^1/_3$ bis zur Hälfte der Blutmenge führt den Tod des betreffenden Individuums herbei. Bei der sog. Blutarmut handelt es sich nicht um eine Verringerung der gesamten Blutmenge; eine solche findet nur nach schweren Blutverlusten sowie nach starken Wasserverlusten (Cholera) statt, bei denen es zu einer Eindickung des Blutes kommt. Bei den Zuständen, die man als Blutarmut oder Blutverarmung bezeichnet, handelt es sich vielmehr entweder um eine Verringerung des Blutfarbstoffs (Bleichsucht) oder um krankhafte Veränderungen in der Zusammensetzung des Bluts.

Um seine bedeutungsvolle Aufgabe für die Ernährung der Gewebszellen und für den Stoffwechsel zu erfüllen, muß das Blut in alle Organe und Gewebe bis in ihre kleinsten Elemente hineingeführt werden. Diese Beförderung und Verteilung des Blutes wird durch die Blutgefäße oder Adern besorgt, ein Röhrensystem, welches sich über den ganzen Körper verzweigt. Die Bewegung des Blutes erfolgt durch verschiedene Kräfte, vor allem durch die Muskelkraft des Herzens. Die Blutgefäße, welche das Blut vom Herzen in die Gewebe hineinführen, nennen wir Puls- oder Schlagadern, weil man an ihnen gleichzeitig mit jeder Zusammenziehung des Herzens eine rhythmische Ausdehnung ihrer Wandungen, einen sog. Puls fühlen kann; sie heißen auch Arterien, von aer = Luft, weil man sie früher für lufthaltig hielt. Die Blutgefäße, welche das Blut zum Herzen zurückführen, heißen Venen oder Blutadern, so genannt, weil man sie früher als die allein bluthaltenden ansah. Die Arterien verzweigen sich in immer enger werdenden Aestchen durch den ganzen Körper und werden schließlich zu feinsten nur mikroskopisch sichtbaren Röhrchen, den Haargefäßen oder Kapillaren, deren Wand so dünn ist, daß nicht nur Gase, wie Sauerstoff und Kohlensäure, sondern auch Blutflüssigkeit und Blutkörperchen hindurchtreten können. Die netzförmigen Kapillaren vereinigen sich wieder zu größeren Gefäßen, den Venen, welche das Blut wieder zum Herzen zurückleiten.

Innerhalb dieses Röhrensystems bewegt sich das Blut in einem geschlossenen Kreislauf (Harvey 1628), in welchem an zwei Stellen Pumpvorrichtungen eingeschaltet sind, welche die Triebkraft für die Kreislaufbewegungen liefern. Diese Pumpvorrichtungen sind in einem Organ vereinigt, dem Herzen. Dasselbe stellt einen zweikammerigen Hohlmuskel dar, dessen beide Hälften mit je zwei ventilartigen Vorrichtungen versehen sind, derart, daß das Blut nur von der einen Seite einströmen und nur nach der anderen Seite ausströmen kann. Die Arterien haben elastische Wandungen, sie können sich zusammenziehen und wieder ausdehnen. Diese Eigenschaft unterstützt die Weiterbeförderung des Blutes und verwandelt die durch die Pumpwirkung des Herzens erzeugte stoßweise Flüssigkeitsströmung in eine gleichmäßige kontinuierliche. Die Wandungen der Arterien sind stärker als die der Venen, da sie den stärkeren Blutdruck auszuhalten haben. Die Venen enthalten zum Teil Klappen, die das Zurückströmen des Blutes verhindern. Die Zusammenziehung der Herzkammern bezeichnet man als Herzschlag und die sich dadurch fortsetzenden Zusammenziehungen der Pulsadern als Pulswellen. In 27 Schlägen treibt das Herz die gesamte Blutmenge durch den Körper. Rechnet man bei einem gesunden erwachsenen Mann 72 Herzschläge in der Minute, so gebraucht die gesamte Blutmenge 22,5 Sekunden, um einmal durch den ganzen Körper zu strömen (vgl. Abschnitt VII, 5).

Die Pumpwirkung des linken Herzens treibt das arterielle (sauerstoffreiche) Blut durch die große Körperschlagader (Aorta) in das große verzweigte System der Arterien bis in die Kapillaren hinein. Durch die dünnen Wände derselben findet nun ein Gasaustausch an die Gewebe statt, indem die sauerstoffhaltigen roten Blutkörperchen ihren Sauerstoff an die Zellen abgeben und dafür die durch den Stoffwechsel entstehende Kohlensäure in sich aufnehmen. Aus den Kapillaren sammelt sich das jetzt kohlensäurehaltige und dunkler gewordene Blut in den Venen, welche es durch den rechten Vorhof der rechten Herzkammer zuführen. Die Pumpwirkung des rechten Herzens drückt das venöse (kohlensäurehaltige) Blut durch die Lungenschlagader nach den Lungenkapillaren, wo durch Gasaustausch mit der Lungenluft Kohlensäure abgegeben und Sauerstoff aufgenommen wird. Das „arteriell" gewordene Blut sammelt sich in den Lungenvenen und gelangt durch den linken Vorhof in die linke Herzkammer zurück, um den Kreislauf von neuem zu beginnen. Man redet also mit Unrecht von einem „großen" und einem „kleinen" Kreislauf, da erst beide zusammen den Kreis schließen.

In dem Blutkapillarnetz findet außer dem erwähnten Gasaustausch auch ein Austausch der flüssigen Bestandteile des Blutes statt, indem das Blutplasma durch die dünnen Wandungen der Kapillaren durchschwitzt, in die Gewebsspalten eindringt und dort seine Nährstoffe an die einzelnen Zellen abgibt, mit denen es in unmittelbare Berührung gelangt. Die verbrauchten und überflüssigen Säfte, die Verbrennungs- und Abfallprodukte werden auf einem doppelten Wege aus den Geweben wieder herausgeschafft: Ein Teil der Produkte, und zwar vor allem die Kohlensäure, gelangt wieder in die Kapillaren hinein und auf diese Weise in das zum Herzen zurückströmende Blut. Ein anderer Teil des Saftstromes wird auf dem Wege der Lymphbahnen, die sich zu einem großen Stamm, dem Lymphbrustgang vereinigen, in das Venensystem geführt. Das Lymphgefäßsystem bildet somit einen Anhang des Venensystems. Es sammeln sich also in dem rechten Herzen alle Bestandteile, die aus den Geweben des Körpers wieder heraus kommen, sowohl diejenigen, die das Blutadersystem, als auch diejenigen, die das Lymphgefäßsystem zur Rückkehr benutzen.

Der Aufnahme gewisser Nahrungsstoffe in das Blut dient eine zwischen die Darmkapillaren und die großen Venen eingeschaltete Seitenbahn, der sog. Pfortaderkreislauf. Die Darmkapillaren sammeln sich zu Venen, welche sich zur sog. Pfortader vereinigen; diese löst sich in der Leber von neuem in ein Kapillarnetz auf, neben welchem in diesem Organ ein zweites von der Leberarterie gespeistes besteht. Das der Leber durch die Pfortader zugeführte Blut und die darin enthaltenen Nährstoffe erfahren eine besondere Verarbeitung in der Leber, die daraus einen Zuckerstoff (Glykogen) zur Ernährung des Körpers aufspeichert. Das Leberblut sammelt sich dann wieder in der Lebervene, um durch die untere Hohlvene dem rechten Herzen zuzufließen.

Abschnitt II.

Von den Erkrankungen, ihren Erscheinungen und Ursachen.

1. Gesundheit und Krankheit.

Man hat den menschlichen Körper nicht unzutreffend mit einem wohlorganisierten Staatswesen verglichen, in dem zur Erhaltung und Förderung des Ganzen sowohl von den einzelnen Individuen, wie von besonderen Organisationen eine Menge Einzelaufgaben zu lösen sind. Alle diese Organe und Einrichtungen, in denen jeder kleinste Teil für das Ganze mit zu sorgen hat, arbeiten sich gegenseitig in die Hände und sind in ihrer Tätigkeit voneinander abhängig und aufeinander angewiesen. Diesen Körperstaat nennen wir gesund, solange seine einzelnen Glieder sämtlich ihre Schuldigkeit tun und alle Getriebe regelrecht ineinander greifen. Als krank bezeichnen wir das Staatswesen andererseits, wenn eines seiner Organe versagt und die Ordnung in irgendeinem der sich gegenseitig unterstützenden Betriebe gestört ist.

Unter Krankheit versteht man also einen Zustand des menschlichen Organismus, in welchem die Funktionen desselben in erheblichem Maße gestört sind, und in welchem ein oder mehrere Organe oder Organteile in ihrem anatomischen oder physiologischen Verhalten von der Norm abweichen. Demgegenüber bezeichnen wir den menschlichen Körper als gesund, wenn seine Lebenserscheinungen in gleichmäßiger Weise vor sich gehen. Der gesunde Mensch ist im Besitz aller seiner Glieder, seiner Sinne und der seinem Alter entsprechenden Körperkräfte, er hat das Gefühl des Wohlbefindens, der Lebenslust und Arbeitsfreude. Nach der Geburt hat er ein Körpergewicht von 3 bis 4 kg und auf der Höhe des Lebens von etwa so viel Kilogramm, als seine Körperlänge in Zentimetern über Hundert beträgt. Der Erwachsene hat in der Minute 72 Pulsschläge und 36,2—36,8° C Körperwärme und atmet in der Minute durchschnittlich 16 mal. Er nimmt mit Appetit eine seinem Alter und seiner Lebensweise entsprechende Menge Nahrungsmittel und Getränke zu sich, schläft nachts ohne Unterbrechung 6—8 Stunden, hat täglich ein- bis zweimal geformten Stuhl und entleert in 24 Stunden 1—$1^1/_2$ l klaren, in der Regel sauer reagierenden Harn. Dagegen nennen wir einen Menschen krank, wenn er nicht das lebensfrische Aussehen des Gesunden darbietet, wenn Veränderungen im Zustand oder in den Verrichtungen einzelner Organe nachzuweisen sind, wenn überhaupt die Lebenserscheinungen in irgendeiner Weise gestört sind. Dem Kranken fehlt dann gewöhnlich das Gefühl des Wohlbefindens, der Lebenslust und der Arbeitsfreudigkeit. Die Grenze zwischen Gesundheit und Krankheit ist aber keineswegs immer eine scharfe. Oft genug lassen subjektive Störungen des Gefühls der Gesundheit jeden objektiv nachweisbaren Krankheitsbefund vermissen, und umgekehrt können sichere und schwere, objektiv nachweisbare Krankheitsbefunde ohne nennenswerte Störung des subjektiven Befindens vorliegen. Es gibt viele Nervenkrankheiten, bei denen weder die ärztliche noch die anatomische Untersuchung eine körperliche Veränderung nachweisen kann. Bei der Nervenschwäche (Neurasthenie) z. B. sind oft nur Ermüdungserscheinungen vorhanden, die hauptsächlich in subjektiven Empfindungen des Kranken zum Ausdruck kommen.

2. Krankheitserscheinungen und Krankheitsursachen.

Die Krankheitserscheinungen (Symptome) sind zunächst davon abhängig, welches Organ in seinen Verrichtungen gestört ist. Da aber alle Organe des Körpers miteinander zusammenhängen und während des Lebens eine gemeinsame Tätigkeit ausüben, wie etwa die verschiedenen ineinandergreifenden und einander unterstützenden Räderwerke, Maschinen und Getriebe einer komplizierten Fabrik, so führt gewöhnlich die Erkrankung eines Organs auch zu Störungen in den übrigen. Und jede Störung pflegt um so größer zu sein, je lebenswichtiger das ursprünglich erkrankte Organ ist (z. B. Gehirn, Herz, Nieren), um so zahlreicher werden andere Organe in Mitleidenschaft gezogen, um so empfindlicher wird der Betrieb in dem Körperhaushalt beeinträchtigt. Daher kommt es, daß bei der Erkrankung eines einzelnen Organs häufig eine Verschlechterung des Allgemeinbefindens eintritt, die sich in allgemeiner Mattigkeit, Schwäche, Abgeschlagenheit, Kopfschmerz, Kreuz- und Gliederschmerzen, Appetitlosigkeit usw. äußert und das Gefühl des Krankseins erzeugt. In bezug auf ihre Art und Schwere sind die Krankheitserscheinungen aber nicht nur von der Erkrankung eines bestimmten Organs abhängig, sondern auch von der Art der Krankheitsursachen.

Für die Mehrzahl der Krankheiten kennen wir heute die Ursachen derselben, die Einflüsse, welche ihre Entstehung fördern, und die körperlichen Veränderungen, die durch die Krankheit hervorgerufen werden. Am augenscheinlichsten sind diejenigen Einflüsse, die man als Unglücksfälle bezeichnet (Weichteilwunden, Knochenbrüche und Verrenkungen, Verletzungen, Verbrennungen, Erfrierungen). Nerven- und Geisteskrankheiten haben oft keine nachweisbaren Ursachen, in manchen Fällen sind geistige Ueberanstrengungen, Sorgen, seelische Erregungen, ausschweifende Lebensweise und Trunksucht als Ursachen anzusehen. Als wichtigste und häufigste Krankheitsursachen sind zu nennen: Verletzungen, Schädlichkeiten der Witterung (Erkältung, Ueberhitzung, Durchnässung), denen jedoch keineswegs die Bedeutung zukommt, die ihnen im allgemeinen zugeschrieben wird, ferner Vergiftungen, unzweckmäßige Lebensweise, vor allem aber das Eindringen lebender Krankheitskeime in den Körper (Infektion). Danach kann man die Krankheiten nach verschiedenen Richtungen hin unterscheiden: So nennt man äußere Krankheiten hauptsächlich diejenigen, welche die freiliegenden äußeren Teile des Körpers befallen oder welche durch eine Unfallverletzung, durch äußere Gewalt, z. B. Stoß, Schlag, Quetschung, Schuß- und Stichverletzung entstanden sind, im Gegensatz zu den inneren, welche aus inneren, oft unbekannten Ursachen hervorgehen oder die inneren Organe betreffen. Ferner unterscheidet man Infektionskrankheiten oder ansteckende Krankheiten, ferner Organkrankheiten, bei denen nur ein oder wenige Organe betroffen sind, sowie konstitutionelle Krankheiten, bei welchen der ganze Körper erkrankt ist — ohne daß sich allerdings aus den oben angeführten Gründen immer eine scharfe Unterscheidung treffen läßt. Zu den konstitutionellen Krankheiten gehört z. B. die Bleichsucht, die Anämie (Zugrundegehen der roten Blutkörperchen), die Leukämie (übermäßige Vermehrung der weißen Blutkörperchen), ferner die Zuckerkrankheit, die Gicht und die Fettsucht (auf erblicher Anlage beruhende Stoffwechselkrankheiten). Weiterhin können wir alle Krankheiten nach ihrer Zeitdauer einteilen in akute (spitz, hitzig), d. h. verhältnismäßig rasch verlaufende Krankheiten, die nach kurzem, meistens mit Fieber verbundenem Verlauf gewöhnlich schnell (in wenigen Tagen oder Wochen) entweder zur Genesung oder zum Tode führen (z. B.

Lungenentzündung), und chronische (chronos = Zeit), d. h. langwierige, schleichend verlaufende, oft auf unabsehbare Zeit durch viele Jahre sich erstreckende Krankheiten (z. B. Tuberkulose). Manchmal kommt es freilich vor, daß akute Erkrankungen in eine chronische Form übergehen (z. B. Gelenkrheumatismus) oder daß chronische plötzlich einen akuten galoppierenden Verlauf annehmen (z. B. Lungenschwindsucht).

Es ist zweifellos, daß Witterung, Klima und Jahreszeit von Bedeutung für die Gesundheit sind, und daß abnorme Temperaturen, übermäßige Hitze und Kälte, Schwankungen des Luftdrucks stark das Befinden des Menschen beeinflussen. Sogenannte Erkältungskrankheiten, wie Muskel- und Gelenkrheumatismus, Katarrhe der Atmungswege, Schnupfen, Halsentzündung, Kehlkopf- und Bronchialkatarrh und ihre zuweilen gefährlichen Folgezustände befallen vorzugsweise Menschen, die starken Witterungseinflüssen, an die sie nicht gewohnt sind, wie Kälte und Nässe, Wind und Wetter, ausgesetzt werden. Wenn somit der Einfluß von Witterung, Klima und Jahreszeit auf die Entstehung und den Verlauf vieler Krankheiten nicht zu bestreiten ist, so sind sie doch meistens nicht die eigentlichen Ursachen derselben, vielmehr schaffen sie nur günstige Bedingungen für die Entstehung der Krankheiten; die eigentliche Ursache aber ist zu suchen in dem, was man als Infektion oder Ansteckung bezeichnet (vgl. Abschnitt II, 5 und 6).

Eine besondere Krankheitsgruppe für sich bilden die Geschwülste. Man unterscheidet gutartige Geschwülste (z. B. Fettgeschwulst, Balggeschwulst), die sich nicht weiter verbreiten und das Allgemeinbefinden nicht stören, die höchstens durch ihre Größe und ihren Sitz in lebenswichtigen Organen gefährlich werden können, und bösartige Geschwülste. Diese haben die Neigung zu schnellerem Wachstum, zum Zerfall und vor allem zur weiteren Verbreitung in anderen fern liegenden Körperteilen. Zu ihnen gehören insonderheit die Krebsgeschwülste, die nur durch rechtzeitige Operation zur dauernden Heilung gebracht werden können.

Aus der Mannigfaltigkeit der krankmachenden Schädigungen, aus der Verschiedenheit ihrer Einwirkungen auf bestimmte Teile des Körpers und deren Bedeutung für den ganzen Organismus erklärt sich nun die große Vielgestaltigkeit der Krankheitsbilder und Krankheitserscheinungen. Gleiche Symptome brauchen durchaus nicht auf eine gleiche Krankheit oder eine gleiche Schädigung hinzuweisen.

Sache des Arztes ist es, im einzelnen Falle den oft sehr versteckten Sitz der Störung aufzusuchen, um, wenn möglich, die schädigende Ursache beseitigen zu können. Dieses Aufsuchen der Störung nennt der Arzt: „die Diagnose stellen“. In den meisten Fällen wird gründliche Untersuchung des Körpers und Prüfung seiner Funktionen Sitz und Ursache der Erkrankung zutage fördern. Nicht selten muß sich jedoch der Arzt zunächst darauf beschränken, festzustellen, wo der Schaden zuerst seine Wirkungen gezeitigt hat, wie weit diese reichen, welche Körperteile und welche Tätigkeiten versagen. Dabei kann es vorkommen, daß er auf eine längere Beobachtung angewiesen ist, wobei ihn genaue Angaben, die ihm die Umgebung des Kranken oder das Pflegepersonal machen kann, sehr unterstützen, während er durch unzuverlässige ebenso sehr in die Irre geführt werden kann.

3. Körpertemperatur und Fieber.

Die Körperoberfläche und besonders das Körperinnere der Vögel, der Säugetiere und auch der Menschen besitzt meistens eine höhere Temperatur als diejenige ihrer Umgebung. Der tierische Organismus produziert nämlich durch seinen Stoffwechsel (vgl. Abschnitt I, 1) beständig Wärme und gibt Wärme nach außen ab. Die Abgabe der Wärme erfolgt erstens durch Erwärmung der eingeatmeten Luft und der aufgenommenen Nahrung, zweitens mit der Verdunstungswärme des von den Lungen in Dampfform ausgeschiedenen Wassers, drittens mit dem Wärmeverlust durch Leitung, Strahlung und Verdunstung aus der Haut. Unter regelrechten Verhältnissen hält sich die Temperatur des Körpers im Innern auf einer annähernd gleichbleibenden Höhe.

Die Erhaltung der Körpertemperatur auf derselben Höhe bei den bedeutenden Schwankungen der Außentemperatur bezeichnet man als Wärmeregulierung; sie erfolgt erstens durch Veränderung der Wärmeproduktion, zweitens durch Veränderung der Wärmeabgabe (Leitung, Strahlung, Verdunstung) nach außen. Zur Wärmeregulierung besitzt der Körper eine Anzahl natürlicher Mittel: Steigerung bzw. Herabsetzung des Stoffwechsels und der Muskeltätigkeit, Erweiterung oder Verengerung der Hautgefäße und Schweißbildung. Diese natürlichen Mittel unterstützt der Mensch noch durch die künstlichen der Kleidung, sowie der geschlossenen Wohnräume und deren Heizung, durch welche er befähigt wird, sich den verschiedenen Klimaten und Jahreszeiten anzupassen. Vermöge seiner Wärmeregulierungseinrichtung bewahrt sich also der menschliche Körper, wenn nicht ganz abnorm hohe oder niedrige Wärmegrade zur Einwirkung gelangen (wie z. B. beim Hitzschlag oder beim Erfrieren), dauernd eine annähernd gleichbleibende Wärme. Befindet er sich z. B. längere Zeit in einer kalten Umgebung, so wird die Wärmeabgabe durch Zusammenziehung der Hautgefäße eingeschränkt, die Wärmebildung gesteigert.

Die Körperwärme schwankt regelrecht beim gesunden Erwachsenen, in der Achselhöhle gemessen, innerhalb der geringen Grenzen von 36,2° und 36,8° C, und zwar pflegt die Abendtemperatur höher als die Morgentemperatur zu sein, was in erster Linie wohl durch den Wechsel zwischen Schlafen und Wachen bedingt wird. Beim Gesunden beträgt dieser Unterschied zwischen höchster und niedrigster Temperatur ungefähr 0,6° C. Eine Körperwärme unter 35,5° C ist auffallend niedrig (subnormal) und muß ebenso wie jede Erhöhung über 37,5° immer eine aufmerksame Beobachtung beanspruchen. Wir sehen zuweilen solche subnormalen Temperaturen bei blutarmen Menschen, bei chronischen, schwächenden und zehrenden Krankheiten, sowie nach starken Blutverlusten.

Bei vielen Krankheiten macht sich nun eine Steigerung der Körperwärme bemerkbar, es tritt, wie man zu sagen pflegt, Fieber auf. Dabei ist aber zu beachten, daß Fieber und Steigerung der Körperwärme nicht gleichbedeutende Begriffe sind, denn zum Fieber gehören neben der Temperatursteigerung, wie wir sehen werden, noch manche andere Erscheinungen. Aber das wichtigste, hauptsächlichste und sicherste Zeichen des Fiebers ist die meßbare Erhöhung der Körperwärme, darauf beruht auch die Wichtigkeit der Temperaturmessung für den Arzt. Erhöhte Körperwärme von 37,5° bis 38,5° C wird als mäßiges Fieber, von 38,5° bis 40,0° C als hohes, über 40,0° C als sehr hohes Fieber angesehen. Die höchste Temperatur, bei welcher der Mensch am Leben bleiben kann, ist etwa 42,0° C. Dabei ist zu bemerken, daß bei den meisten Fieberzuständen ebenso wie beim Gesunden die Temperatur des Morgens (6—8 Uhr) um 0,6—1,0° niedriger ist als des Abends (4—7 Uhr), und daß nur ausnahmsweise das umgekehrte Verhältnis besteht.

Neben der Erhöhung der Körpertemperatur bietet der Fiebernde, wie gesagt, noch andere Erscheinungen, welche der Aufmerksamkeit von seiten des Pflegepersonals bedürfen. Fast jeder Fieberkranke zeigt eine gesteigerte Herztätigkeit, welche sich durch eine größere Häufigkeit des Herzschlages und damit des Pulses zu erkennen gibt (vgl. Abschnitt VII, 5), sowie gewöhnlich eine Beschleunigung der Atmung (vgl. Abschnitt I, 3 und Abschnitt VII, 6), durch welche der Körper dem vermehrten Sauerstoffbedürfnis zu entsprechen sucht, welches durch die gesteigerte Verbrennung (Oxydation) in den Geweben beim Fieber hervorgerufen wird. Weiterhin ist das Fieber gekennzeichnet durch verschiedene Allgemeinerscheinungen, wie Abgeschlagenheit, Appetitlosigkeit, Kopfschmerz, Gliederschmerz, Schwindel, Eingenommensein des Kopfes, Verdauungsstörungen, Krankheitsgefühl, lebhaftes unstillbares Durstgefühl. Bei hohem Fieber finden wir bei den Kranken ein gerötetes, glühendes Gesicht, glänzende Augen, heiße Hände, eine trockene, heiße Haut, trockene Lippen und Zunge, spärlichen, dunkelgefärbten (hochgestellten) Urin. Der Fieberurin, dessen Menge fast immer vermindert ist (unter einem Liter im Tag), enthält sehr viel harnsaure Salze und Farbstoffe, sieht daher meist dunkelgelb, braun bis braunrot aus und läßt bei längerem Stehen diese Salze als rotgelben, „ziegelmehlartigen" Niederschlag ausfallen. Das Bewußtsein des Fiebernden ist oft getrübt oder ganz benommen, der Schlaf unruhig, derselbe wird oft unterbrochen und durch wüste Träume gestört, der Kranke redet bisweilen irre (phantasiert, deliriert), greift verwirrt um sich, will das Bett verlassen. Wird er in solchen Momenten nicht ausreichend bewacht, so ist Gefahr vorhanden, daß er sich Schaden zufügt, aus dem Bett fällt, aus dem Fenster springt usw. Höhere Grade von Benommenheit und Bewußtlosigkeit sind übrigens nicht sowohl auf die Fieberhöhe zurückzuführen, als vielmehr als Folge giftiger (toxischer) Einwirkung der Krankheitserreger auf das Gehirn anzusehen.

Bei verschiedenen Krankheiten ist die Bewegung der Temperaturerhöhung ganz unregelmäßig und wechselnd, bei anderen wiederum verläuft sie in ganz typischer charakteristischer Weise, so daß der Arzt in der genauen Beobachtung und Bestimmung der Temperatur eines der wichtigsten Mittel zur Erkennung, Unterscheidung und Beurteilung mancher Krankheiten (z. B. Typhus) besitzt, das auch für die Behandlung oft von entscheidender Bedeutung sein kann. Darum muß die Temperatur notwendig bei allen fieberhaften Erkrankungen sorgfältig gemessen und aufgezeichnet werden (vgl. Abschnitt VII, 4).

Das Ansteigen des Fiebers erfolgt bald allmählich, bald rasch und ist meistens mit einem Gefühl des Fröstelns verbunden. Dieses Frostgefühl des Kranken, welches Minuten oder Stunden andauern kann, kommt daher, daß sich die Hautgefäße verengern (Gänsehaut), wodurch weniger warmes Blut in die Haut gelangt. Dieses wird mehr nach dem Erkrankungsherd im Innern des Körpers zurückgedrängt, und dort steigt die Temperatur an. Die Abkühlungsfläche des Blutes wird also durch die Verengerung der Hautgefäße verkleinert. Andererseits wird dieser plötzliche Blutmangel in den verengten Blutgefäßen an den Enden der Gefühlsnerven in der Haut als Abkühlung empfunden. Steigt die Körpertemperatur plötzlich sehr schnell hoch, so tritt nicht selten ein

Schüttelfrost ein (bei kleinen Kindern statt dessen Krämpfe), der Fiebernde hat dabei das Gefühl intensiver Kälte, welches in unwillkürlichem Zittern, Zähneklappern, Schütteln des ganzen Körpers sich äußert. Ein richtiger Schüttelfrost pflegt stets den Anzug einer ernsten Erkrankung anzukündigen und sollte darum immer Anlaß geben, ärztliche Hilfe herbeizurufen (vgl. Abschnitt VII, 4). Er kommt vor: erstens als einmaliger Anfall im Beginn akuter Infektionskrankheiten (Lungenentzündung, Rose, Scharlach), zweitens in wiederholten Anfällen, und zwar in regelmäßigen Zwischenräumen wiederkehrend (z. B. beim Wechselfieber) oder in unregelmäßigen Zwischenräumen (z. B. bei Eiterfieber, Wochenbettfieber, tiefliegenden Abszessen). Auf den Schüttelfrost folgt meist ganz unvermittelt der Zustand der Hitze mit den oben beschriebenen Erscheinungen.

Der Abfall des Fiebers kann gleichfalls entweder allmählich im Verlauf mehrerer Tage erfolgen (Lysis = Lösung), wie wir es z. B. meistens beim Unterleibstyphus beobachten, oder plötzlich innerhalb weniger Stunden (Krisis = Entscheidung, Wendung), wie z. B. gewöhnlich bei der Lungenentzündung. Oft geht dann der Krisis ein sehr hohes Steigen der Temperatur unter Zunahme aller Krankheitserscheinungen und großer Unruhe des Kranken, zuweilen mit Delirien, voraus. Der plötzliche kritische Fieberabfall, bei dem die Temperatur manchmal unter die Norm bis 35° C herabgeht, pflegt die Wendung zum Besseren anzuzeigen. Er ist gewöhnlich mit starkem, warmem, großtropfigem Schweißausbruch verbunden, der so mächtig sein kann, daß sämtliche Leib- und Bettwäsche zum Auswinden naß wird (vgl. Abschnitt VII, 4). Bei manchen hitzigen Fieberkrankheiten (z. B. Lungenentzündung) tritt der kritische Schweiß an einem bestimmten (7., 9., 11. oder 13.) Tage ein; damit hört dann oft die ganze Fieberperiode auf. Der Puls wird langsamer und kräftiger als vorher, der Kranke fühlt sich erleichtert, wie neu geboren, die Haut nimmt natürliche rosige Färbung an und ist warm; meistens stellt sich tiefer, erquickender Schlaf ein, der nicht gestört werden darf.

Bei anderen länger dauernden Fieberkrankheiten folgt auf den Schweiß wenigstens eine vorübergehende Besserung (Gelenkrheumatismus). In einer dritten Form von langdauernden, zehrenden (hektischen) Fiebern erfolgt in jeder Nacht ein unangenehmer klebriger, erschöpfender Schweißausbruch, der bekämpft werden muß.

Bisweilen sehen wir bei schwerkranken Patienten unter den Zeichen des allgemeinen plötzlichen Kräfteverfalls ein plötzliches Herabgehen der Temperatur bis tief unter die Norm bei gleichzeitiger Verschlechterung des Pulses. Diesen Zustand, der oft unmittelbarer Vorläufer des Todes sein kann, nennen wir Kollaps. Er kommt vor bei plötzlich eintretender Herzschwäche im Verlauf akuter Infektionskrankheiten meist gegen Ende der Erkrankung oder auch nach völliger Entfieberung, z. B. bei schnellem Aufrichten oder zu frühem Aufstehen, ferner bei inneren Blutungen. Der Kollaps ist stets als sehr ernstes Symptom aufzufassen und macht sofortiges sachgemäßes Eingreifen und schnelle ärztliche Hilfe nötig (vgl. Abschnitt VII, 5).

Nach der Dauer der Fiebererscheinungen kann man noch unterscheiden zwischen leichtem Fieber, das nur einige Stunden oder Tage dauert, schwerem Fieber, das wochenlang währen kann, und Zehrfieber (bei Lungenschwindsucht, Eiterungen), das durch monatelange Dauer die Kräfte des Kranken erschöpfen kann. Wenn das Fieber ohne Unterbrechung andauert, spricht man von andauerndem oder kontinuierlichem Fieber, andererseits, wenn es Pausen macht, von unterbrochenem oder intermittierendem Fieber. Eine Rückkehr des Fiebers nach bereits erfolgter Entfieberung kann in der Art der Krankheit begründet sein (z. B. periodisch bei Wechselfieber und Rückfalltyphus) oder durch Erkältung, unrichtige Diät oder unsaubere Wundpflege bedingt sein (neue Wundinfektion, Uebertragung von Erysipel, fortschreitende Eiterung). Darum muß in derartigen Fällen ein eben entfieberter, scheinbar genesender Kranker noch wochenlang beobachtet werden.

Aus alledem geht hervor, daß wir das Fieber als eine der wichtigsten Krankheitserscheinungen anzusehen haben, die den verschiedensten Ursachen entspringen und die verschiedenste Bedeutung haben kann. Als Ausdruck eines erhöhten Stoffwechsels, einer gesteigerten Verbrennung (Oxydation) in den Geweben des Körpers bildet es in manchen Fällen eine heilsame Abwehreinrichtung gegen eingedrungene Krankheitsstoffe. Nach unseren heutigen Anschauungen haben wir also das Fieber nicht als eine selbständige Krankheit an sich, sondern nur als ein Symptom, eine Begleiterscheinung sehr vieler und sehr verschiedenartiger Krankheiten anzusehen. Damit stimmt auch die Beobachtung überein, daß die einzelnen Zeichen des Fiebers je nach der Natur der zugrunde liegenden Krankheit in ihrem Verlauf und namentlich in ihrer Stärke erheblich wechseln können. Ungewöhnlich hohe Temperaturen und ihre Folgeerscheinungen können aber, wenn sie zu lange dauern, wegen der Schädigung des Herzmuskels für den kranken Körper schädlich, ja tödlich werden. Eine Erhöhung der Temperatur über 41 ° C, eine Steigerung der Pulsfrequenz über 140 Schläge, eine Vermehrung der Atemzüge über 40 in der Minute, eine Stockung in der Urinabsonderung sind Anzeichen, die immer als höchst bedenklich anzusehen sind. Die Schwere dieses

Gesamtzustandes und seine Beurteilung ist, wie gesagt, keineswegs allein von der Höhe der Körpertemperatur, sondern noch von einer ganzen Reihe anderer Umstände abhängig.

Darum ist mit allem Nachdruck darauf hinzuweisen, daß, so wichtig es auch ist, bei Krankheiten das Fieberthermometer in der Familie zu Rate zu ziehen, es gänzlich falsch ist, wenn die Angehörigen aus der Höhe der Temperatur sich selbst ein Urteil über die Schwere der Erkrankung zu bilden oder auf den Ernst des vorliegenden Falles zu schließen suchen. Dies muß einzig und allein dem Arzt überlassen bleiben, der in allen Fällen, wo Fieber festgestellt ist, schleunigst zu Rate zu ziehen ist. Es gibt eben Erkrankungen, die trotz hoher Fiebertemperatur harmlos verlaufen, und umgekehrt andere, die trotz geringer Temperaturerhöhung sehr ernst zu nehmen sind. Ein maßgebendes Urteil darüber steht nur dem Arzt zu! Wird dies nicht beachtet, so kann das Fieberthermometer unter Umständen zu einer Quelle unnötiger Aufregung und Sorge in der Familie werden, und es kann dazu kommen, daß der Arzt schließlich gezwungen wird, auf die Temperaturmessung, so wichtig sie auch für ihn ist, ganz zu verzichten, weil der Kranke und seine Familie in die größte Aufregung geraten, wenn einmal einige Zehntel Grad mehr gemessen werden. Daher mag für alle Eltern und Angehörige die Mahnung gelten, wenn sie den Arzt in seinem Beobachten und Handeln nutzbringend unterstützen wollen, die Temperatur bei fieberhaften Erkrankungen sorgfältig zu messen und aufzuschreiben, aber selbst keine Schlüsse aus den gemessenen Temperaturen zu ziehen.

4. Entzündung.

Jede Entzündung ist ihrem Wesen nach ein durch irgendeine Schädlichkeit bewirkter, mit örtlicher Gewebsentartung und Gewebswucherung einhergehender Vorgang in den Gewebszellen, der gleichzeitig stets mit einer Störung der Zirkulation und mit krankhaften Ausschwitzungen (Exsudationen) aus den Blutgefäßen verbunden ist. Diese entzündlichen Vorgänge sind das Zeichen der Reaktion des lebendigen Gewebes auf einen lokal einwirkenden krankhaften Reiz. Die Ursache der Entzündung kann sowohl in mechanischen, thermischen, elektrischen oder chemischen Einwirkungen (Gewalteinwirkungen, Verbrennungen, Erfrierungen, Verätzungen), als auch ganz besonders in dem Einfluß einer Infektion liegen. Die meisten Entzündungsursachen gelangen von außen in den menschlichen Körper hinein, doch können sich Entzündungserreger auch im Innern des

Körpers bilden. Vor allem erzeugen in die Gewebe eingedrungene Bakterien sehr oft krankhafte Produkte, die als Entzündungserreger wirken (vgl. Abschnitt II, 6 und Abschnitt III, 3). Sodann können aber auch ohne Beihilfe von Bakterien entzündungserregende Substanzen im Organismus entstehen, und zwar namentlich dann, wenn Körpergewebe in größeren Massen aus irgendeinem Grunde absterben oder wenn infolge von Störung der Stoffwechselvorgänge (z. B. Gicht) sich Stoffwechselprodukte in dem Gewebe ablagern.

Jede Entzündung pflegt durch ganz bestimmte charakteristische Anzeichen gekennzeichnet zu sein: Schmerz, Hitze, Schwellung, Spannung, Glanz und Rötung der Haut, wenn sich die Entzündung dicht unter der Haut abspielt. Diese lokalen Erscheinungen zeigen an, daß der Körper Blut und andere Gewebsflüssigkeiten in reichlicher Menge an die betreffende Stelle zu ihrer Wiederherstellung geschickt hat. Die von der Entzündung verursachte Hitze kann sich auf die Stelle der Entzündung beschränken (lokalisiert bleiben); oder sie kann den ganzen Körper in Mitleidenschaft ziehen, dann entsteht Fieber. Der Erhöhung der Körpertemperatur pflegen sich dann die früher beschriebenen weiteren Fiebererscheinungen in höherem oder geringerem Grade hinzuzugesellen, fast immer eine Beschleunigung der Herztätigkeit bzw. des Pulses. Die Funktion des betreffenden Körpergliedes ist stets gestört.

Die bei jeder Entzündung entstehende entzündliche Ausschwitzung kommt dadurch zustande, daß teils flüssige Bestandteile des Blutes, teils die sog. weißen (farblosen) Blutkörperchen (Leukozyten) in mehr oder weniger großer Zahl aus den Blutgefäßen in die Gewebe austreten (vgl. Abschnitt I, 4). Dieser Vorgang wird durch eine vermehrte Blutzufuhr zu der betroffenen Stelle, d. h. eine ausgesprochene Blutfülle (Hyperämie) eingeleitet. Demzufolge ist das entzündete Gewebe gerötet und geschwollen. Liegt dieses an der Oberfläche des Körpers, an welcher eine Abkühlung der Gewebe stattfindet, so verursacht die stärkere Zufuhr von warmem Blut aus der Tiefe eine lokale Erwärmung. Enthält das entzündete und geschwollene Gewebe sensible Nerven, so stellt sich unter den veränderten Verhältnissen in dem Entzündungsbezirk zugleich auch das Gefühl des Schmerzes ein. Ist der Sitz der Entzündung die Oberfläche eines Organes (z. B. die Schleimhäute der Atmungswege oder des Darmes) und kann dabei das Exsudat frei an die Oberfläche austreten und fließt danach von derselben ein mit abgestoßenen Teilen des Gewebes vermischtes Exsudat ab, so nennt man die Entzündung einen Katarrh (Schleimfluß). Ist der

Austritt eines flüssigen Exsudates an die Oberfläche der äußeren Haut durch oberflächliche Hornschichten verhindert und bilden sich unter dieser Decke umschriebene Flüssigkeitsansammlungen, so kommt es zur Bildung von Blasen und Bläschen. Sammelt sich austretendes Exsudat in einer der Höhlen des Körpers (Brustfell, Bauchfell, Herzbeutel, Gelenke), so bilden sich in demselben entzündliche Ergüsse, welche nicht selten eine bedeutende Mächtigkeit erreichen, die betreffenden Körperhöhlen ausdehnen und die in ihnen enthaltenen Organe zusammenpressen. Treten neben flüssigem Exsudat weiße Blutkörperchen (Leukozyten) in großer Menge an die Oberfläche einer Schleimhaut oder einer äußeren Wundfläche, so erscheint an der betreffenden Stelle eine gelblichweiße Flüssigkeit, welche als Eiter bezeichnet wird und Veranlassung gegeben hat, diese Art der Entzündung einen eitrigen Katarrh zu nennen. Sammelt sich solcher Eiter innerhalb von Körperhöhlen an, z. B. in der Brusthöhle oder in den Gelenkhöhlen, so bildet er eingeschlossene eitrige Ergüsse oder Empyeme. Findet innerhalb einer durch Entzündung entstandenen Blase auf der Haut eine stärkere Ansammlung von Leukozyten statt, so wird die Flüssigkeit mehr und mehr trüb-weiß, eitrig, und es wandelt sich das Bläschen zur Eiterpustel um. Sammeln sich in einem Gewebe sehr reichlich Eiterkörperchen an und schließt sich hieran eine Verflüssigung und Auflösung des Gewebes, so kommt es zur Gewebsvereiterung (z. B. Furunkel) und Abszeßbildung. Verbreitet sich eine solche eitrige Gewebsentzündung in rascher Ausdehnung über größere Gebiete, so entsteht eine sog. Phlegmone. Von jedem Enzündungsherde aus können die Lymphgefäße infiziert werden, man spricht dann von Lymphgefäßentzündung. Die Lymphgefäße nehmen Bakterien von dem Infektionsherd auf, diese breiten sich in den Lymphbahnen aus und rufen überall, wohin sie gelangen, Entzündung hervor (vgl. Abschnitt III, 3).

5. Ansteckung.

Von altersher ist die Tatsache bekannt, daß gesunde Menschen nach einer Berührung mit Leuten, die an bestimmten Krankheiten leiden, von derselben Krankheit befallen werden. Solche Krankheiten nennt man ansteckende oder übertragbare Krankheiten (Infektionskrankheiten, infizieren = anstecken, infektiös = ansteckend, ansteckungsgefährlich). Wenn nun in demselben Hause, an demselben Orte, in derselben Gegend, in demselben Lande eine größere Anzahl Menschen zugleich oder kurz hintereinander von derselben ansteckenden Krankheit befallen wird, so nennen wir das eine Epidemie, eine Volkskrankheit oder Seuche. Wie ein Funke sich sehr bald zur Flamme und diese zum Brande und zur Feuersbrunst entwickeln kann, so kann binnen kurzer Zeit aus der einzelnen Infektion eine Epidemie entstehen. Je nach den Umständen sprechen wir von Haus- oder Ortsepidemien, von Krankenhausepidemien, Schulepidemien, Schiffsepidemien, Heer- und Lagerepidemien. Wußte man schon im grauen Altertum, daß von den vielen Krankheiten, die das Menschengeschlecht heimsuchen, manche die Fähigkeit besaßen, von den Erkrankten auf ihre Umgebung überzugreifen, d. h. ansteckend zu wirken, so war und blieb es bis in die neueste Zeit unbekannt, worauf diese Ansteckungsfähigkeit beruht.

Daher führte man früher einen vergeblichen Kampf gegen die ansteckenden Krankheiten, oder man fügte sich in dumpfer Ergebenheit in die von Zeit zu Zeit über das Volk hereinbrechenden Seuchen, die Tausende und Millionen von Menschen dahinrafften, alle Bande der Familie und Freundschaft unbarmherzig lösten, ganze Städte und Völker verwüsteten, allen Handel und Wandel stillegten. Man konnte sich eben nicht wehren, da man die Feinde nicht kannte, und es wetteiferten Aberglaube und Unwissenheit, um die törichtesten und unsinnigsten Hypothesen aufzustellen. Im Altertum fürchtete man die Pfeile Apolls und der Artemis, den Zorn einer Gottheit, die ein Sühnopfer verlangte, im Mittelalter verbrannte man Hexen, Medizinmänner und Juden, die man für die Urheber hielt, zog in Prozessionen zu Wallfahrtsorten und Heiligenbildern. Bald sollte die Stellung der Gestirne, bald böse Geister, bald geheimnisvolle Erddünste die Ursache dieser Erkrankungen sein, bald glaubte man an einen Giftstoff in der Luft, ein Miasma, gegen das man durch Anzünden großer Feuer auf Straßen und Plätzen, durch Verbrennen der Pesthäuser vorging.

Erst die Forschungen der letzten Jahrzehnte des vorigen Jahrhunderts haben die langgesuchte Lösung des Rätsels gebracht und uns gezeigt, daß diese Erkrankungen dadurch hervorgerufen werden, daß Mikroorganismen, d. h. kleinste Lebewesen, welche zu den niedersten Pflanzen (Pilzen) gehören, in den menschlichen Körper eindringen, daselbst sich vermehren und nun durch die von ihnen gebildeten Gifte den Körper krank machen und eventuell vernichten. Bei der großen Mehrzahl der Infektionskrankheiten handelt es sich um solche pflanzliche Organismen; aber auch tierische Organismen (sog. Protozoen) können ansteckende Erkrankungen hervorrufen,

z. B. das Wechselfieber (Malaria) verdankt solchen tierischen Organismen seine Entstehung.

6. Die Krankheitserreger und ihre Uebertragung.

Wie jetzt allgemein bekannt ist, haben wir also als Erreger der meisten Infektionskrankheiten die genannten kleinen Lebewesen anzusehen, die pflanzlicher oder tierischer Natur sind. Die pflanzlichen gehören meistens zur Gattung der Spaltpilze und werden Bakterien genannt, d. h. Stäbchen, weil viele diese Form besitzen.

Die Bakterien und niederen Pilze sind aber keineswegs etwa sämtlich als schädlich für den Menschen zu betrachten; vielmehr sind eine Unzahl von Bakterien, die in ungeheurer Menge in der Natur vorhanden sind, gutartig, ja sehr nützlich und durchaus notwendig und unentbehrlich im Haushalt der Natur. Zum Beispiel ist die Ernährung der Pflanzen an die Mitwirkung der Fäulnisbakterien im Boden gebunden, nur mit ihrer Hilfe kann die Pflanze die zu ihrem Aufbau notwendigen Stoffe ansetzen. Demnach haben diese Bakterien auch für das tierische Wachstum, für die Ernährung von Tier und Mensch die größte Bedeutung. Die Darmbakterien sind für Tier und Mensch zur Verdauung unentbehrlich. Als außerordentlich nützlich kennen wir ferner gewisse Schimmelpilze, die zur Käsebereitung erforderlich sind, den Milchsäurebazillus und den Essigsäurebazillus, den Hefepilz, der die Alkoholgärung verursacht und die Gewinnung von Wein und Bier und die Herstellung des Brotes ermöglicht. Demgegenüber ist nur eine verhältnismäßig geringe Anzahl von Bakterien schädlich für die Gesundheit, die sog. pathogenen (krankheitserregenden) Bakterien.

Nach der Art und Weise ihrer Ernährung und Fortpflanzung unterscheiden wir unter den niederen Pilzen:

1. Schimmel- oder Fadenpilze, die beim Menschen auch als Krankheitserreger vorkommen können, z. B. im Munde in der Form des sog. Soorpilzes oder Schwämmchens,

2. Hefe- oder Sproßpilze, die im Magen-Darmkanal und auf der Haut des Menschen Krankheitserscheinungen verursachen können.

3. Spaltpilze. Zu dieser dritten Gruppe der Spaltpilze, einzelligen Lebewesen, die sich durch Spaltung oder Teilung vermehren, gehören also die Bakterien, mit denen wir es hauptsächlich als Erregern der meisten Infektionskrankheiten zu tun haben.

Unter den Bakterien unterscheiden wir solche mit Stäbchenform, die Bazillen, solche mit gekrümmter Form wie die Kommabazillen, ferner korkzieherartige (Spirillen) und kugelförmige (Kokken); letztere finden wir sowohl einzeln, als auch zu zweien (Diplokokken) oder traubenartig in Haufen (Staphylokokken) bzw. in Ketten (Streptokokken) zusammenliegend. Eine Anzahl Bakterien besitzt sog. Geißeln, mit deren Hilfe sie sich sehr lebhaft fortbewegen können. Andere bilden, vergleichbar dem Samen der Pflanzen, haltbare Dauerformen, sog. Sporen, die zu Bakterien auswachsen, sobald sie dazu günstige Bedingungen finden.

Die Größe der Bakterien beträgt durchschnittlich den tausendsten Teil eines Millimeters; sie sind infolgedessen natürlich für das bloße Auge unsichtbar und können erst durch mehrhundertfache bis tausendfache Vergrößerung mit Hilfe eines scharfen Mikroskops und durch Färbung mit stark wirkenden Farben sichtbar gemacht werden. Darum konnte ja auch erst durch Vervollkommnung des Mikroskops und durch verfeinerte Untersuchungsmethoden in der zweiten Hälfte des vorigen Jahrhunderts Licht in das Dunkel gebracht werden, das bis dahin bezüglich der Kenntnis der Krankheitserreger herrschte. Heutzutage hat uns die mikroskopische Photographie und die Möglichkeit, kinematographische Aufnahmen mikroskopischer Bilder herzustellen, in den Stand gesetzt, Leben und Bewegung der Bakterien ins Riesenhafte vergrößert zu beobachten und mit Hilfe des Projektionsapparates weithin sichtbar zu machen. Von der winzigen Kleinheit der Bakterien kann man sich am besten eine Vorstellung machen, wenn man hört, daß die kleinen roten Blutkörperchen in unserem Blut neben den Bakterien im Mikroskop recht groß erscheinen (sie haben $^{7}/_{1000}$ mm im Durchmesser), und daß in einem Kubikmillimeter Blut 4 bis 5 Millionen roter Blutkörperchen enthalten sind.

Mit dem bloßen Auge werden die Bakterien erst sichtbar, wenn sie in großer Zahl nebeneinander wachsen, was wir durch Züchtung auf künstlichen Nährböden (Bouillon, Gelatine, Blutserum usw.) erzielen können. Aehnlich wie sich die Beete verschiedener Waldpilze, die der Gärtner in Reinkulturen, d. h. jede Art für sich ohne Beimischung anderer, züchten könnte, voneinander unterscheiden würden, so sind auch die verschiedenen kleinen Flecken, Rasen, Pünktchen und Knötchen der Bakterienkulturen an dem Unterschied in Form, Farbe und Wachstum zu erkennen. Indem der Bakteriologe solche Reinkulturen anlegt, ist er also in der Lage, die einzelnen Bakterienarten festzustellen und voneinander zu trennen.

Durch die Forschungen des französischen Chemikers und Bakteriologen Louis Pasteur und seiner Schüler über die Fäulnis und Gärung, die an die Tätigkeit von bestimmten Bakterien gebunden sind, wurden zuerst um das Jahr 1860 die Lebensvorgänge in der Bakterienwelt unserem Verständnis eröffnet. Dem Genie Robert Kochs, des größten deutschen Bakteriologen und praktischen Hygienikers, war es vorbehalten, die Methoden zu ersinnen, die einzelnen Bakterienarten voneinander zu trennen, jede einzelne Art isoliert zu züchten und auf festen Nährböden Reinkulturen der Bakterien herzustellen, auf denen man sie beobachten und studieren konnte. Koch war es auch, der zum ersten Mal als Ursache einer spezifischen Infektionskrankheit im Jahre 1876 eine bestimmte Bakterienart sicherstellte, nämlich den Milzbrandbazillus als Erreger des Milzbrandes. In das Jahr 1882 fällt die Entdeckung des Tuberkulosebazillus durch Robert Koch, ein bedeutender Fortschritt und Merkstein in der Entwicklung der Bakteriologie. Den Lehren Kochs ist es zu danken, daß es seitdem gelang, von Jahr zu Jahr immer mehr Bakterienarten als spezifische Erreger einzelner Infektionskrankheiten festzustellen. Bekannt sind heute die Erreger des Milzbrandes, der Tuberkulose, der Cholera, der Ruhr, des Typhus, der Diphtherie, der Influenza[1]), der Lungenentzündung, der Pest, der Lepra, der Geschlechtskrankheiten und der Wundinfektionskrankheiten. Noch unbekannt sind dagegen die Erreger des Scharlachs, der Masern und der Pocken. Doch dürfen wir bei diesen aus der Aehnlichkeit in Verlauf und Verbreitung sowie aus der Erfahrung, daß die Verhütung dieser Krankheiten durch die gleichen Vorsichtmaßregeln gelingt, auf ähnliche Krankheitserreger schließen.

Der Beweis dafür, daß gewisse Bakterien wirklich die Erreger bestimmter Infektionskrankheiten sind, wurde folgendermaßen erbracht:

1. Man fand bei jeder dieser Krankheiten je eine bestimmte Bakterienart im Blut, in den Geweben, in den Säften und den Ausleerungen des Körpers, vermißte sie aber bei Gesunden oder anderweitig Erkrankten.

2. Es gelang, durch Züchtung auf Nährböden Reinkulturen herzustellen.

3. Durch Uebertragung dieser künstlich gezüchteten Keime auf Tiere wurden bei diesen dieselben Krankheitserscheinungen hervorgerufen.

4. Durch Uebertragung der künstlich gezüchteten Keime auf andere Menschen infolge eines Zufalls, einer Unvorsichtigkeit oder auch bei Experimenten, welche mutige Forscher an sich selbst anstellten, sah man dieselbe Krankheit entstehen.

Als sehr wichtiges Hilfsmittel für das Studium der Bakterien erwies sich der Tierversuch. Eine Reihe von Bakterien, welche im menschlichen Körper Krankheiten erregen, haben nämlich die-

1) Auf den Influenzabazillus ist wahrscheinlich auch die sog. „spanische Grippe“ im Sommer 1918 zurückzuführen.

selbe Wirkung auf verschiedene Tierarten, verursachen bei diesen dieselben Krankheiten, z. B. Milzbrandbazillen, Tuberkulosebazillen und Pestbazillen. Wir besitzen also in solchen Tierarten geeignete Prüfsteine, um die Wirkung der Bakterien zu studieren und dadurch Wege zu finden, auf denen man die Menschen vor den Angriffen der Bakterien schützen und die von ihnen angegriffenen Menschen heilen kann. So haben wir die Schutzimpfung gegen die Hundswut, das Heilserum gegen die Diphtherie und die erfolgreiche Bekämpfung der Tuberkulose in erster Linie den Tierversuchen zu verdanken. Damit ist ohne weiteres die Notwendigkeit und der Nutzen des Tierexperimentes erwiesen, ganz abgesehen von so vielen anderen Forschungsergebnissen, die auf anderen Gebieten mit Hilfe des Tierversuchs gewonnen und für den Menschen und seine Gesundheit nutzbar gemacht werden. Angesichts der offensichtlichen segensreichen Erfolge, welche die Wissenschaft auf dem Wege des Tierversuchs errungen hat, sollte man es eigentlich nicht für möglich halten, daß noch immer von unberufener Seite Widerspruch erhoben wird gegen die sittliche Berechtigung des Tierexperimentes!

Welche Wirkung üben nun die Bakterien auf den Körper aus, in den sie hineingelangt sind?

In dieser Richtung können wir zwei Hauptgruppen unterscheiden: Einmal solche, die am Orte ihrer Ansiedelung eine Entzündung hervorrufen, das ihnen zum Nährboden dienende Gewebe zerstören, dort durch ihren eigenen Stoffwechsel Giftstoffe, sog. Toxine, produzieren und eine Abscheidung von Giftstoffen aus den Geweben des Körpers bewirken. Diese Infektionserreger wirken also von der Stelle ihrer Ansiedelung aus vergiftend auf den Körper. Dabei hat es sich gezeigt, daß die einzelnen Bakterienarten eine ganz spezifische Wirkung auf den Körper ausüben. Es spielt also bei der Infektion des Körpers durch die Bakterien eine gewisse Giftwirkung eine Rolle, jedoch besteht dabei ein wesentlicher Unterschied gegenüber einer Vergiftung. Ein chemischer Giftstoff, wie das Arsenik, das Strychnin usw., ist ein unbelebtes Gift, das, außerhalb des Körpers erzeugt, sich im Körper nicht vermehrt, bei dessen giftiger Wirkung es also ganz auf die in den Körper hineingelangte Menge ankommt. Dagegen handelt es sich bei dem Ansteckungsstoff um ein belebtes Gift, das sich innerhalb des Körpers vermehrt und weiter bildet; es genügt also die geringste Spur, um die schwerste Infektion herbeizuführen. Im Gegensatz zu diesen durch Giftbildung wirksamen Krankheitserregern gibt es andere, bei denen die Giftbildung mehr zurücktritt, die aber dennoch den Organismus des Menschen oder der Tiere krank zu machen, ja zu töten imstande sind. Sie bewirken dies durch ihre enorm starke Vermehrung und Ausbreitung im ganzen Körper, namentlich im Blute. Die dadurch hervorgerufenen Krankheiten werden dann als „Blutinfektionen" unterschieden. Als weitere Wirkung der meisten Krankheitserreger pflegen sich sehr häufig Entzündungen innerer Organe einzustellen, deren Entstehung großenteils damit zusammenhängt, daß die Bakterien, nachdem sie in die Gewebe eingedrungen sind und sich dort vermehrt haben, hier auch massenweise wieder zugrunde gehen und dabei ihren Zellinhalt zur Ausscheidung bringen, der dann auf die Organe und Gewebe einen krankhaften Reiz ausübt.

Als günstige Vorbedingungen zu ihrer Entwicklung und Vermehrung bedürfen die Bakterien Feuchtigkeit, Nährstoffe und eine milde Wärme. Diese Bedingungen für ihr Gedeihen finden sie am besten im menschlichen und tierischen Körper, also haben wir diesen als die eigentliche Brutstätte und den Hauptherd der Bakterienvermehrung und somit als die Hauptquelle der Ansteckung anzusprechen. Und zwar sind alle Teile des kranken Körpers als bakterienhaltig anzusehen; besonders gilt dies für die Ausscheidungen und Abscheidungen des Körpers:

1. Lungenauswurf, Rachen- und Nasenschleim, Speichel (bei Lungen- und Kehlkopfschwindsucht, Diphtherie, Influenza, Genickstarre, Keuchhusten, Lungenpest);

2. Darminhalt, Stuhlgang, jede Darmentleerung, Erbrochenes (bei Typhus, Cholera, Ruhr);

3. Blut, Eiter, Wundabsonderungen (bei Wundinfektionskrankheiten, Eitervergiftung);

4. Urin (bei Typhus);

5. Hautabsonderungen, Schweiß, Hautschuppen, Haare kranker Menschen und Tiere (bei Masern, Scharlach, Pocken, Rose, Milzbrand);

6. Milch kranker Menschen und Tiere (bei Tuberkulose, Maul- und Klauenseuche);

7. alle Stücke kranker Körperteile, Fleisch und seine Produkte, die Säfte aus kranken Körperteilen (bei Tuberkulose, Milzbrand);

8. die Leichen der an ansteckenden Krankheiten Gestorbenen, die von denselben herrührenden Absonderungen, sowie Blut und Schleim.

Auf welchem Wege pflegt sich nun der Infektionsstoff weiter zu verbreiten?

Im Publikum wird noch vielfach angenommen, daß die Luft der wichtigste Infektionsweg zur Weiterverbreitung von Krankheitskeimen sei. Dies trifft aber selten und nur unter bestimmten Verhältnissen zu. Durch Sprechen, Husten, Räuspern,

Niesen verstreut ein Kranker, der etwa an Lungenschwindsucht, Influenza, Diphtherie, Masern, Scharlach, Genickstarre usw. leidet, feine Speichelteilchen und mit ihnen Ansteckungsstoffe in der Luft; Auswurf und Kotteilchen gelangen in den Zimmer- und Straßenstaub. Durch das Ausspeien Kranker auf den Zimmerfußboden und auf die Straße, auf öffentliche Versammlungsplätze und in Fuhrwerke, können im aufgewirbelten Staub fein verteilte Ansteckungskeime gelegentlich von andern eingeatmet, hinuntergeschluckt, mit Speisen und Getränken genossen werden; auch können gelegentlich Infektionsteile mit dem Staub auf Wunden gelangen.

Viel häufiger dagegen ist die Uebertragung und Weiterverbreitung der Infektionskeime durch Berührung, und zwar zunächst durch direkte Berührung mit den Kranken und seinen Ausscheidungen: durch Anfassen, Handgeben, Küssen, insonderheit durch alle Handreichungen und Hilfeleistungen, die bei der Pflege eine direkte Berührung mit dem Kranken bedingen; nicht minder aber durch indirekte Berührung, die durch zahlreiche und verschiedenartige Infektionsquellen und Infektionsträger vermittelt werden kann.

Als solche Infektionsquellen und -träger kommen in Frage:

1. Wäsche, Bettzeug, Kleidung, alle Gebrauchsgegenstände, Eß- und Trinkgeschirre, Hausgeräte, die mit dem Kranken in Berührung gekommen sind, ferner Stechbecken, Klosett, Stühle, Türgriffe, Treppengeländer, Fuhrwerke, Droschken, Eisenbahnwagen usw., die von dem Kranken benutzt worden sind.

2. Personen, die mit ansteckenden Kranken in Berührung gekommen sind, die nicht selbst zu erkranken brauchen, aber die Krankheitskeime auf andere übertragen. Besonders das Pflegepersonal kann eine Verunreinigung der Hände, Instrumente, Kleider usw. nicht vermeiden, kann darum ohne Vorsichtsmaßregeln durch dieselben leicht eine Uebertragung auf andere Menschen vermitteln, auch auf Gegenstände, Geräte, Stühle, Möbel, Türklinken usw., an denen andere sich wieder anstecken können. Als besonders gefährlich für ihre Umgebung sind die sogenannten Bazillenträger anzusehen, d. h. gesunde Personen, die in ihren Rachenorganen und im Auswurf (Diphtherie, Genickstarre) oder in ihren Ausleerungen (Typhus, Ruhr) Bazillen beherbergen und dieselben auf andere Menschen übertragen. Man hat beobachtet, daß Epidemien nach Ermittlung und Ausschaltung solcher Bazillenträger sofort aufhörten.

3. Insekten, welche Infektionskeime auf Gebrauchsgegenstände und Speisen übertragen (Ruhr, Typhus) oder durch ihren Stich dem Blut mitteilen (Malaria, Fleckfieber, Rückfallfieber, Schlafkrankheit).

4. Wasser, in welches aus undichten Kanälen, Aborten, Düngerhaufen, schadhaften Wasserleitungen Krankheitskeime gelangt sind, wenn z. B. bei großer Sommerhitze und Trockenheit Brunnen und Wasserleitungen versiegen und die Bevölkerung auf bedenkliche Wasserentnahmestellen, verunreinigte Flußläufe, Teiche, Sümpfe usw. angewiesen ist und das Wasser daraus zum Trinken, Baden und Waschen benutzt (Cholera, Typhus). Das Wasser kann dabei ganz klar und einwandsfrei aussehen und trotzdem Krankheitskeime enthalten.

5. Infizierte Nahrungs- und Genußmittel, wie Fleisch und Milch kranker Tiere, Milch, welche bei der Verarbeitung oder beim Transport von kranken

Leuten verunreinigt oder dadurch infiziert worden ist, daß unsauberes keimhaltiges Wasser zum Reinigen der Milchgefäße benutzt wurde. Ferner Konserven, rohes Obst und Backwaren, die von unreinen, mit Krankheitskeimen behafteten Händen angefaßt sind.

Ueber die Uebertragung von Infektionskeimen auf Wunden vgl. Abschnitt III, 3.

Wie gelangen nun die Bakterien in den gesunden Körper hinein? Da gibt es eine ganze Reihe Eingangswege, sogenannte Infektionspforten:

1. Die äußere Haut, wenn sie irgendwie verwundet ist. Solange sie unverletzt ist, bildet sie ja eine sichere Schutzdecke. Berührung von giftigem infektiösen Material, Eiter, Stuhlgang, Leichenteilen usw. mit intakter Haut ist darum ohne jede Gefahr; die kleinste Wunde, eine Stich- oder Kratzwunde, eine Riß- oder Scheuerverletzung dagegen genügt, um den Bakterien einen Weg zu bahnen.

2. Die Schleimhäute und Auskleidungen der Atemwerkzeuge (Nase, Rachen, Kehlkopf, Luftröhre und Bronchien) durch Einatmen von bakterienhaltigem Staub. Begünstigt wird hier die Infektion durch den mechanischen Reiz des Staubes, besonders, wenn dieser ätzend wirkt oder scharfe Kanten hat, wie der Staub, dem die Metall-, Glas- und Steinarbeiter ausgesetzt sind, der Kalk- und Steinstaub, der Kohlenstaub, der Mehlstaub, der Haar-, Pelz- und Filzstaub. Die Infektion begünstigend wirken ferner Katarrhe der Schleimhäute, Reizzustände und Erkältungen.

3. Die Augenbindehäute und die Schleimhäute der Harn- und Geschlechtsorgane.

4. Die Schleimhäute der Ernährungswerkzeuge (Mund, Rachen, Magen und Darm) durch Aufnahme bakterienhaltiger Speisen und Getränke, bestaubter und mit infizierten Händen berührter Nahrungs- und Genußmittel, durch verschluckten Speichel, der durch Anlecken an infizierten Händen oder Gegenständen verunreinigt war (Saugpfropfen), durch verschluckten Lungenauswurf (Schwindsucht). Auch hier wird die Infektion begünstigt durch Reizung der Schleimhäute, die ihrerseits durch unverdauliche Speisen und Getränke, durch Magen-Darmkatarrhe und Erkältungen verursacht werden kann.

Der Erfolg einer Infektion mit Krankheitserregern hängt nun ganz von der Art und dem Ort ihres Eintritts in den Körper ab. Die meisten Infektionserreger haben nämlich ihren bestimmten Angriffsort, von dem aus allein sie dem Organismus gefährlich werden können. Beispielsweise können Cholera- und Typhusbazillen nur vom Darmkanal aus wirksam werden, Diphtheriebazillen hauptsächlich von der Rachenschleimhaut aus, die Erreger des Wundstarrkrampfes und der übrigen Wundinfektionskrankheiten hauptsächlich von verletzten Stellen der Oberhaut aus. Weiterhin sehen wir, daß gewisse Vorbedingungen das Zustandekommen einer Infektion begünstigen. Es ist darum keineswegs gesagt, daß jeder, der mit Krankheitsstoffen in Berührung gekommen ist und solche in seinen Körper aufgenommen hat, ohne weiteres notwendigerweise erkranken muß: es müßte dann ja in Zeiten von Epidemien die Zahl der Erkrankungen noch eine weit größere sein, als sie ohnehin zu sein pflegt. Der menschliche Körper ist vielmehr nicht immer gleichmäßig empfänglich oder disponiert für eine Ansteckung, sondern der Grad der Empfänglichkeit ist abhängig von allerlei zeitlichen und örtlichen Umständen und persönlichen Verhältnissen. So wissen wir z. B., daß Witterungseinflüsse, große Hitze- und Kälteeinwirkungen, Luftfeuchtigkeit, ungesunde Wohnungsverhältnisse, schlechte Trinkwasserversorgung, die Nähe von Sümpfen und stagnierenden Gewässern, starke Menschenansammlungen die Empfänglichkeit (Disposition) für ansteckende Krankheiten erhöhen. Zum Beispiel ist für die Verbreitung der Tuberkulose eine höchst wichtige Tatsache die Beobachtung, daß diese Krankheit mit besonderer Vorliebe in die dumpfen Hütten der Armen und die großen Mietskasernen einkehrt, wo oft sechs und mehr Personen, zuweilen verschiedene Mietsparteien, in einem Raum eingepfercht wohnen, daß sie dagegen vor den Villen und Palästen, welche die moderne Hygiene mit trefflichen Waffen gegen den schleichenden Feind versehen hat, eher halt zu machen pflegt.

Wenn auch die Tuberkulose in allen Ständen ihre Opfer fordert und auch die Fürstenhäuser nicht verschont, so ist sie im wesentlichen doch eine Krankheit der Armen und wirtschaftlich Schwachen, welche für die Erkrankung empfänglicher sind. Denn es ist leicht verständlich, daß die Gefahr, mit Tuberkelbazillen angesteckt zu werden, zunehmen muß bei gewissen Lebensgewohnheiten und Lebensbedingungen, wie sie sich in der ärmeren Bevölkerung finden. Je enger die Menschen beieinander wohnen, je weniger Reinlichkeit in den Wohnräumen herrscht, je weniger Sonnenlicht und Luft in die dumpfen Behausungen kommt, desto größer ist die Gefahr, daß Tuberkulosebazillen dort von dem einen Menschen auf den anderen gelangen. Das Sonnenlicht hat bekanntlich eine starke keimvernichtende Wirkung, dem auch die Tuberkulosebazillen nicht lange standhalten. Während diese im Freien der Wirkung des Lichtes und dem ständigen Wechsel von Trockenheit und Feuchtigkeit trotz ihrer Widerstandsfähigkeit schließlich erliegen oder wenigstens in ihrer Entwicklung sehr gehemmt werden, finden sie in unreinlichen, dumpfen, lichtlosen, menschengefüllten Wohnungen für ihre Weiterverbreitung die besten Bedingungen. Dabei ist tatsächlich nicht die Armut an und für sich der entscheidende Punkt, sondern die durch dieselbe bedingte Dichte des Wohnens. In dem Wohnungselend, insbesondere der Großstädte, liegt also ein bedeutsamer Faktor für die Erhöhung der örtlichen Disposition und damit ein wesentlicher Grund zu der Verbreitung und Gefährlichkeit der Tuberkulose.

Inwiefern örtliche Einwirkungen die Empfänglichkeit für eine Ansteckung steigern können, lehrt, um ein anderes Beispiel zu wählen, die Erfahrung, daß eine Wunde mit gequetschter und zerfetzter Umgebung und abgerissenen, abgestorbenen Gewebsteilen eindringenden Infektionskeimen viel weniger Widerstand entgegenzusetzen vermag und daher weit mehr dazu neigt, infiziert zu werden, als eine Wunde mit glatten Rändern (vgl. Abschnitt III, 3).

Die Empfänglichkeit für eine Infektionskrankheit kann übrigens schon angeboren sein; z. B. wissen wir jetzt, daß tuberkulöse Eltern zwar nicht ihre Krankheit selbst, aber doch die Anlage zur Tuberkulose vererben, welche die Kinder empfänglicher für die tuberkulöse Infektion macht, so daß sie leichter als andere an Tuberkulose erkranken. Eine derartige Schwächung des Körpers, die eine spätere Erkrankung an Tuberkulose begünstigt, kann aber angeboren auch bei solchen Personen vorhanden sein, deren Eltern mit einer anderen den Körper aufreibenden Krankheit, wie z. B. Krebs, behaftet oder dem Trunke ergeben waren. Zu der tuberkulösen Erkrankung selbst bedarf es dann aber stets noch der Infektion durch die Tuberkulosebazillen. Andererseits wird eine persönliche Disposition zu ansteckenden Krankheiten erworben durch eine allgemeine Schwächung des Körpers, durch mangelhafte, schlechte Ernährung, schlechte Wohnung, übermäßigen Alkoholgenuß und durch Erkältungen; alle diese Einwirkungen setzen die Widerstandskraft des Körpers herab und erhöhen damit seine Empfänglichkeit für Ansteckungen aller Art (z. B. Flecktyphus im Kriege und bei Hungersnot, daher fälschlich Kriegs- oder Hungertyphus genannt).

Demgegenüber sind manche Menschen sehr wenig empfänglich oder ganz unempfänglich (immun) gegen bestimmte Infektionskrankheiten. Diese Immunität kann gleichfalls schon angeboren sein.

So sind die verschiedenen Menschenrassen ungleich empfänglich, der Neger ist für Malaria und Gelbfieber weniger, für Pocken und Tuberkulose bedeutend mehr disponiert als die weiße Rasse, andererseits ist der Europäer für Cholera weit mehr als der Inder disponiert. Auch zwischen Mensch und Tier bestehen solche Unterschiede; der Mensch ist z. B. immun gegen Schweinerotlauf und Hühnercholera, die Tiere wiederum sind immun gegen Scharlach, Masern, Typhus, Cholera.

Erworben wird ein gewisser Grad von Immunität durch das Ueberstehen einer ansteckenden Krankheit; wir wissen ja, daß Personen, die Masern, Scharlach, Pocken überstanden haben, an diesen Krankheiten nicht mehr oder doch nur ganz leicht zu erkranken pflegen. Das ist so zu erklären, daß sich bei der ersten Erkrankung Gegengifte (Antitoxine) im Körper gebildet haben, welche ihn für lange Zeit oder auch dauernd gegen eine erneute Infektion immun machen. Auf dieser Erfahrung beruht das Bestreben der Wissenschaft, den menschlichen oder tierischen Körper künstlich durch Schutzimpfungen und Anwendung von Heilserum gegen bestimmte Infektionskrankheiten immun zu machen, bzw. damit die bereits ausgebrochene Krankheit zu bekämpfen (vgl. Abschnitt VIII, B).

Bei alledem ist noch die weitere Tatsache von großer Bedeutung, daß der Erreger einer bestimmten Infektionskrankheit keineswegs immer dieselbe Gefährlichkeit besitzt. In der Wissenschaft ist hierfür der Begriff „Virulenz“ eingeführt (virus = Gift), wobei man unter Virulenz der Mikroben sowohl ihre Giftigkeit als auch ihre Fähigkeit versteht, im infizierten Körper festen Fuß zu fassen, sich in ihm anzusiedeln und zu vermehren. Es gibt also z. B. virulente Diphtheriebazillen und solche, die es nicht sind usw. Zwischen den beiden Endpunkten aber, der vollen Virulenz und der vollen Nichtvirulenz, gibt es eine Menge von Uebergängen und Zwischenzuständen. Je nach dem Grade, in welchem ein in den Körper eindringender Infektionserreger virulent ist, wird also der Organismus imstande sein, die Infektion zu überwinden oder er wird schwer erkranken und vielleicht erliegen müssen.

Bei manchen Epidemien, z. B. bei der asiatischen Cholera beobachtet man, daß die Gefährlichkeit der Krankheit sich während des Verlaufes der Epidemie ändert, daß anfangs die schweren Fälle vorherrschen, gegen Ende der Epidemie aber die Erkrankungen immer milder und gefahrloser werden. Auch der Typhus verursacht einerseits schwere Epidemien, in denen ein großer Prozentsatz der Erkrankungen zum Tode führt, und andererseits leichte, bei denen die meisten Fälle mit Genesung enden. Diese Verschiedenheiten hängen mit der verschiedenen Virulenz der Infektionserreger zusammen.

Die Fortschritte und Errungenschaften der Bakteriologie, praktische Erfahrung und Beobachtung haben also das Wesen der Ansteckung, die Bedeutung der Krankheitserreger und die Art ihrer Weiterverbreitung unserem Verständnis eröffnet. Freilich bleibt noch manches Dunkel zu lichten, aber wir kennen jetzt diese gefährlichen kleinen Feinde der Menschheit und wissen, wo wir sie zu suchen haben. Die Menschheit steht also nicht mehr wie in früheren Jahrhunderten machtlos einem unbekannten Gegner gegenüber und verehrt mit Recht unter ihren Wohltätern Männer wie Jenner, Pasteur, Koch und v. Behring, welche sie gelehrt haben, sich so tückischer Feinde mit Erfolg zu erwehren (vgl. Abschnitt VIII).

Der Vollständigkeit halber sei nur anmerkungsweise der **tierischen Parasiten (Schmarotzertiere)** gedacht, die am Körper des Menschen oder in seinem Innern leben und zu Krankheitserregern bzw. Krankheitsüberträgern werden können. Flöhe, Wanzen und Läuse können zur Uebertragung ansteckender Krankheiten beitragen. Besonders hat sich bei den Kleiderläusen herausgestellt, daß sie wohl sicher den Flecktyphus übertragen, und zwar durch Keime, die sie in ihrem Darmkanal beherbergen. Die Krätzmilbe ruft eine stark juckende Hautkrankheit, die Krätze (Skabies), hervor, indem sie sich in die Haut einbohrt und dort Gänge bildet, in welche sie ihre Eier ablegt.

Besondere Erwähnung verdienen die Eingeweidewürmer: der Schweinebandwurm, der Rinderbandwurm und der Hechtbandwurm, der erworben wird durch den Genuß von finnenhaltigem, rohem, bzw. ungenügend gekochtem oder gebratenem Fleisch der betreffenden Schlachttiere; der Hundebandwurm, der in großen Mengen im Darm des Hundes lebt und dessen Eier durch Anlecken in den Menschen gelangen und in seinen Organen, z. B. in der Leber, mächtige Blasenbildungen (Echinokokkus) hervorrufen können. Ferner die Spring- oder Madenwürmer (Oxyuren), die Spulwürmer und die Trichinen. Letztere gelangen durch den Genuß trichinenhaltigen Schweinefleisches in den Darm des Menschen, durchwandern diesen und gelangen in die Muskulatur; sie rufen eine oft tödlich werdende Krankheit hervor. Die Trichinen kapseln sich fest ein, bleiben dann aber noch viele Jahre lang entwicklungsfähig.

Abschnitt III.

Ueber Wunden und Verletzungen.

1. Beurteilung und erste Versorgung von Wunden, Blutstillung.

„Unter einer Wunde versteht man eine mehr oder minder klaffende Gewebstrennung der äußeren Decken des Körpers, seiner Schleimhautauskleidungen und der Oberfläche von Organen" (Lexer). Wunden können durch eine scharfe oder stumpfe Gewalt verursacht sein, sie entstehen teils zufällig, teils werden sie vom Arzt zu Heilzwecken gesetzt. Man unterscheidet Schnitt-, Hieb- und Stichwunden, ferner Quetschwunden, Rißwunden, Bißwunden und Schußwunden. Als weitere Merkmale einer Wunde beobachten wir Blutung und Schmerz, Folgen der Verletzung von Gefäßen und Nerven. Wir unterscheiden an einer Wunde die Wundöffnung, die schlitzförmig oder klaffend sein kann, die Wundränder, die glatt oder unregelmäßig, zackig und eingerissen, die Wundflächen, die ebenfalls entweder glatt oder nischenförmig ausgebuchtet sind. Die Wundöffnungen bei Schußwunden nennen wir Ein- und Ausschußöffnungen, der sie verbindende Wundkanal heißt Schußkanal, derselbe kann jedoch auch blind enden. Wunden können gefährlich werden, einmal durch ihren Sitz und ihre Größe, dann durch die Lebenswichtigkeit der getroffenen Stelle und den Umfang der entstehenden Blutung, weiterhin durch das Eindringen von Ansteckungsstoffen, durch die Entstehung von Entzündungen und Wundinfektionskrankheiten, sowie durch Wundvergiftungen.

Die meisten Menschen sehen jede Blutung mit ungeheurer Besorgnis an und sind der Meinung, bei jeder blutenden Wunde müßten alle möglichen Vorkehrungen getroffen werden, um das Blut zu stillen. Das sind falsche Vorstellungen, die nur schaden und verwirren können. Jede Wunde blutet selbstverständlich mehr oder weniger aus den angerissenen Blutgefäßen; doch ist eine solche Blutung, wenn das Blut langsam über die Haut herabrieselt, nicht gefährlich. Man unterscheidet Blutungen aus Blutadern und Blutungen aus Schlagadern. Wenn das Blut in gleichbleibender Stärke gleichmäßig aus einer Wunde hervorquillt und eine dunkelrote Farbe hat, so handelt es sich um eine Blutaderblutung. Ist dagegen eine Schlagader verletzt, so spritzt Blut von hellroter Farbe, entsprechend dem Pulse stoßweise und in einem Strahl aus der Wunde hervor. Sickert das Blut ständig wie aus einem Schwamm hervor, so liegen Blutungen aus Haargefäßen vor.

Zur Stillung einer Blutung aus einem eröffneten Gefäß ist es notwendig, am Orte des Blutaustritts die Gerinnung des Blutes dadurch zu befördern, daß einerseits der allgemeine Blutdruck durch absolute Körperruhe erniedrigt wird, andererseits durch Hochlagerung der blutenden Körperteile gegen den übrigen Körper der lokale Blutdruck ermäßigt wird. Blutungen aus Haargefäßen und Blutadern werden fast stets sofort zum Stehen gebracht, indem man das verletzte Glied (Arm oder Bein) senkrecht in die Höhe hält und bei wagerechter Rückenlage des Verletzten hochlagert. Alle Kleidungsstücke, welche den Rücklauf des Blutes zur rechten Herzkammer hemmen (Strumpfbänder, Leibriemen), müssen bei Blutungen aus Blutadern (z. B. aus Krampfadern am Bein) entfernt werden. Auf die Wunde wird dann ein Druckverband gelegt; dazu wird eine sterile Mullkompresse oder ein fester Ballen in Mull eingeschlagener Wundwatte auf die Wunde aufgedrückt und die zur Befestigung dienende Binde etwas fester als gewöhnlich angezogen, wodurch ein stärkerer Druck auf die in der Wunde durchschnittenen Blutgefäße ausgeübt wird. Auf die gleiche Weise werden auch kleinere Schlagaderblutungen meistens zum Stillstand gebracht werden können. Durch starke Beugung im Ellenbogen- und Kniegelenk und Befestigung der Gliedmaßen in dieser Stellung kann auch eine stärkere Blutung am Unterarm oder Unterschenkel gestillt werden. Der auf die blutende Wunde gelegte Verbandstoff soll nicht zu reichlich bemessen sein, weil durch einen zu dicken Verband eine Nachblutung verdeckt und nicht frühzeitig genug bemerkt wird. Man erkennt eine solche Nachblutung daran, daß Blutflecken in der Unterlage stetig größer und feuchter werden.

Verboten ist aber jedes Abwaschen und Abspülen der Wunde mit Flüssigkeiten, die angeblich die Blutung stillen sollen, ebenso das Verbinden mit sog. blutstillender Watte (Eisenchlorid), wodurch die Wunde verätzt wird. Vollständig verwerflich und geradezu gefährlich ist die Anwendung mancher Volksmittel wie

Feuerschwamm, Spinngewebe, Harn, welche alle durch Verunreinigung Eiterung verursachen.

Blutungen aus größeren Schlagadern können dauernd nur durch den Arzt gestillt werden, der darum in solchen Fällen schleunigst benachrichtigt werden muß. Bis zu seinem Eintreffen soll die zuführende Schlagader, welche vom Herzen kommt, oberhalb der blutenden Stelle, d. h. zwischen Wunde und Herz, entweder mit der Hand durch Anpressen gegen den Knochen abgedrückt oder mit einer schnürenden, elastischen Binde (Gummibinde, Hosenträger) abgebunden werden. Eine solche Umschnürung darf aber nicht länger als $1^1/_2$—2 Stunden ausgedehnt werden, da anderenfalls die abgebundenen Körperteile absterben und brandig werden können. Unter allen Umständen müssen daher Verletzte, bei denen wegen einer Blutung eine elastische Binde angelegt worden ist, unverzüglich der ärztlichen Hilfe zugeführt werden. Wegen dieser Gefahr des Brandes soll die Abschnürung nicht bei jeder Gelegenheit und jeder Blutung angewendet werden, sondern nur bei starken Schlagaderblutungen, da die meisten Blutungen durch Druck auf die Wunde und Hochlagerung zum Stehen zu bringen sind.

Beim Transport eines Verwundeten, der eine Verletzung eines größeren Gefäßes erlitten hat, muß mit der größten Vorsicht verfahren und die Wunde seitens des Begleiters andauernd beobachtet werden. Da als Folge einer heftigen Blutung Ohnmacht und Kollaps eintreten kann, so hüte man sich, solche Menschen, die viel Blut verloren haben, schnell mit dem Oberkörper aufzurichten; denn dadurch kann eine plötzliche Blutleere im Gehirn und verlängerten Mark entstehen, die lebensgefährlich werden kann. Droht eine solche Ohnmacht durch stärkeren Blutverlust, so ist der Verwundete mit dem Kopf tief und mit den Beinen höher zu lagern, um das Blut dem Gehirn zuzuführen und nach dem Herzen zu treiben, damit dieses Pumpwerk nicht leer geht und infolgedessen stehen bleibt.

Der Verblutungstod erfolgt nämlich, noch ehe der Körper ganz ausgeblutet ist, durch Herzstillstand, weil das Herz nur arbeitet, wenn es genügend Flüssigkeit weiter zu pumpen hat. Aus diesem Grunde macht der Arzt bei schwerem Blutverlust oder bei Verblutungsgefahr, um der Blutbahn rasch größere Mengen Flüssigkeit zuzuführen, eine sog. subkutane oder intravenöse Kochsalzinfusion, indem er frisch gekochte 0,9 proz. (sog. physiologische) Kochsalzlösung von Körperwärme langsam in das Unterhautgewebe oder in eine Blutader mit Hilfe einer Hohlnadel einfließen läßt.

Bei drohendem Kollaps ist nach den im Abschnitt VII, 5 gegebenen Vorschriften zu verfahren, um bis zur Ankunft des

Arztes die wertvolle Zeit zur Erhaltung der Herztätigkeit auszunutzen.

Im übrigen ist unerläßliche Voraussetzung für eine gute Wundversorgung, dem verwundeten Körperteil möglichste Ruhe zu schaffen, sodann die Ansteckungsstoffe von der Wunde fern zu halten bzw. dieselben unschädlich zu machen. Solange ärztliche Hilfe nicht zur Stelle ist, müssen vor allen Dingen Schädlichkeiten von der Wunde ferngehalten werden. Dieselbe darf daher unter keinen Umständen mit den Händen oder unsauberem, nicht sterilisiertem Verbandmaterial berührt werden, ebensowenig darf sie mit Wasser oder mit Desinfektionsflüssigkeiten gewaschen werden, weil dadurch die Heilung gestört wird. Die Wunde soll vielmehr vollkommen in Ruhe gelassen werden!

Viele Menschen haben noch immer die unrichtige Vorstellung, daß man auf Wunden nur ganz bestimmte heilkräftige Verbandgaze oder Verbandsalbe (Wundsalbe) legen müsse, damit sie möglichst rasch und gut heile. Das ist ebenso falsch, wie das viele Waschen einer Wunde. Zu warnen ist auch davor, frische Wunden wiederholt mit Sublimat- oder Karbolwasserverbänden, die mit Guttapercha gedeckt sind, zu behandeln. Solche Umschläge können, durch die feuchte Wärme und den luftdichten Gummiabschluß begünstigt, unangenehme Hautausschläge und Absterben ganzer Hautstücke und Glieder zur Folge haben (Karbolgangrän).

Eine frische, saubere, blutende oder verkrustete Wunde wird am besten trocken mit sterilem (keimfreiem) Mull verbunden, sie heilt so am schnellsten mit Hilfe des Blutschorfs. Je weniger an der Wunde herumhantiert wird, um so besser sind die Heilungsaussichten. Ruhe ist für den verwundeten Körperteil nötig, damit Zerrungen und Quetschungen mit ihrem Gefolge von Schmerzen und anderen Störungen vermieden werden, welche eine Verklebung der Wundränder und Wundflächen verhindern und die normale Wundheilung beeinträchtigen (vgl. Abschnitt III, 2). Dazu ist ein regelrechtes Anfassen, Halten und Lagern des verletzten Körperteils ohne Berührung der Wunde erforderlich (vgl. Abschnitt III, 5). Bis der Arzt kommt, wird am besten ein steriler trockener Notwundverband angelegt (vgl. Abschnitt III, 6), welcher das Eindringen von Infektionskeimen verhindert.

2. Wundheilung und Störungen der Wundheilung.

Die Heilung einer Wunde geht, wenn sie durch keinerlei Störung beeinträchtigt wird, regelrecht so vor sich, daß die Wundränder unter Bildung einer schmalen, kaum sichtbaren Narbe miteinander verkleben, bzw. daß unter dem Schutze des Blutschorfes sich eine Narbe bildet. Eine solche glatte Heilung nennt man „reaktionslos“ oder Heilung durch erste Verklebung (primäre Heilung), Schorfheilung.

Die Wundheilung kann aber gestört und aufgehalten werden, und zwar durch folgende Schädlichkeiten:

1. wenn die Wunde durch die Art der Verletzung von vornherein so beschaffen ist, daß die Wundränder sich nicht glatt aneinander legen können, z. B. dadurch, daß ein größerer Hautdefekt entstanden ist;
2. wenn die Wundränder bei der Verletzung so stark gequetscht, zerrissen, geätzt und beschädigt sind, daß Teile von ihnen absterben und sich erst abstoßen müssen;
3. wenn die Wundränder durch zwischenliegende Fremdkörper, wie Haare, Kleidungsfetzen, Schmutz, Geschoßteile, Holz, Glas usw., gehindert werden, sich glatt aneinander zu legen;
4. wenn die Wundflächen durch Blutung, Blutgerinnsel, Ansammlung von Wundflüssigkeiten an ihrer Vereinigung gehindert werden;
5. wenn die Verklebung, Ueberschorfung oder Ausfüllung der Wunde durch unruhige Haltung des verletzten Teiles, z. B. durch Gebrauch des betreffenden Gliedes, durch Reiben, Spannen, Kratzen, durch unzweckmäßige Lagerung oder mangelhafte Verbände beeinträchtigt wird;
6. wenn Krankheitskeime in die Wunde gelangen und dadurch Wundinfektionskrankheiten entstehen!

In solchen Fällen gestörter Wundheilung geht die Heilung so vor sich, daß sich zunächst die abgestorbenen Gewebsteile abstoßen und die Wunde sich unter Eiterung und Bildung von roten Fleischwärzchen (Granulationen) reinigt (Heilung durch Granulation, sekundäre Heilung). Bei lange eiternden Wunden wachsen diese Fleischwärzchen manchmal übermäßig stark und bilden das sog. „wilde Fleisch“. Im weiteren Verlauf der Heilung geht vom Rande der Wunde her allmählich die Entwicklung einer Narbe vor sich, welche schließlich die ganze Wunde überdeckt. Nach tiefgreifenden Eiterungen können solche Narben eine derbe, unregelmäßige Beschaffenheit annehmen und namentlich durch Verwachsungen mit darunterliegenden Muskeln, Sehnen und Knochen zu empfindlichen

Störungen Anlaß geben. Tiefliegende Eiterherde pflegen sich in Eiterhöhlen (Abszessen) anzusammeln (vgl. Abschnitt II, 4 und III, 3), die sich häufig einen Weg nach außen suchen, falls sie nicht durch das Messer des Chirurgen eröffnet werden. In manchen Fällen kommt auf diese Weise trotzdem eine Heilung nicht zustande, und es bleiben als Reste tiefgreifender eiternder Wunden zuweilen Fistelgänge bestehen, die dafür sprechen, daß sich in der Tiefe, gewöhnlich dem Knochen angehörig, noch Entzündungsvorgänge abspielen, welche die Eiterung unterhalten. Bei der Granulationsheilung werden durch die Entstehung der meist flächenhaften und unregelmäßigen Narben nicht sämtliche Schichten der Haut miteinander vereinigt, wie dies bei der Heilung durch erste Verklebung der Fall ist; darum sind die durch Granulation entstehenden Narben weniger widerstandsfähig. Als ideale Form der Wundheilung wird daher der Chirurg stets, wo es angängig ist, die primäre Heilung, d. h. die Heilung durch erste Verklebung anstreben, durch welche in jedem Falle das günstigste Resultat erzielt wird.

3. Wundinfektion.

Zu den gefährlichsten Störungen der Wundheilung gehört das Eindringen von Krankheitskeimen in die Wunde, wodurch Wundinfektionskrankheiten herbeigeführt werden können. Wie wir jetzt wissen, werden die Wundinfektionskrankheiten durch Entzündung und Eiterung erzeugende Bakterien hervorgerufen, von denen wir die kettenförmigen und traubenförmigen Kugelbakterien (Streptokokken und Staphylokokken) als die gefährlichsten „Eitererreger" kennen (vgl. Abschnitt II, 4 und 6). Da die meisten Menschen mit eitrigen Ausscheidungen recht achtlos umzugehen pflegen, kann es nicht wundernehmen, daß fast in jedem Schmutz und Staub Entzündungs- und Eiterbakterien enthalten sind. Neuerdings hat man nachgewiesen, daß das Vorhandensein des Streptokokkus, des bei weitem am häufigsten zu Wundinfektionen jeglicher Art führenden Krankheitserregers, an die Menschen geknüpft ist. Man fand ihn nämlich um so häufiger, je näher man die untersuchten Objekte der Umgebung der Menschen entnahm; am häufigsten wurde er auf der Körperoberfläche selbst nachgewiesen. Je mehr sich die Untersuchung vom Menschen entfernte, um so seltener trat der Streptokokkus auf, um schließlich ganz zu verschwinden. Was für den Streptokokkus gilt, das gilt wohl auch für die meisten anderen Infektionserreger.

Bevor man die Natur dieser Ansteckungsstoffe kannte und namentlich bevor man durch die Erforschung ihrer Eigenschaften und der Art ihrer Weiterverbreitung auch Mittel fand, sie zu bekämpfen, drangen fast regelmäßig Eitererreger in jede Wunde ein, sei es daß diese durch zufällige Verletzungen irgend welcher Art z. B. durch Riß, Schnitt, Hieb, Schuß oder Quetschung, sei es daß sie durch das Messer des Chirurgen entstanden war. Es kam dann regelmäßig zur Wundeiterung, welche die Heilung verzögerte, oft aber auch aus einer lokalen zu einer schweren Allgemeinerkrankung wurde und nicht selten zum Tode führte. Bis vor einem halben Jahrhundert kannte man es ja nicht anders und rechnete damit, daß nach Wunden und Verletzungen, sowie nach operativen Eingriffen Wundfieber, Wundentzündungen und Eiterungen auftraten, nach Entbindungen das Kindbettfieber. Alte Aerzte wissen davon noch ein Lied zu singen! Man glaubte infolge dessen, daß ohne diese Erscheinungen eine Wundheilung überhaupt nicht möglich wäre, und nahm an, daß sie stärker oder schwächer aufträten, je nachdem die Säfte des Verletzten oder Operierten gut oder schlecht wären. Heute wissen wir dagegen, daß Wundentzündungen und Wundeiterungen nur durch von außen in die Wunde gelangende Stoffe, durch Ansteckung mit Bakterien herbeigeführt werden, und daß, wie der Wiener Gynäkologe Semmelweis (1861) zuerst nachgewiesen hat, das gefürchtete Wochenbettfieber nichts anderes ist, als eine Infektion der bei der Geburt jedesmal entstehenden großen Wundfläche innerhalb der Gebärmutter.

Die Gefahr einer Ansteckung ist bei frischen Wunden größer als bei älteren, doch können auch bei bereits eiternden Wunden immer wieder von neuem Entzündungen und Wundkrankheiten eintreten. Dabei ist die Gefahr und die Schwere der Ansteckung ganz unabhängig von der Größe einer Wunde. Unter Umständen kann eine ganz kleine, kaum sichtbare Stich- oder Kratzwunde, eine unscheinbare Riß- oder Scheuerverletzung die Eingangspforte für die schwerste Wunderkrankung abgeben. Freilich neigt eine Wunde mit stark gequetschten, zerrissenen und zerfetzten Wundrändern und abgestorbenen Gewebsteilen ganz besonders dazu, infiziert zu werden, da durch diese Schädigungen die Widerstandsfähigkeit des Gewebes herabgesetzt wird und die Bakterien dann besonders günstige Bedingungen für ihre Ansiedelung und Entwicklung finden (vgl. Abschnitt II, 6). In hohem Maße zu fürchten sind weiterhin namentlich Infektionen solcher Wunden, die in die großen Körperhöhlen, Gelenke und Markhöhlen der Knochen (offene Knochenbrüche) eindringen.

Das Ansteckungsgift (vgl. Abschnitt II, 6) ist hauptsächlich enthalten:

1. In den Absonderungen der von Entzündungen und Wundkrankheiten befallenen Wunden, demgemäß auch in den Verbandstoffen, mit denen derartige Wunden bedeckt und verbunden waren. Solche Verbandstoffe sollen also nicht mit den bloßen Händen, sondern mit Instrumenten angefaßt und sofort unschädlich gemacht werden (vgl. Abschnitt VIII, C, 5). Diese Wundabsonderungen können ihre Ansteckungsfähigkeit lange Zeit bewahren, selbst wenn sie zu Borken eingetrocknet sind; und der Glaube ist irrig, daß der von alten Geschwüren und lange bestehenden Wunden herrührende Eiter nicht mehr ansteckend sei.
2. In den Absonderungen des Körpers bei manchen ansteckenden innerlichen Krankheiten, besonders bei Diphtherie, Scharlach, Lungenentzündung.
3. In Leichen und Leichenteilen von Menschen und Tieren (Leichengift), sowie in fauligem Fleisch.
4. In Schmutz und faulendem, übelriechendem Unrat, der immer verdächtig ist, derartige Keime zu enthalten.

Die Ansteckungsstoffe gelangen auf bestimmten Wegen von außen in die Wunde und zwar folgendermaßen:

1. Sie können an dem Gegenstand haften, der die Wunde verursachte; vor allem darf man annehmen, daß solche Wunden mit großer Wahrscheinlichkeit infiziert sind, die durch schmutzige Holz-, Glas-, Metall- und Knochensplitter gerissen wurden.
2. Sie können aus der Wundumgebung, von der unsauberen Haut des Verletzten, von den Kleidern, Wäschestücken und anderen Gegenständen stammen, die mit der Wunde in Berührung kommen.
3. Besonders häufig werden Ansteckungsstoffe durch die Hände des Verletzten selbst, namentlich durch Kratzen mit den Nägeln, durch Reiben und Drücken in die Wunde gebracht, ferner auch beim Kühlen und Auswaschen derselben. Dabei können einerseits die hierzu benutzten Flüssigkeiten die Ansteckung vermitteln, wenn sie nicht keimfrei sind oder in unsauberen Gefäßen aufbewahrt werden. Andererseits können in der Wundumgebung haftende An-

steckungsstoffe, die angetrocknet wahrscheinlich ungefährlich geblieben wären, durch die Spülflüssigkeit erst aufgeweicht und in die Wunde hineingespült werden. Das Gleiche gilt für die unzweckmäßigen Hilfeleistungen anderer, die mit ihren Händen, mit unsauberen Instrumenten, mit Schwämmchen oder Verbandmaterial, das nicht keimfrei gemacht ist, Ansteckungsstoffe auf die Wunde übertragen können.

4. Es kann aus der Luft keimhaltiger Staub auf die Wunde gelangen, Schmutz in dieselbe hineinfallen oder gewischt werden: durch Sprechen und Husten können Schleimteilchen hineingeschleudert werden, Fliegen können Ansteckungsstoffe auf die Wunde tragen.

5. Die Ansteckungskeime gewisser Tierkrankheiten können durch Wunden auf den Menschen übertragen werden, dazu gehören vor allem Hundswut, Milzbrand, Rotz, Maul- und Klauenseuche, Strahlenpilzkrankheit. Meistens sind es Bißwunden, durch die der Speichel des kranken Tieres in den menschlichen Körper eindringt, oder kleine Schnitt- und Rißwunden, die beim Schlachten, bei der Zubereitung des Fleisches oder der Felle, bei der Pflege der Tiere, beim Melken, bei der Darreichung des Futters (Heu) entstehen.

6. Schließlich können Wunden noch auf andere Weise vergiftet werden, z. B. durch den Stich giftiger Insekten, durch das Eindringen von Schlangen- und Pfeilgift.

Die Folgen einer Wundinfektion äußern sich zunächst in lokalen Entzündungserscheinungen (vgl. Abschnitt II, 4) und weiterhin in Allgemeinerscheinungen. Anfangs pflegen die Wundentzündungen fast sämtlich mit hohem Fieber einherzugehen. Bei günstigem Verlauf, d. h. wenn der Körper des in die Wunde eingedrungenen Ansteckungsstoffes Herr wird, geht die Heilung durch Granulation vor sich. Schmilzt ein Entzündungsherd eitrig ein, bleibt er aber gegen die Umgebung abgeschlossen, so bildet sich ein Abszeß; breitet sich die Eiterung weiter aus, so entsteht die fortschreitende eitrige Zellgewebsentzündung oder Phlegmone. Jede Zellgewebsentzündung kann durch Ausbreitung der Infektionserreger in den Lymphbahnen zu Lymphgefäß- und Lymphdrüsenentzündung führen, die sich durch die bekannten roten Streifen in der Haut und schmerzhafte Anschwellungen der benachbarten Drüsen (meistens in der Achselhöhle oder Leistenbeuge) kenntlich macht. Die in den Drüsen abgelagerten Bakterien können nun ihre Tätigkeit erschöpft haben, oder es kommt zu Drüsenabszessen, die aufbrechen oder geöffnet werden müssen.

Eine häufig vorkommende Wundinfektionskrankheit ist die Wundrose, das Erysipel, eine Entzündung der feineren Lymphbahnen der Haut, die sich nur in den oberflächlichen Schichten derselben flächenhaft ausdehnt und schnell fortzuschreiten pflegt, zuweilen unter Blasenbildung. Die entzündeten Hautstellen zeigen dabei eine scharf abgegrenzte, intensive flammende Rötung, die sich entweder lokal ausbreitet oder von einer Stelle zur anderen wandert (Wander-Erysipel). Die Krankheit beginnt mit hohem Fieber, das meist unter Schüttelfrost sehr schnell und hoch ansteigt. Sie schädigt oft sehr stark den Herzmuskel und kann darum bei geschwächten Patienten noch nach der Entfieberung lebensgefährlich werden. Darum sind Erysipelkranke auch nach der Entfieberung mindestens 8—10 Tage im Bett zu halten! Durch die gleichen Infektionserreger (Streptokokken) wird die Gesichtsrose verursacht, die gewöhnlich von kleinen Wunden der Nase ausgeht (z. B. beim Schnupfen); die entzündliche Rötung bildet dann im Gesicht die bekannte Schmetterlingsform. Gewöhnlich macht die Gesichtsrose an der Haargrenze halt; wird die Kopfhaut mit betroffen (Kopfrose), so gehen nach beendeter Krankheit häufig vorübergehend die Haare aus.

Eine sehr gefährliche Wundinfektionskrankheit ist der Wundstarrkrampf (Tetanus), der durch den Tetanusbazillus verursacht wird und hauptsächlich von Wunden ausgeht, die durch Erde, alte Holzteile, Pferdedünger, Teile unsauberer Kleidungsstücke verunreinigt sind und darum vorzugsweise bei Garten- und Erdarbeitern, Stallknechten und als Folge von Kriegsverletzungen beobachtet wird. Der Wundstarrkrampf äußert sich in Krämpfen der Kiefermuskeln, der Extremitätenmuskeln und anderer Muskelgruppen, zuweilen sämtlicher Körpermuskeln. Die Kranken können den Mund nicht öffnen und liegen bei Starre der Körpermuskulatur ganz steif da. Der Tetanus geht mit hohen Fiebertemperaturen einher, die oft nach dem Tode noch eine Steigerung erfahren können; er verlief früher fast immer tödlich. Seitdem wir aber durch vorbeugende Einspritzung von Serum, dem Tetanusantitoxin (nach Kitasato und v. Behring) imstande sind, die Krankheit mit Erfolg zu bekämpfen, hat sie einen großen Teil ihrer früheren Schrecken verloren. Während des Weltkriegs hat es sich auf das Glänzendste gezeigt, welch' ein Segen dieses Tetanusantitoxin, das in größtem Umfang bei unseren Verwundeten in Anwendung kommt, für die Menschheit bedeutet.

Bei der Besprechung der Krankheitserreger (Abschnitt II, 6) wurde bereits erwähnt, daß die Bakterien Gifte produzieren, die sogenannten Toxine, und daß es diese Gifte vor allem sind, die den Menschen krank machen. Darum beobachtet man nach eitrigen Infektionen auch eine mehr oder weniger starke Beeinflussung des Allgemeinbefindens. Bleibt der Eiterherd lokal und abgeschlossen und geraten nur wenige Toxine in die Blutbahn, so stellen sich nur leichte Allgemeinerscheinungen ein. Bei schweren Infektionen dagegen, bei denen stark wirkende Toxine und große Mengen derselben von der Wunde aus oder von einer der großen Körperhöhlen, z. B. der Bauchhöhle, aus resorbiert werden und in die Blutbahn gelangen, können äußerst schwere Krankheitszustände allgemeiner Blutvergiftungen entstehen, die man als Sepsis (Fäulnis) bezeichnet. Ein septischer Kranker macht einen sehr schwerkranken Eindruck, die Augen liegen tief, die Zunge ist dick belegt und trocken, die Herztätigkeit schlecht, das Bewußtsein mehr oder weniger getrübt. Das charakteristische Bild der Sepsis bietet z. B. die allgemeine eitrige Bauchfellentzündung. Bei der akuten Form der Sepsis können die Kranken in wenigen Stunden der Vergiftung erliegen.

Nicht immer streng von der Sepsis zu unterscheiden ist eine Form gefährlicher Allgemeininfektion, die sogenannte Pyämie oder Eitervergiftung, bei der es sich um Aufnahme von Eiterteilen in die Blutbahn handelt. Auf dem Wege der Blutbahn werden von einem lokalen Eiterherd aus Eiterteile in entfernt liegende Organe, z. B. Gelenke, Muskeln, Leber, Nieren verschleppt, wo dann unter Schüttelfrösten und Fieber neue Eiterherde und Abszesse entstehen, welche das Leben in hohem Grade gefährden und sehr häufig zum Tode führen.

4. Grundsätze der antiseptischen und aseptischen Wundbehandlung.

Auf der Erkenntnis, daß die Wundkrankheiten nur durch Ansteckung entstehen (vgl. Abschnitt II, 5 und 6; III, 2 und 3), beruhen die neueren Verfahren der Wundbehandlung, die antiseptische und aseptische Wundbehandlung, deren Grundlage die Beachtung der äußersten Reinlichkeit ist. Von der bei der Krankenbehandlung, insonderheit bei der Wundbehandlung erforderlichen Reinlichkeit nach unseren heutigen Begriffen hatte man ja bis vor 50 Jahren keine Ahnung; darum wurden früher vor Einführung der Antisepsis die schwersten, oft totbringenden Folgen durch unsaubere Hände namentlich bei Gebärenden und Verwundeten herbeigeführt. Der Schrecken der Chirurgen waren fortwährend die fürchterlichen Wundkrankheiten mit sehr häufig darauf folgender Infektion des ganzen Körpers und erschreckender Sterblichkeit. Diese erreichte beispielsweise nach Amputationen des Oberschenkels 80%, sie war demnach im Verhältnis größer, als die Sterblichkeit bei Cholera. Kein Wunder also, daß man sich nur sehr ungern operieren ließ, denn wenn man die Krankheit sich selbst überließ und der natürlichen Heilkraft des Körpers vertraute, sah man im allgemeinen keine schlimmeren Resultate.

Da bedeutete die in den 60 er Jahren des vorigen Jahrhunderts eingeführte antiseptische Wundbehandlung, mit welcher der englische Chirurg John Lister (1867) sich unsterbliches Verdienst erworben hat, einen ganz gewaltigen Fortschritt, indem sie alle diese bisher für unvermeidbar gehaltenen Erscheinungen von Wundfieber und Wundentzündung zum Verschwinden brachte. Seit der antiseptischen Aera sind jene fürchterlichen Wundinfektionskrankheiten wie Wundrose, Wundstarrkrampf, Hospitalbrand, welche früher die Hospitäler füllten, eine erschreckende Sterblichkeit bedingten und die Krankenhäuser nicht mit Unrecht zu gefürchteten Aufenthaltsorten machten, fast ganz verschwunden und besitzen für uns beinah nur noch eine historische Bedeutung. Das Wesen der antiseptischen Wundbehandlung ist die Anwendung antiseptischer, d. h. fäulniswidriger Mittel, durch welche die Ansteckungsstoffe vernichtet werden sollen. Diese Mittel sind fast durchweg giftig und verdanken dieser Giftigkeit ihre fäulniswidrige Kraft. Daher können sie nur in Verdünnung und mit besonderer Vorsicht angewandt werden. Nach gründlicher Säuberung der Wunden, ihrer Umgebung und allem, was mit der Wunde in Berührung kommt, werden die antiseptischen Mittel als Spülflüssigkeit, in Pulverform oder im antiseptischen — feuchten oder trockenen — Verband auf die Wunde gebracht. Das Unschädlichmachen der Ansteckungsstoffe in bereits infizierten Wunden bezeichnet man als Wunddesinfektion (vgl. Abschnitt VIII, C, 5).

Die glänzenden Erfolge dieser antiseptischen Methode, die übrigens nur noch in beschränktem Maße Anwendung findet, wurden aber noch bei weitem überholt durch die aseptische Wundbehandlung, welche auf dem sicheren Boden der bakteriologischen Forschungen und Lehren eines Robert Koch und seiner Schüler sich aufbaute. Bei dieser Wundbehandlung wird durch Fernhalten der Ansteckungsstoffe von den Wunden ein so fäulnisfreier (aseptischer) Zustand derselben erreicht, daß keine Ansteckungsstoffe in die Wunden gelangen. Damit kann die Anwendung antiseptischer Mittel entbehrt und eine unnötige Reizung und Schädigung der Gewebe vermieden werden. Zur Erreichung dieses Zweckes dient außer der peinlichsten Reinlichkeit die Anwendung der verschiedenen Formen der Hitze, durch die alle mit den Wunden in Berührung kommenden Dinge sterilisiert, d. h. keimfrei gemacht werden (vgl. Abschnitt III, 1 und 6; VIII, C, 5).

Die aseptische Wundbehandlung verlangt also ein gänzlich keimfreies Operieren mit keimfreien Händen und Instrumenten, keimfreiem Naht- und Verbandmaterial auf keimfreiem Operationsfeld. Antiseptische Mittel werden bei diesem Verfahren nur soweit gebraucht, als die Hitze nicht anwendbar ist, wie bei der Reinigung der Hände, der Haut des Kranken und derjenigen Instrumente und Geräte, die durch Hitze leiden. Bisweilen muß eine kombinierte Anwendung beider Verfahren eintreten, da eine strenge Durchführung der aseptischen Behandlungsweise sich nicht bei allen Wunden ermöglichen läßt. Aber im allgemeinen wird heute vom Arzt die Asepsis der Antisepsis vorgezogen. Auf dem sicheren Boden der Asepsis konnte die moderne Chirurgie erst die Höhe der Vollkommenheit erreichen, auf der wir sie jetzt sehen, da sie selbst vor den kühnsten und gewagtesten Eingriffen nicht mehr zurückzuschrecken braucht, die man früher für abenteuerlich und unmöglich gehalten hätte. Denn bei Operationen, wo wir aseptisch arbeiten können, lassen sich jetzt Infektionen mit Sicherheit vermeiden. Hatte früher die Eröffnung der Bauchhöhle, eines Gelenkes oder der Schädelhöhle beinah regelmäßig den Tod zur Folge, so trägt gegenwärtig die moderne Chirurgie unter der Herrschaft aseptischer Grundsätze gar keine Bedenken, Lungen, Magen, Herz und Gehirn bloßzulegen, und nimmt mit Erfolg an diesen Organen Operationen vor, da sie bestimmt weiß, daß die Operationen als solche bei Beherrschung der Technik, bei sorgfältiger Beobachtung aller Vorsichtsmaßregeln und unter peinlicher Durchführung der bis ins Kleinste ausgebildeten Asepsis das Leben des Kranken fast gar keiner Gefahr aussetzen.

5. Erkennen und erste Versorgung von Verletzungen.

Unter Verletzungen verstehen wir jede Schädigung des Körpers durch äußere Gewalt. Dabei kommt es nur bei der blutigen Verletzung zu einer Verwundung der Haut, häufig sind aber unter der unverletzten Haut Knochen oder innere Organe mehr oder weniger schwer getroffen; und es kann zu Zerreißungen von Blutgefäßen im Innern des Körpers gekommen sein, die zu lebensgefährlichen inneren Blutungen Anlaß geben. Die Schwere einer unblutigen Verletzung ist abhängig von der Art, Ausdehnung und Dauer der Gewalteinwirkung und von der Lebenswichtigkeit der getroffenen Organe. Die Verletzungen der Knochen und Gelenke, besonders wenn sie mit Wunden verbunden sind (offene oder komplizierte Brüche), sind im allgemeinen ernster, als reine Weichteilverletzungen. Die Verletzungen der Sinnesorgane, der Eingeweide, der großen Gefäße, des Gehirns und der großen Nervenstämme sind immer von besonderen Gefahren begleitet und darum stets als schwer zu bezeichnen. Für den Laien dürfte es aber selten möglich sein, ein Urteil über die Schwere der Verletzung abzugeben, darum ist in den meisten Fällen mit möglichster Beschleunigung ein Arzt herbeizuholen.

Bis zu dessen Eingreifen hat sich die Hilfeleistung neben der Labung des Verletzten auf das unbedingt Notwendige zu beschränken und lediglich danach zu trachten, durch eine sachgemäße Lagerung die Schmerzen zu lindern und die verletzte Stelle vor Schädigungen zu bewahren. Dabei ist jede unnötige Berührung einer etwa entstandenen Wunde zu vermeiden, vor allem jedes Untersuchen durch Tasten oder Drücken, jede schmerzverursachende Bewegung oder Verrichtung zu unterlassen. Muß eine Entkleidung des verletzten Körperteils vorgenommen werden, so werden die Kleidungsstücke, wenn sie sich nicht leicht ohne Schmerzen ausziehen lassen, auch die Stiefel, womöglich in den Nähten aufgetrennt. Das auszukleidende, verletzte oder schmerzende Glied muß von einem Gehilfen so gehalten werden, daß dasselbe mit beiden Händen oberhalb und unterhalb der verletzten Stelle gestützt wird. Häufig ist es zweckmäßig, die Hände an den Grenzen der Gliedabschnitte unter die Gelenke zu legen, damit noch ein Teil des nächsten Gliedabschnittes mit gestützt wird.

Bei jedem Anfassen muß behutsam verfahren werden, es darf nicht hastig und plötzlich zugegriffen werden, um dem Verletzten nicht unnötig wehe zu tun. Dabei müssen die Hände und Vorderarme unter den zu hebenden Körperteil geführt werden (Untergriff) und zwar so, daß dieser nötigenfalls auch ohne jedes Festhalten auf ihnen, wie auf einem Lager ruht. Während die Hände und Vorderarme unter den anzuhebenden Körperteil geschoben werden, darf dieser weder gestoßen noch aus seiner Lage gerückt werden; vielmehr müssen sich die Hände an den hohlliegenden Stellen (Genick, Lendenhöhlungen, Kniekehle, Ferse) einen bequemen Weg suchen und dabei die Unterlagen so weit abwärts drücken, daß die Hand hindurchgleitet, ohne den Körper zu berühren. Das Anfassen eines verletzten Körperteils durch Obergriff ist nach Möglichkeit zu vermeiden, weil dabei stets ein schmerzhafter Druck ausgeübt wird. Beim Heben und Tragen ist auf gleichmäßiges Anheben zu achten (vgl. Abschnitt IV, C, 5); weder ein Glied noch der ganze Körper darf früher angehoben werden, als bis alle Hände so sicher zugefaßt haben, daß ein Abgleiten oder Hinfallen des aufgehobenen Körperteils unmöglich ist. Beim Niederlegen muß ebenso vorsichtig verfahren werden; dabei muß der hingelegte Körper oder Körperteil sogleich in die richtige Lage gebracht werden, und die Hände müssen ebenso behutsam herausgezogen werden, wie sie untergeschoben wurden, ohne den Körper zu streifen.

Zur richtigen Ausführung dieser Hilfeleistungen bedarf es natürlich einer gewissen Geschicklichkeit und Uebung. Man hört oft sagen, die eine oder andere Pflegerin besitze besonderes Talent zur Krankenpflege, denn sie habe eine besonders leichte Hand. Wie verhält es sich mit dieser vielgerühmten zarten Hand? „Die geschickte, sichere, von Erfahrung und Vorsicht geleitete Hand ist es“, sagt unser Altmeister Billroth, „welche dem Kranken leicht und sanft erscheint“. Je mehr man sich Mühe gibt und bei jeder Handreichung daran denkt, dem Kranken nicht unnötig wehe zu tun, um so eher wird man sich eine solche leichte Hand aneignen. Natürlich muß man wissen, wie man am zweckmäßigsten jede Handreichung ausführt, so daß sie den Kranken am wenigsten belästigt. Läßt sich aber einmal bei einer Hilfeleistung oder einem notwendigen Eingriff ein Schmerz nicht vermeiden, so wird man gut tun, den Kranken auf den empfindlichen Augenblick vorzubereiten. Er pflegt dann den unvermeidlichen Schmerz besser zu ertragen, als wenn dieser ihn unvorhergesehen trifft; meist gesteht er dann auch hinterher ein, es sei nicht so schlimm gewesen, wie er sich es vorgestellt habe.

Um einem Verletzten bis zum Eintreffen des Arztes sachgemäßen Beistand leisten zu können und ihm wenigstens nicht durch unzweckmäßige Maßnahmen zu schaden, ist es wünschenswert, daß der Hilfeleistende imstande ist, aus den Erscheinungen, welche die vorliegende Verletzung darbietet, sich ein Bild über die Art derselben zu machen.

Die Zeichen einer stattgehabten Quetschung sind Blutunterlaufung und Anschwellung durch den Bluterguß, entstanden durch Zerreißungen kleinerer oder größerer Gefäße, ferner Schmerz und Behinderung der Bewegungsfähigkeit. Als besonders ernst sind Quetschungen des Leibes (durch Schlag, Hufschlag, Fußtritt, Stoß) aufzufassen, sie können durch Schockwirkung Bewußtlosigkeit, ja sogar den sofortigen Tod herbeiführen, oder es entstehen dabei innere Zerreißungen und Blutungen. Hat ein heftiger Druck, Fall oder Schlag auf den Kopf, die Brust und besonders auf den Bauch eingewirkt, so muß der Verletzte, auch wenn er aus der Bewußtlosigkeit erwacht ist und sich erholt hat, bis zur Ankunft des Arztes in leicht erhöhter Rückenlage ruhig gehalten werden. Bei Bauchverletzten ist gewöhnlich großes Durstgefühl vorhanden; trotzdem soll man ihnen nicht zu trinken geben, damit bei etwa zerrissenem Magen oder Darm nicht noch mehr Inhalt in die freie Bauchhöhle gelangt. Zur Linderung des quälenden Durstes darf nur der Mund gespült oder mit in kaltes Zitronenwasser getauchten Läppchen ausgewischt werden. Stellt sich unmittelbar nach einem Sturz oder nach einer Verletzung des Kopfes oder Bauches Unbesinnlichkeit, Uebelkeit oder Erbrechen ein und wird der Puls auffallend langsam (Gehirnerschütterung!), so ist der Unfall als ernst anzusehen. Derartige Verletzte dürfen nicht gehen, sie müssen vielmehr auf einer Trage liegend befördert und sofort in ärztliche Beobachtung gebracht werden. Bei Bewußtlosigkeit handle man nach den für die Bekämpfung der Ohnmacht angegebenen Grundsätzen (vgl. Abschnitt VII, 8a).

Unter einer Verstauchung verstehen wir die Verletzung eines Gelenkes, durch die eine Quetschung der Gelenkenden der Knochen mit vorübergehender Verschiebung derselben aus ihrer natürlichen Gelenkverbindung unter Zerrung oder Zerreißung der Gelenkkapsel und Gelenkbänder stattgefunden hat. Die Verstauchung ist gekennzeichnet durch Schmerzhaftigkeit der Gelenkgegend, besonders beim Versuch, das Gelenk zu bewegen, ferner durch baldige örtliche Anschwellung und Blutunterlaufung.

Verrenkungen sind dagegen Gelenkverletzungen, bei denen die Knochenenden gequetscht, aus ihrer natürlichen Gelenkverbindung verdrängt und gegeneinander verschoben sind. Solche Gelenke zeigen gegen die gesunden eine ungewöhnliche Formveränderung und sind meist gar nicht oder nur unter erheblichen Schmerzen federnd beweglich.

Einen Knochenbruch erkennt man an der Unfähigkeit, das verletzte Glied zu gebrauchen, an der Schmerzhaftigkeit der Bruchstelle, ferner an der widernatürlichen Lage, Verbiegung und Verkürzung, schließlich an der Beweglichkeit einer Stelle, an der kein Gelenk vorhanden ist, und an dem Aneinanderreiben der beweglichen Bruchenden. Die letzten beiden Merkmale dürfen aber nur vom Arzt festgestellt werden. Man unterscheidet einfache Knochenbrüche, bei denen keine Verwundung der Haut entstanden ist, und offene oder komplizierte Knochenbrüche, die mit einer Verletzung der Haut verbunden sind. Diese kann noch nachträglich dadurch entstehen, daß die spitzen Knochenenden sich verschieben und die Haut von innen durchbohren, z. B. bei unvorsichtigem Umgehen mit dem gebrochenen Gliede. Dabei können auch wichtige innere Teile, wie Gefäße und Nerven, noch nachträglich verletzt werden.

An Schädelbruch ist zu denken, wenn nach Schlag, Fall oder Stoß gegen den Kopf Erbrechen, Unbesinnlichkeit, Zuckungen der Glieder und besonders Blutungen aus einem Ohr, aus Nase und Mund auftreten. Beim Transport ist ein derartig Verletzter in Rückenlage mit leicht erhöhtem Kopf zu lagern, so daß das Blut am Ausfließen nicht gehindert wird. Das blutende Ohr darf nicht mit Watte verstopft werden.

Ist ein Bruch des Unterkiefers anzunehmen, so genügt für den Transport zum Arzte ein um Kinn und Scheitel gelegtes Tuch zum Stützen des Kiefers.

An einen Bruch der Wirbelsäule muß gedacht werden, wenn nach einem Schlag oder Stoß gegen dieselbe oder nach einem schweren Sturz plötzlich Schmerzen in der Wirbelsäule sich einstellen, besonders aber, wenn der Verunglückte die Beine nicht bewegen kann. Ist Jemand überfahren worden oder auf das Gesäß gestürzt, klagt der Verletzte über Schmerzen im Becken und kann er sich nicht fortbewegen, so ist an einen Beckenbruch zu denken. In beiden Fällen muß der Verunglückte fest auf eine Tragbahre gelagert werden, auf der er bis zum Ende des notwendigen Transportes unter Vermeidung unnötigen Hin- und Herhebens liegen bleiben kann. Durch geeignete Polsterung wird die verletzte Stelle der Wirbelsäule hohl gelagert. Liegt die Bruchstelle in der unteren Hälfte der Wirbelsäule oder im Becken, so erreicht man durch Hochlagerung der Beine eine Milderung der Schmerzen.

Rippenbrüche, die besonders leicht infolge von Quetschungen des Brustkorbs, z. B. durch Ueberfahrenwerden entstehen, machen sich gewöhnlich durch Hustenreiz und Atembeschwerden kenntlich. Ein straff um die Brust gelegtes Tuch gewährt meistens schon Erleichterung. Bei Schlüsselbeinbrüchen genügt die Lagerung des Arms in einem Armtuch (Mitelle). Dasselbe gilt für die erste Versorgung bei Knochenbrüchen an den Armen; unter Umständen wird außerdem eine Papphülse zur Schienung des Bruches benutzt, der gesunde Arm kann überdies zur Stütze für den gebrochenen dienen.

Als allgemeiner Grundsatz für die Lagerung verletzter Gliedmaßen hat zu gelten, daß die verletzten Stellen stets hoch zu lagern sind. Das gilt besonders für die Brüche und schweren Verletzungen der unteren Gliedmaßen, bei denen die Hochlagerung so vorzunehmen ist, daß die Hinterfläche des horizontalliegenden Unterschenkels in gleicher Höhe mit der Vorderfläche des Bauches zu liegen kommt. Dabei ist auf gute Unterstützung des Oberschenkels und des Fußes zu achten. Handelt es sich um einen Bruch des Oberschenkels, so lagert man zweckmäßig beide Beine auf der sog. doppelt geneigten schiefen Ebene, d. h. der Oberschenkel liegt schräg aufwärts, der Unterschenkel abwärts geneigt mit guter Unterpolsterung der rechtwinklig gebogenen Knie. Beide Beine können dann zur gegenseitigen Stütze oberhalb der Knie und an den Füßen aneinander gebunden werden.

In allen Fällen von Verletzungen hat sich die erste Hilfeleistung danach zu richten, ob lebhafter Schmerz vorhanden ist, ob der Arzt bald zur Stelle sein kann, ob der Verletzte selbst zum Arzt gehen kann oder ob er zum Arzt oder ins Krankenhaus transportiert werden muß. In diesem Falle muß das verletzte Glied vorher durch Lagerung oder durch Schienung ruhig gestellt werden. Alle Einrichtungsversuche haben zu unterbleiben! Handelt es sich um einen offenen (komplizierten) Bruch, so muß vor der Lagerung und Schienung ohne Berührung der Wunde mit den Händen ein Notwundverband (siehe nächstes Kapitel) angelegt werden. Ist nicht deutlich zu erkennen, ob ein Knochenbruch vorliegt, so handele man so, als ob man es mit einem solchen zu tun habe.

6. Der Notverband.

Bei frischen Verwundungen und Verletzungen ist und bleibt der wichtigste Grundsatz, dem Verwundeten oder Verletzten nicht zu schaden, und die wichtigste Aufgabe der Hilfeleistung, für möglichst schnellen ärztlichen Beistand Sorge zu tragen. Bis solcher zur Stelle ist, wird man nach Entkleidung des verletzten Körperteils zunächst versuchen, Art und Schwere der Verletzung festzustellen: dabei hat aber jedes Untersuchen zu unterbleiben. Bevor der Helfer an die eigentliche Wundversorgung herangeht, hat er die Hände mit besonderer Berücksichtigung der Fingernägel mit heißem Wasser, Seife und Bürste oder einem anderen Reibemittel gründlich zu waschen und abzureiben, danach reibe er die Hände mit Spiritus, Benzin, Aether oder einer Desinfektionslösung ab, trockne aber die Hände nicht an einem Handtuch ab. Die auf die Wunde kommenden Verbandstoffe sollen möglichst wenig berührt werden, der Helfer benutze zum Anfassen ausgekochte Instrumente (Pinzette und Schere). Hat er nicht die Möglichkeit, sich die Hände zu desinfizieren, und müssen die Verbandstoffe mit den Fingerspitzen gefaßt werden, so fasse er nur die Enden an, bringe auf die Wunde eine frisch abgehobene Schicht des Verbandstoffes und lege die gefaßte Stelle so, daß sie nicht in unmittelbare Berührung mit der Wunde kommt. Wenn die Wunde grob verunreinigt ist, so dürfen grobe Fremdkörper, wie Steine, Holzstücke, Kleiderfetzen mit steriler Pinzette entfernt werden; denn auch bei verunreinigten Wunden ist die Berührung mit den Fingern, selbst nachdem diese desinfiziert sind, unbedingt zu vermeiden. Jedes Waschen und Ausspülen der Wunde ist zu unterlassen (vgl. Abschnitt III, 3)! Die Umgebung der Wunde kann vorsichtig mit Benzin, Aether oder Spiritus abgewischt werden, nachdem sie — wenn nötig — rasiert ist. Dabei darf aber weder Seifenschaum noch Flüssigkeit in die Wunde selbst gelangen. Sollten bei schweren Verletzungen Eingeweideteile, Darmschlingen, Gehirnteile aus einer Wunde hervorquellen, so sind diese mit einer sterilen Mullkompresse zu bedecken; niemals darf versucht werden, aus der Wunde vorgefallene Teile zurückzubringen. Gegenstände, die tiefer in den Körper eingedrungen sind, sollen möglichst unberührt bleiben.

Besteht eine Blutung, so ist nach den im Abschnitt III, 1 besprochenen Grundsätzen zu verfahren. Blutgerinnsel sollen nicht abgewischt werden, da das frisch ausgetretene Blut Spaltpilze in ziemlicher Menge tötet, also die Wunde reinigt und sie als Gerinnsel am besten nach außen verschließt. Bereits auf der Wunde gebildeter Blutschorf soll nicht entfernt werden, da er den besten Schutz für die Wunde abgibt.

Als Verbandstoffe werden sterile (durch Hitze keimfrei gemachte) Stoffe benutzt (vgl. Abschnitt III, 4 u. Abschnitt VIII, C, 5), welche neben der Bestimmung, die Wunde zu bedecken, auch den Zweck haben, die Wundabsonderungen aufzusaugen. Der Wundverband besteht nur aus keimfreiem Mull (lockerer entfetteter Baumwollenstoff), der entweder in mehrfach aufeinandergelegten Schichten (Kompressen) oder, unregelmäßig zusammengefaltet, als Krüllmull unmittelbar auf die Wunde gelegt wird. Darüber kommt eine Lage entfetteter keimfreier Verbandwatte, die zur Verstärkung und als Staubfilter zum Abschluß des Verbandes dient. Dieser wird mit einer sauberen Mullbinde, einem sauberen Tuch oder Heftpflaster befestigt. Unter einem solchen trockenen Verband kleben die Blutgerinnsel unter dem trockenen sterilen Mull rasch zu einer Kruste an, unter welcher die Wunde von selbst heilt. Watte darf nicht unmittelbar auf die Wunden gelegt werden, weil sie mit diesen verkleben und verfilzen würde. Die in den Apotheken erhältlichen sterilisierten Verbandpäckchen, wie sie im Kriege jeder Soldat als Kriegsnotverband bei sich trägt, können als geeignete Verbandmittel für den Notverband dienen. Ein solches Verbandpäckchen besteht aus einer sterilen doppelköpfigen Gazebinde, auf deren Innenfläche eine in mehreren Lagen zusammengelegte sterile Mullkompresse befestigt ist. Beim Anlegen dieser Binde werden ihre Köpfe nur an der Außenfläche mit den Fingern berührt, die unberührte Kompresse kommt ausgebreitet unter Spannung auf den verwundeten Körperteil und wird um ihn herum befestigt. Eine Gebrauchsanweisung befindet sich in jedem Päckchen. Scharpie, alte Leinwand, Schwämme u. dgl. sollen selbstverständlich nicht mit Wunden in Berührung gebracht werden!

Zu Notschienen eignen sich alle genügend langen und festen Gegenstände, die sich nach Unterpolsterung, ohne zu drücken, leicht an dem gebrochenen Gliede befestigen lassen, besonders rinnenförmige, welche das Glied teilweise umschließen. Zweckmäßig können Verwendung finden: Latten, Brettchen, Besenstiele, Zweige, Baumrinden, Strohrollen, Strohmatten, Pappe, Linoleum, und zwar wird an der Außenseite des gebrochenen Gliedes eine längere, an der Innenseite eine kürzere Schiene befestigt. Als Polstermaterial dient graue Watte, Wolle, Werg, Jute, Heu, Gras, Moos; hohlliegende Körperstellen müssen gut unterpolstert, Knochenvorsprünge vor Druck geschützt werden. Zur Befestigung der Schienen am Körper können zusammengelegte Tücher, Hosenträger, Strumpfbänder, Riemen, Bindenstreifen, Gurte, Strohseile,

Verwendung finden. Die Bänder sind fest anzulegen, doch nicht so stark, daß sie den Blutumlauf hemmen. Damit der Bruch Halt hat, müssen die Notschienen wenigstens an je 2 Stellen unterhalb und oberhalb der Bruchstelle befestigt werden, dabei sind die nächsten Gelenke möglichst mit festzustellen. Die Knoten sollen, damit sie nicht drücken, auf den Schienen geknüpft werden. Finger und Zehen müssen frei gelassen werden.

Ein mit diesen Hilfsmitteln vorschriftsmäßig angelegter Notverband gleichzeitig mit der sachgemäßen Lagerung des Verletzten erfüllt die Anforderungen, die an die erste Versorgung von Wunden und Verletzungen bis zum Eingreifen des Arztes zu stellen sind. Er schafft den verletzten Körperteilen die notwendige Ruhe und hält Schädlichkeiten von ihnen fern, er ermöglicht den Transport des Verletzten oder bringt diesen in eine erträgliche Lage, bis der Arzt in Tätigkeit tritt, dem die weitere Behandlung zu überlassen ist.

Abschnitt IV.

Krankenversorgung und Krankenwartung.

A. Die sanitäre und soziale Bedeutung der Krankenhauspflege.

Die Krankenhäuser der Neuzeit haben gegenüber den entsprechenden humanitären Anstalten früherer Jahrhunderte einen ganz anderen Charakter angenommen. Waren es früher fast ausschließlich geistliche Instanzen, durch welche die Krankenhäuser als ausgesprochen kirchliche Einrichtungen aus kirchlichem Besitz unter gelegentlicher Mitwirkung wohltätiger Einzelpersonen und Genossenschaften als Anstalten der Humanität und Barmherzigkeit einzig und allein aus dem Gedanken der Nächstenliebe heraus ins Leben gerufen und unterhalten wurden, so sahen sich in den beiden letzten Jahrhunderten mit der immer deutlicher sich vollziehenden Trennung der staatlichen und kirchlichen Verwaltungen die Staats- und Gemeinwesen gezwungen, ihrerseits für entsprechende Einrichtungen zum Schutze ihrer Kranken zu sorgen. Die bürgerliche Gesellschaft erkannte in der Errichtung von Krankenhäusern die Erfüllung einer sozialen Pflicht, durch welche sie dem Gebote der Selbsterhaltung gerecht zu werden hat. Die neuzeitlichen Krankenhäuser tragen demgemäß einen vorwiegend sozialen Charakter.

Waren die Krankenhäuser des Mittelalters dumpfe, lichtlose Bauten, wurden früher an diese Anstalten lediglich charitative Anforderungen gestellt, so steht heute bei der Anlage eines Krankenhauses der Gesichtspunkt im Vordergrund, daß es in erster Linie den modernen ärztlichen und hygienischen Anforderungen in möglichster Vollkommenheit genügen muß. Diese beziehen sich ausschließlich darauf, den Kranken die für die Wiedererlangung ihrer Gesundheit denkbar günstigsten Voraussetzungen zu verschaffen. Mit diesem Hauptzweck können freilich mannigfache anderweitige Zwecke verbunden werden, vor allem die Förderung wissenschaftlicher Aufgaben, die Ausbildung der Aerzte und des Pflegepersonals für die praktische Tätigkeit, die wissenschaftliche Forschung und die Vornahme spezieller Untersuchungen zur Verarbeitung und Verwertung der angestellten Beobachtungen. Läßt sich doch die rein naturwissenschaftliche Beobachtung des kranken Organismus am einwandfreisten mit dem Personal, dem Material und den Hilfsmitteln gut ausgerüsteter Krankenanstalten bewerkstelligen, welche den Aerzten am besten Gelegenheit bieten, neue Behandlungsformen und Operationsmethoden, neue Heilmittel jeder Art so zu erproben, daß den Kranken ein Schaden nicht erwächst. Sodann finden die Aerzte dort die Möglichkeit, an den mit dem Tode abgegangenen Patienten durch die Obduktion ihre Diagnose und den Erfolg der Behandlung zu kontrollieren, ein Faktor, der für die Förderung der wissenschaftlichen und praktischen Medizin und damit der Volksgesundheit und der allgemeinen Wohlfahrt des Volkes eine außerordentliche Bedeutung besitzt, weshalb allen Bestrebungen, die auf eine Beseitigung oder Beschränkung der Leichenbesichtigungen und Leichenöffnungen in den Krankenhäusern hinzielen, mit aller Entschiedenheit entgegengetreten werden muß. Aber alle diese wertvollen und wichtigen Dinge haben sich notwendig dem Hauptzwecke des Krankenhauses unterzuordnen, der die Wiederherstellung der Kranken und deren möglichst baldige Rückgabe in ihre Berufsarbeit und in ihre bürgerliche Stellung erstrebt.

Eine gedeihliche Entwicklung des Krankenhauswesens in dieser Richtung wurde aber erst ermöglicht, nachdem man gelernt hatte, die Errungenschaften der modernen Wissenschaft, die moderne Hygiene und Technik auch für die Krankenhausanlagen nutzbar zu machen, was erst der neuesten Zeit vorbehalten war. Erst die letzten Jahrzehnte haben der Menschheit Krankenhäuser gebracht, welche der doppelten Anforderung gerecht werden; den Kranken, insonderheit der großen Zahl der sozial Schwachen und Hilfsbedürftigen für die Zeit ihrer Krankheit eine ausreichende und angemessene Unterkunft zu gewähren und gleichzeitig für dieselben die besten sanitären Bedingungen herzustellen, unter denen sie ihre Krankheit am schnellsten und sichersten überwinden können.

Mit der fortschreitenden Entwicklung sind naturgemäß auch die Ansprüche an die Krankenhäuser gewachsen, deren Bedeutung immer mehr im Zunehmen begriffen ist. Die gewaltigen Fortschritte der wissenschaftlichen und praktischen Medizin, insonderheit die Errungenschaften der modernen Chirurgie und Bakteriologie haben die Möglichkeit gewährt, weit mehr Krankheiten als früher einer erfolgreichen Behandlung zu unterziehen, wenn dafür der neuzeitliche Komfort eines modernen Krankenhausbetriebes zu Gebote steht. Ohne diesen Komfort, ohne alle die technischen Hilfsmittel einer nach den modernen Grundsätzen der Asepsis eingerichteten und betriebenen Klinik, ohne das notwendige geschulte und für den speziellen Zweck ausgebildete Hilfspersonal ist eine operative Chirurgie nach unseren heutigen Begriffen gar nicht denkbar. Kranke mit ansteckenden Krankheiten werden, um eine Gefährdung der Umgebung und eine Verschleppung der Ansteckung zu vermeiden, da eine gesicherte Absonderung im eigenen Heim meistens nicht durchzuführen ist, am zweckmäßigsten in ein geeignetes Krankenhaus gebracht, das Isolierabteilungen (vgl. Abschnitt VIII, C, 6) für Scharlach, Masern, Diphtherie, Typhus und Tuberkulose usw. besitzt und auch Personen aus den besseren Ständen eine sachgemäßere Pflege gewährleistet als im eigenen Hause möglich ist. Die Ausdehnung der Industrie fördert ein ganzes Heer bisher ungekannter Gewerbekrankheiten zutage, das Anwachsen der großen Städte läßt insonderheit die minderbemittelte, gerade auf die Aufnahme in die Spitäler angewiesene Bevölkerung anwachsen, welche schon durch schlechte Wohnungsverhältnisse gezwungen ist, in Krankheitszeiten die Krankenhäuser aufzusuchen. Andererseits lassen die Segnungen einer gesetzlich geregelten, weitgehenden sozialen Fürsorge, wie wir sie in der Krankenversicherung, der Unfall- und der Invaliditätsversicherung besitzen, gerade den minderbemittelten Bevölkerungsschichten die Vorteile einer Krankenhausbehandlung leichter zugute kommen. Aber auch die Mitglieder der besser gestellten Stände ziehen, namentlich bei schweren Krankheitsfällen mit Recht oft die Krankenhauspflege der häuslichen Behandlung vor, denn selbst dem Reichen können unmöglich im Privathause immer alle die Hilfsmittel der Krankenpflege und des Krankenkomforts zu Gebote stehen, wie sie eine moderne Klinik bietet, die überdies jederzeit tüchtige Aerzte und ein erprobtes Pflegepersonal zur Verfügung hat. Kein Einsichtiger wird heute mehr, selbst bei den günstigsten häuslichen Verhältnissen, auf den Gedanken kommen, eine größere Operation im Privathaus vornehmen zu lassen.

Die Krankenhausbehandlung hat also hauptächlich die Aufgabe zu erfüllen, einmal für große Gruppen der Bevölkerung im Krankheitsfalle eine ausreichende Versorgung und ärztliche Behandlung überhaupt zu ermöglichen, zweitens aber besondere und komplizierte Behandlungsmethoden, welche eine dauernde Ueberwachung oder eigenartige Hilfsmittel beanspruchen, mit einem im Privathause nicht möglichen Eingehen ins Einzelne zur Anwendung zu bringen. Diesen beiden Aufgaben, die ja an sich wesentlich verschieden sind, entsprechen auf der einen Seite die allgemeinen Krankenhäuser und öffentlichen Spezialkrankenanstalten und Pflegeanstalten, auf der anderen Seite die Privatkliniken, privaten Spezialanstalten und Sanatorien. Letztere gewähren natürlich vorwiegend den Angehörigen der besser bemittelten Gesellschaftsklassen Aufnahme. Das störende Moment der Unterbringung in größeren gemeinsamen Krankenräumen fällt bei ihnen ganz oder zum größten Teil fort. Trotzdem haben die Privatkliniken, die in den letzten Jahren überall in und bei den größeren Städten errichtet worden sind, ihrerseits auch für die öffentliche Gesundheitspflege eine große Bedeutung, indem sie einerseits den Patienten den Vorteil bieten, von ihren eigenen, gewohnten Aerzten, die sie in diese Anstalten schicken, selbst in denselben behandelt und klinisch beobachtet zu werden, und indem sie damit andererseits den Aerzten die Gelegenheit gewähren, in der Uebung ihrer erworbenen technischen Fähigkeiten zu bleiben. In letzter Zeit strebt man dahin, durch Gründung von Mittelstands-Sanatorien und „Krankenanstalten für Gebildete in bescheidenen Lebensverhältnissen“ die Vorzüge der teuren Privatkliniken auch den weniger bemittelten Bevölkerungsschichten zugänglich zu machen. Eine solche überaus wertvolle Ergänzung der Krankenanstalten bilden die Lungenheilstätten, Heilstätten für Nervenkranke, Rekonvaleszentenheime, Heimstätten für Genesende, Seehospize, Walderholungsstätten usw., die in den letzten Jahrzehnten unter dem Einfluß der sozialen Fürsorgebewegung, in der Erkenntnis ihrer sozialen Bedeutung für die allgemeine Volksgesundheit, von Krankenkassen, Landesversicherungsanstalten und humanitären Verbänden in stetig wachsender Zahl errichtet werden.

Werden die Vorzüge der Behandlung in solchen Spezialanstalten, in den Privatkliniken und Sanatorien wohl ohne Einschränkung allseitig anerkannt, so hat die Behandlung in den öffentlichen allgemeinen Krankenhäusern und Kliniken in manchen Beziehungen gewiß einige Nachteile aufzuweisen, die nicht zu übersehen sind. Wenn es auch immer das Bestreben sein wird, auch im öffentlichen Krankenhaus jedem einzelnen Kranken nach Möglichkeit eine individuelle Behandlung zuteil werden zu lassen, die seiner Eigenart Rechnung trägt, so läßt sich doch dies Ziel in einem großen Betriebe oft beim besten Willen nicht immer in so vollem Umfang erreichen, wie es im Privathaus oder in einer Privatklinik möglich ist. Dann ist in jedem größeren Betriebe die Ernährung, soweit es sich nicht um Krankheiten handelt, die eine besondere Ernährungstherapie verlangen, notgedrungen an bestimmte Normen und feststehende Diätformen gebunden, und auch die ärztlichen Verordnungen werden sich bis zu einem gewissen Grade innerhalb vorgezeichneter Richtlinien bewegen müssen. Vor allem birgt das unumgängliche Zusammenliegen mit einer größeren Anzahl anderer Patienten in großen gemeinschaftlichen Räumen mit den dadurch bedingten Störungen und unvermeidlichen Gemütsbewegungen beim Anblick des Leidens und Sterbens anderer für manche Kranke recht große Unzuträglichkeiten und kann sogar geradezu nachteilig wirken. Für viele Patienten, namentlich solche weiblichen Geschlechts, mag überdies der Gedanke an die für den ärztlichen Unterricht und die Ausbildung der Studierenden notwendigen häufigen Untersuchungen der Kranken in den öffentlichen Krankenhäusern und Kliniken und ihre Vorstellung in Kursen und Hörsälen abschreckend wirken.

Aber alle diese Schattenseiten müssen zurücktreten hinter den außerordentlichen und unersetzlichen Vorzügen der allgemeinen Krankenhausbehandlung. Enthebt diese doch von vornherein den Kranken der Not und Sorge, die gerade an die Angehörigen der unteren Bevölkerungsschichten, welche ja die Hauptzahl der Krankenhauspatienten bilden, in Krankheitsfällen während der erwerbslosen Zeit in verstärktem Maße herantritt. Dieses beruhigende Bewußtsein, den Ablauf der Krankheit ohne dringende Sorge im Krankenhause abwarten zu können, stellt allein schon einen wichtigen Heilfaktor dar. Ueberdies darf man nicht vergessen, daß für die meisten Patienten der Aufenthalt im Krankenhause und die Verpflegung daselbst recht hoch über ihren sonstigen Lebensgewohnheiten steht. In welch' offensichtlichem Gegensatz stehen doch die hellen, luftigen, gleichmäßig durchwärmten, sauberen Krankenhausräume sowohl in hygienischer wie in ästhetischer Hinsicht zu den lichtlosen, dumpfen, überfüllten Wohnungen der ärmeren großstädtischen Bevölkerung! Daß die Kranken dort ganz unvergleichlich günstigere Bedingungen für ihre Genesung finden, dürfte doch heute keinem Zweifel mehr unterliegen; und die Erfahrung hat auch mit Sicherheit gelehrt, daß sie dort nicht nur schneller und vollständiger genesen, sondern daß auch Mit- und Nachkrankheiten im Krankenhause wesentlich seltener auftreten. Vor allem hat aber die Krankenhausbehandlung, wie schon gesagt, den nicht hoch genug einzuschätzenden Vorteil, daß sie allen Patienten, auch den mittellosen, alle erdenklichen Hilfsmittel der Krankenpflege, die kostspieligsten Geräte und Instrumente, dauernd zur Verfügung stehende ärztliche Hilfe und ausgebildetes Pflegepersonal bietet und ihnen Gelegenheit gibt, auch von hervorragenden Aerzten, die an der Spitze solcher Anstalten stehen, beobachtet und behandelt zu werden.

Glücklicherweise gewinnt ja auch in weitem Umfang die Ueberzeugung immer mehr Raum, daß die Vorzüge und Segnungen der Krankenhauspflege die mit ihr verbundenen Nachteile und Unannehmlichkeiten bei weitem überwiegen. Und doch erlebt man es noch oft genug mit Erstaunen, daß in manchen Kreisen selbst Schwerkranke, die in der eigenen Familie so gut wie keine Pflege genießen, ja, die nach jeder Richtung hin vernachlässigt werden, sich auf das Entschiedenste gegen die Ueberführung in ein Krankenhaus wehren. Woher mag diese unüberwindliche Abneigung gegen die Behandlung im Krankenhause kommen?

Sicherlich verdienen unsere neuzeitlichen Krankenanstalten wohl ohne Ausnahme ein derartiges Vorurteil nicht; das beweist schon der Umstand, daß gerade der intelligentere Teil der in Betracht kommenden Bevölkerung noch am ehesten sich zur Aufnahme in ein Krankenhaus bereit findet; dafür spricht auch die Erfahrung der Kassenärzte, daß die Neigung der Versicherten zur Krankenhausbehandlung stark zugenommen hat. Gewiß mag die Anhänglichkeit an Haus und Familie bei der Abneigung gegen das Krankenhaus eine gewisse Rolle spielen und auch der Umstand, daß sich manche Kranke durchaus nicht an eine gewisse Ordnung gewöhnen können, ohne die es aber doch schließlich im Krankenhause einmal nicht geht, wo unmöglich jeder nach seinem Belieben schalten und walten kann. Aber in den meisten Fällen dürfte hierin nicht der wahre Grund der Scheu vor dem Krankenhause liegen. Vielmehr pflegt diese meistens in alteingewurzelten Vorurteilen begründet zu sein. Man staunt oft, wenn man die Fabeln vernimmt, die unter der ländlichen Bevölkerung und den ärmeren Volksschichten der Großstädte, gar nicht so selten aber auch unter Gebildeten über Krankenhäuser und die in ihnen herrschenden Zustände auch heute noch verbreitet sind, die natürlich geeignet sind, immer wieder einsichtslose Leute in der Meinung zu bestärken, wenn sie erst im Krankenhause wären, dann sei es mit ihnen vorbei. Diese Vorstellungen sind zweifellos zum Teil noch Reste einer nicht unberechtigten Krankenhausscheu früherer Jahrhunderte aus Zeiten her, wo in den Krankenhäusern in hygienischer Beziehung tatsächlich Zustände geherrscht haben, die jeder Beschreibung spotteten und uns bei unseren heutigen Anschauungen unbegreiflich vorkommen.

Wie sehr noch vor gar nicht so langer Zeit hier die Dinge im Argen waren, ist aus der Geschichte eines der berühmtesten Hospitäler, des Hôtel Dieu in Paris, bekannt, aus dem haarsträubende Dinge berichtet werden. Lagen doch in diesem Hospitale vier und selbst sechs Kranke in einem Bett zusammen, wurden doch mehrere Wöchnerinnen, drei und auch vier an der Zahl, in demselben Bett verpflegt, ließ man doch Kranke mit Verstorbenen noch stundenlang zusammen liegen, war doch die Anhäufung kranker Menschen in ihm eine so enorme, daß die Räume nicht geheizt werden konnten, weil sie sonst zu warm geworden wären. In jenen engen, dumpfen, licht- und luftlosen Bauten, die gewöhnlich von Schmutz starrten, war eine gegenseitige Ansteckung bei der damals noch bestehenden Unkenntnis von dem Wesen der Infektionskrankheiten ganz unvermeidlich und die Sterblichkeit eine grauenhafte.

Da war freilich die Krankenhausfurcht durchaus begreiflich: aber sie ist zum Anstoß für die Reformen des Krankenhauswesens geworden; und heute hat sie zweifellos keine Berechtigung mehr.

Mit einer scheinbaren Berechtigung hört man zuweilen der Krankenhausbehandlung den Vorwurf machen, die Sterblichkeit sei in den Spitälern eine viel bedeutendere, als man sie im Privathause sehe, die Krankheitsdauer eine längere. Tatsächlich lauten ja die statistischen Zahlen über die Mortalität und Krankheitsdauer in den Spitälern verhältnismäßig ungünstig; das hat aber ganz bestimmte Gründe: Einmal drücken sich die sozialen Unterschiede auch in der Widerstandsfähigkeit des Körpers aus; und es pflegen Leute, die in ungünstigen sozialen Verhältnissen leben, eine schlechte Wohnung haben und sich ungenügend ernähren, sich in Krankheitsfällen weniger widerstandsfähig zu erweisen. Naturgemäß suchen aber in den allgemeinen öffentlichen Krankenhäusern vorwiegend gerade solche Leute Hilfe, die einen durch Mühe und Plage, durch schlechte Wohnungs- und ungünstige Ernährungsverhältnisse, durch Ausschweifung und Alkoholmißbrauch geschwächten Organismus haben. Aus dieser Ueberlegung heraus ist auch die statistische Angabe verständlich, daß unter 100 Kranken in öffentlichen Krankenhäusern etwa 10, in Privatanstalten nur etwa 2—3 zu sterben pflegen. Dann muß berücksichtigt werden, daß eine Reihe von Kranken dem Krankenhause zu spät überwiesen werden, erst wenn die Krankheit als unheilbar erkannt ist. Diese Kranken belasten natürlich stark die Zahl der Krankenhaustodesfälle und entlasten die Sterblichkeitsziffer der außerhalb der Krankenhäuser Sterbenden. Endlich darf man nicht vergessen, daß es sich doch meistens um die schweren und eher zum tödlichen Ausgang führenden Krankheiten handelt, die zur Krankenhausbehandlung kommen, und diese dürfen nicht ohne weiteres in Vergleich gestellt werden mit den verhältnismäßig leichten Krankheitsfällen, die zu Hause oder ambulant in der ärztlichen Sprechstunde bzw. in den Polikliniken behandelt werden. Die höhere Sterblichkeitsziffer in den Krankenhäusern bietet also auch keinen triftigen Grund für eine Abneigung gegen die Krankenhausbehandlung.

Die vielfach noch bestehende Scheu vor dem Krankenhaus findet vielmehr tatsächlich ihre Erklärung in den in manchen Kreisen noch herrschenden alten Vorurteilen, in Unkenntnis und Unverstand. Wie oft erlebt man doch nachher das reumütige Zugeständnis: „Ja, wenn ich gewußt hätte, daß man so gut im Krankenhause aufgehoben ist, so hätte ich mich nicht so lange gesträubt!“ Wäre diese törichte und gänzlich unbegründete Furcht vor dem Krankenhause nicht, wie mancher Kranke könnte gerettet, wieder arbeitsfähig gemacht und der bürgerlichen Gesellschaft als nützliches Glied wiedergegeben werden, der zu Haus infolge ungenügender Pflege und unzureichender Behandlung dahinsiecht und zugrunde geht oder aber der öffentlichen Unterhaltungspflicht zur Last fällt. Daher müssen solche ungerechtfertigten Vorurteile gegen das Krankenhaus in erster Linie natürlich von denjenigen, deren Beruf die Pflege der Kranken ist, mit allen Mitteln der Belehrung und Aufklärung bekämpft werden, angesichts der weittragenden Bedeutung, welche der Krankenhausbehandlung in der Stärkung unserer Volksgesundheit und Volkskraft zukommt.

B. Krankenhaus-Hygiene.

1. Aufgaben der Hygiene.

Der große Fortschritt der Neuzeit auf dem Gebiete der Krankenversorgung beruht darauf, daß diese auf dem Boden einer wissenschaftlichen und praktischen Hygiene steht.

Die Hygiene oder Gesundheitslehre ist zwar so alt wie die menschliche Kultur. Finden wir doch schon bei den ältesten Kulturvölkern, den alten Indern, Persern, Aegyptern und insbesondere bei den Juden ganz bestimmte eingehende hygienische Vorschriften, die freilich eine etwas andere Form zeigen, als unsere heutigen sanitätspolizeilichen Verordnungen. Dem Geiste der damaligen Zeit entsprechend kleidete der Gesetzgeber auch die hygienischen Vorschriften in das Gewand religiöser Satzungen. Die heiligen Gebräuche bei jenen alten Völkern, welche sich auf Bäder und Waschungen, auf manche sehr eingehende Speisevorschriften, auf Bestimmungen über Reinigungen bei Krankheiten bezogen, enthalten zweifellos einen richtigen Kern, dessen Bedeutung erst durch die neueren Forschungen und Entdeckungen der Bakteriologie und Parasitenkunde klar zu Tage getreten ist. Sie geben Zeugnis von einem staunenswerten Instinkt der alten Gesetzgeber. Im Bewußtsein der damaligen Menschen trugen aber die Begriffe „rein“ und „unrein“ einen durchaus religiösen Charakter und bildeten für jeden fromm Lebenden eine Gewissensfrage, damit war die strenge Einhaltung der hygienischen Gesetze gewährleistet. Von der Hygiene der alten Kulturvölker unterscheidet sich die moderne Gesundheitslehre durch ihre rein wissenschaftliche Behandlung.

Die wissenschaftliche Hygiene sucht auf Grund wissenschaftlicher Beobachtung und Kenntnis des menschlichen Organismus und der in dessen Umgebung sich abspielenden, ihn beeinflussenden Vorgänge die Lebensbedingungen festzustellen, welche für das Gedeihen und die Gesundheit des Menschen am förderlichsten sind, und alle Einflüsse zu erforschen, welche seiner Gesundheit nachteilig sind oder sein könnten. Die Ergebnisse der wissenschaftlichen Erkenntnis für das praktische Leben nützlich anzuwenden, ist die Aufgabe der praktischen Hygiene, welche die Mittel angibt und Maßregeln durchführt, mit deren Hilfe die Gefahren für die Gesundheit des Menschen vermieden werden und sein Organismus möglichst widerstandsfähig gemacht werden kann. Alle diese Bestrebungen zur Erhaltung und Kräftigung der Gesundheit fassen wir also unter dem Begriff „Hygiene“ zusammen, einer jungen modernen Wisenschaft, die auf den Grenzgebieten ärztlicher und technischer Erkenntnis und Erfahrung sich entwickelt hat. Demgemäß verstehen wir unter „öffentlicher Gesundheitspflege“ alle hygienischen Maßnahmen, welche zur Hebung und Förderung der Volksgesundheit in der Erkenntnis der Wichtigkeit und Bedeutung der Gesundheit des Einzelnen wie des ganzen Volkes für die Gesamtwohlfahrt unternommen werden, eine der gewaltigsten Aufgaben des öffentlichen Lebens, an deren Lösung alle Kulturstaaten, Kommunalbehörden, private Korporationen, Institute, Verbände und auch einzelne Personen in den letzten Jahrzehnten mit planmäßiger Energie, großer Opferwilligkeit und bedeutungsvollem Fortschritt gearbeitet haben.

Einen speziellen Teil der öffentlichen Gesundheitspflege bildet die „Krankenhaushygiene“, worunter wir alle Einrichtungen und Maßregeln in den Krankenanstalten begreifen, welche die günstigsten Bedingungen für die Wiederherstellung und Förderung der Gesundheit des Kranken ergeben. Die „Hygiene des Krankenzimmers“ wiederum betrifft die Beschaffenheit, Herrichtung, Ausstattung und Reinhaltung des Krankenzimmers, wie sie den Anforderungen der Gesundheitslehre entsprechend, für den Kranken sowohl wie für seine Umgebung am dienlichsten ist.

2. Allgemeine Grundsätze für die Herrichtung von Krankenräumen und die Anlage von Krankenanstalten.

Krankenräume und Krankenanstalten, wie sie sein sollen, hat erst die moderne Wissenschaft und die moderne Technik geschaffen unter dem Einfluß der neuzeitlichen Krankenhaushygiene; und wie Krankenräume und Krankenzimmer nach den Anforderungen der Gesundheitslehre beschaffen sein sollen, das haben erst die neuzeitlichen Anschauungen von Reinlichkeit und Krankenkomfort gelehrt. In Krankenräumen sammelt sich leicht unreine Luft und schädlicher Schmutz. Die Reinigung der Räume ist durch die gebotene Rücksicht auf die Kranken erschwert. Die Verpflegung, Ueberwachung und Absonderung der Kranken erfordern besondere Vorkehrungen. Dies alles gilt sowohl für die Pflege der Kranken in der Familie (Hauspflege, Privatpflege), als auch besonders für die Pflege der Kranken in Anstalten, die ausschließlich für die Aufnahme und Behandlung von Kranken bestimmt sind (Krankenhäuser, Krankenanstalten, Anstaltspflege). Darum muß für die Einrichtung aller Räume, die zur Unterbringung und Verpflegung von Kranken dienen, als wichtigster Grundsatz gelten, daß sie einmal ein ausreichendes Maß von Licht und Luft und die Möglichkeit für deren ausreichende und stetige Erneuerung gewährleistet, und zweitens, daß sie die Durchführung peinlichster Ordnung und Sauberkeit ermöglicht.

Diesen Grundbedingungen kann naturgemäß am ehesten das Krankenhaus gerecht werden, das durch seine ganze Anlage dem Licht und der Luft reichlichen Zutritt läßt und durch seine ganzen Einrichtungen und die Art des Betriebes eine peinliche Reinlichkeit und Ordnung innerhalb des Hauses in allen seinen Teilen sowohl wie in seiner Umgebung gewährleistet. Durch die Abmessung eines bestimmten, reichliche Atmungsluft bietenden Luftraums für jeden Kranken, der auf mindestens 35—50 cbm berechnet wird, sichert das Krankenhaus die Möglichkeit, die Betten nach allen Seiten frei aufzustellen, so daß sie nicht an den kalten Wänden stehen und dem Pflegepersonal von allen Seiten Zutritt gewähren. Diese Anordnung der Betten und die Sorge für reichlichen Lichteinfall durch große Fenster erleichtert gleichzeitig die Reinlichkeit und Ordnung in den Krankenräumen. Aus dem gleichen Grunde werden in neueren Krankenhäusern die Zimmerecken und Wandanschlüsse abgerundet und Vorsprünge vermieden, um ein Liegenbleiben und Anhäufen des Staubes zu verhüten; die Wände werden mit hellem, abwaschbarem Anstrich versehen, für die Fußböden wird ein leicht zu reinigendes Material gewählt und den Möbeln wird eine Form und ein Anstrich gegeben, so daß jede Beschmutzung auf den gut beleuchteten hellen Flächen sofort zu erkennen und ohne Schwierigkeit zu beseitigen ist. Alles Unnötige soll den Krankenräumen fern bleiben, dazu gehören nicht nur alle überflüssigen Möbelstücke und Einrichtungsgegenstände, sondern auch alle Personen, deren Aufenthalt nicht unbedingt erforderlich ist. Aus diesem Grunde werden in neueren Krankenhäusern den nicht bettlägerigen Kranken besondere Eß- und Tagesräume angewiesen, damit sie nicht durch ihre Unterhaltung, durch ihr Ab- und Zugehen und durch den Besuch, den sie empfangen, die schwerer kranken Genossen in ihrer Ruhe stören. Andererseits erfreuen sich die Leichtkranken in den Tagesräumen größerer Ungebundenheit, sie entziehen sich dort für einige Zeit dem Anblick des Leidens und werden bei den Mahlzeiten durch mancherlei Hantierungen und Verrichtungen unappetitlicher Art nicht beeinträchtigt, wie es in gemeinschaftlichen großen Krankensälen oft nicht zu vermeiden ist. Selbstverständlich erfolgt die Lüftung, Heizung und Beleuchtung der Krankenräume, die Bauart der Treppen und Korridore, die Anlage der Baderäume, Aborte und sonstiger Nebenräume der Krankenhäuser nach den strengsten hygienischen Grundsätzen, auf die näher einzugehen hier zu weit führen würde.

Die Ausführung eines jeglichen Krankenhausbaues unterliegt den hygienischen Vorschriften, die von der Gesundheitspolizeibehörde über Anlage, Bau und Einrichtung von Krankenanstalten erlassen sind und dem gesteigerten Bedürfnis der Kranken nach guter Luft, reichlichem Licht, peinlichster Sauberkeit und Ruhe Rechnung tragen. Um diesem Bedürfnis schon durch die Lage des Krankenhauses entgegenzukommen, sichert man für dasselbe nach Möglichkeit von vornherein ein reichlich bemessenes Terrain, wählt dafür eine Gegend, welche frei ist von störenden Einflüssen aus der näheren Umgebung und vermeidet die Nähe von stehenden Gewässern, Fabriken mit gesundheitsschädlichen Betrieben, ruhestörenden Arbeitsplätzen und Werkstätten, verkehrsreichen Straßen und Eisenbahnbetrieben, Anhäufungen großer Menschenmengen in Kasernen und ähnlichen Gebäuden. Aus diesem Grunde ist man neuerdings in großen Städten bestrebt, Krankenanstalten möglichst vor den Toren der Stadt in ihrer näheren Umgebung anzulegen, natürlich unter Berücksichtigung einer bequemen Verbindung mit dem Stadtinnern.

Mit Recht werden bei der Anlage von Krankenhäusern, was den Bau, das Mobiliar und die Ausstattung der Krankenräume anbetrifft, auch ästhetische Forderungen geltend gemacht, man verlangt Gartenanlagen, Baumbestände, einen gewissen Komfort (ohne jeden unnötigen Luxus) als unentbehrliches, die Heilung unmittelbar förderndes Hilfsmittel der Behandlung. Hat man doch gelernt, wie wichtig es ist, auf die meist gedrückte Gemütsstimmung des Kranken durch den wohltuenden Einfluß einer Umgebung einzuwirken, welche dem ästhetischen Empfinden und dem Schönheitsbedürfnis nach Möglichkeit Rechnung trägt; denn unzweifelhaft wird dadurch eine vorteilhafte Rückwirkung auf das körperliche Befinden erreicht.

Im Deutschen Reiche ist besonders in den letzten Jahrzehnten die Zahl der Krankenanstalten enorm angewachsen, sie stieg allein innerhalb der 10 Jahre von 1890—1900 von 2658 mit 136 000 Betten auf 6300 Krankenanstalten mit 370 000 Betten, in denen im Jahrgang 1898/99 bereits 1 650 000 Kranke und Gebrechliche verpflegt worden sind. Seit dieser Zeit sind bis zum Jahre 1909, also innerhalb 8 Jahren, 1156 Krankenanstalten mit 74 285 Betten neu errichtet worden. Was das im nationalökonomischen Sinne bedeutet mögen einige Zahlen erläutern. Rechnet man für die Herstellung eines Krankenhausbettes durchschnittlich 4000 M., was bei dem weit höheren Herstellungspreis der Betten in den größeren Krankenanstalten mit ihrem bekannten Luxus in technischer Ausgestaltung und allem erdenklichen Komfort sicher nicht zu hoch geschätzt ist, so ergibt sich für 8 Jahre ein Aufwand von ungefähr 300 Millionen Mark, oder für ein Jahr durchschnittlich 37,5 Millionen Mark. Und doch tritt diese materielle Bedeutung zurück hinter der hygienischen, die in engster Beziehung zu der geistigen und körperlichen Kraft und Betätigung des Volkes, ja, seiner ganzen Existenz steht. Grund genug also, daß den öffentlichen sanitären Einrichtungen in der zunehmenden Erkenntnis ihrer Bedeutung die größte Aufmerksamkeit gewidmet wird und namentlich bei den vornehmsten unter ihnen, den Krankenhausbauten, dahin gestrebt wird, daß sie allen Anforderungen und den besten Lehren der neuzeitlichen Hygiene in möglichster Vollkommenheit entsprechen.

3. Die verschiedenen Bausysteme.

Die Krankenanstalten werden nach bestimmten Anordnungen (Systemen) gebaut und wenn es irgend angeht, mit reichlich bemessenen Gartenanlagen umgeben. Im allgemeinen verlangt die Krankenhaushygiene durchschnittlich mindestens 100 bis 120 qm des Gesamtareals pro Bett. Die beiden Hauptformen, nach welchen die modernen Krankenhäuser angelegt werden, sind das „Korridorsystem“ und das „Pavillonsystem“.

Das Korridorsystem ist die Methode der „Zentralisation“, bei der alle Gebäudeteile in ein geschlossenes Ganzes zusammengefügt sind und nicht nur die Krankenräume, sondern auch alle für die Behandlung, Wartung und Verpflegung notwendigen Nebenräume, die Küche, die Verwaltungsräume, die Zimmer für Aerzte und Krankenpersonal, kurz alle Räumlichkeiten, die außerdem zum Betrieb eines großen Krankenhauses gehören, in einem und demselben Gebäude untergebracht sind (Einheitskrankenhaus). Naturgemäß ist in einem solch großen Gebäude die Verbindung der einzelnen Kranken- und Nebenräume nur durch lange Korridore in den einzelnen Geschossen möglich; und die Krankenräume erhalten unmittelbare Zufuhr von Licht und Luft nur von einer Seite. Dieses Korridorsystem bietet manche Nachteile, die sich zuweilen aus der Unbehaglichkeit und verhältnißmäßigen Dunkelheit der tiefen Säle, aus der Beeinträchtigung durch Korridorluft, aus dem engen Verkehr zwischen den einzelnen Krankensälen, aus der gemeinsamen wahllosen Benutzung von Krankenpflegematerialien getrennter Abteilungen ergeben. Trotz dieser Nachteile wird für kleinere und mittlere Krankenhausanlagen, zumal wenn nur ein beschränktes Terrain und beschränkte Mittel zur Verfügung stehen, der Einheitsbau die gegebene Bauform sein. Man trägt dann meist wenigstens dafür Sorge, daß die wirtschaftlichen Räumlichkeiten, Küche, Waschanstalt, Oekonomieräume, Desinfektionshaus und Leichenhaus getrennt vom Hauptgebäude untergebracht sind, ferner, daß ein Absonderungshaus für Unterbringung ansteckender Kranker vorgesehen ist.

Die jüngste Zeit bevorzugt fast ausschließlich das Pavillonsystem, welches das Krankenhaus auf einer gemeinsamen Anlage in eine Anzahl von kleineren Gebäuden teilt, von denen jedes isoliert dasteht und immer nur eine einzige besondere Aufgabe für die verschiedenen, im Krankenhausbetriebe notwendigen Zwecke zu erfüllen hat, also die Methode der „Dezentralisation“. Insonderheit versteht man unter Pavillons die für die Belegung mit Kranken bestimmten kleinen einstöckigen oder zweistöckigen Gebäude, die zuweilen miteinander durch gedeckte, heizbare, ober- und unterirdische Gänge in Verbindung gesetzt werden und jedesmal eine Einheit für sich bilden.

Ein solcher Pavillon pflegt folgende Innenräume zu enthalten:

1. den Krankensaal, dessen gegenüberliegende Wände gleichzeitig die Außenwände des Gebäudes darstellen und beiderseits Fenster tragen, Luft und Licht also von zwei Seiten beziehen,

2. ein oder mehrere Einzelzimmer,

3. ein Untersuchungszimmer für den Arzt,
4. einen Wohnraum für die Stationsschwester,
5. einen Aufenthaltsraum für das Pflegepersonal,
6. einen Tagesraum für die Kranken,
7. eine Tee- und Spülküche, bzw. einen Anrichteraum zum Anschluß an die entfernte Zentral-Kochküche,
8. einen Bade- und Waschraum,
9. Klosetträume,
10. einen Desinfektionsraum.

Die einfachsten, in leichter Bauart ausgeführten einstöckigen Bauten im Pavillonsystem mit Dachfirstlüftung werden „Baracken" genannt. Diese werden auch zerlegbar hergestellt und versandfähig vorrätig gehalten, um für den Kriegsfall, für Epidemien und nach Bedarf zur schnellen Erweiterung und Vervollständigung vorhandener Krankenhausanlagen zur Verfügung zu stehen (transportable Baracken, Döckersche Baracken). Das Pavillonsystem hat zwar den Nachteil, daß es für die Verwaltung, Versorgung mit Speisen, Materialien, Wäsche usw. größere Schwierigkeiten bietet und ein zahlreicheres Personal erfordert als der Einheitsbau. Dafür überwiegen aber bei weitem die Vorteile des Pavillonsystems, welches eine weit ausgiebigere Versorgung mit Luft und Licht gewährleistet, ausgedehntere und bequemer zu erreichende Gartenanlagen und weitgehende Freiluftbehandlung darbietet, eine zu enge Berührung der Kranken untereinander vermeidet, eine vollkommenere Isolierung ermöglicht und überdies den Vorzug gewährt, bei Seuchenausbruch die einzelnen Pavillons oder Baracken mit Leichtigkeit als Isolierstationen einzurichten.

Um auch Schwerkranken und Bettlägerigen Gelegenheit zu geben, selbst bei ungünstiger Witterung die geschlossenen Räume zu verlassen und in freier Luft liegen zu können, werden in den meisten neueren Krankenanstalten nach Süden gelegene, überdachte Liegehallen eingerichtet. Dort können die Kranken je nach Anordnung des Arztes in ihren Betten oder in Decken gehüllt auf Liegestühlen den Tag, bisweilen auch die Nacht über draußen zubringen.

In neuester Zeit hat die Durchführung der Freiluftbehandlung und der offenen Wundbehandlung zu jeder Jahreszeit und unabhängig von klimatischen Verhältnissen zur Konstruktion eines besonderen Krankenhaustyps geführt, der es ermöglicht, die Kranken auch im Krankenhause in unmittelbare Berührung mit der Außenluft zu bringen. Dieser Zweck wird dadurch erreicht, daß das Krankenhaus, statt aus großen und tiefen Sälen oder Einzelzimmern vielmehr aus beliebig langen, nicht zu tiefen Hallen besteht, deren Frontseite nicht eine gemauerte Wand mit Fenstern darstellt, sondern offen ist, aber durch besonders konstruierte Schiebevorrichtungen aus Glas geschlossen werden kann. Diese Hallen sind im Winter durch im Hintergrunde angebrachte Heizvorrichtungen zu erwärmen.

C. Hygiene des Krankenzimmers.

1. Beschaffenheit und Herrichtung des Krankenzimmers im Privathause.

Das Krankenzimmer ist für den Patienten von außerordentlicher Bedeutung, da es für ihn während einer längeren, oft sehr qualvollen Zeit den einzigen Aufenthaltsort bildet, den er nicht verlassen kann. Es muß daher zum mindesten allen Anforderungen entsprechen, welche an einen gesundheitgemäßen Wohn- und Schlafraum gestellt werden. Das Krankenzimmer soll ein ruhiger, geräumiger, heller, trockener Raum sein, der leicht zu lüften und zu heizen ist. In kleineren Haushaltungen sollte man für eine längere Krankheit die meist abgeschlossene „gute Stube" zum Krankenzimmer herrichten. Die Zimmerfenster sollen möglichst nach Süden gelegen sein, denn die Zimmerwärme ist auf der Südseite im Sommer niedriger als auf der Ost- und Westseite, weil die hochstehende Mittagssonne wenig Strahlen ins Zimmer schicken kann, im Winter dagegen wärmer, weil die im stumpfen Winkel einfallenden Mittagsstrahlen durchs Südfenster in großer Menge eindringen. Das Zimmer soll so groß sein, daß es neben den nötigen Möbeln den pflegenden Personen genügenden Raum läßt und ein ungehindertes Ausführen der notwendigen Pflegemaßnahmen gestattet. Dem Kranken soll ein Luftraum von mindestens 35 cbm (d. h. Raummeter) zur Verfügung stehen (Länge mal Breite mal Höhe ergibt den Kubikinhalt eines Raumes).

Wo die Verhältnisse es im Privathause gestatten, sollten dem Kranken möglichst zwei Zimmer zu Gebote stehen, damit er je nach Tageszeit und Temperatur einen Wechsel eintreten lassen kann. Das Nebenzimmer kann dann immer leicht gelüftet und gereinigt werden, auch kann sich die Pflegerin in dem Nebenraum aufhalten, wenn der Kranke ihrer gerade nicht bedarf, sie kann ihn von dort aus auch beobachten und gleichzeitig allerlei Hantierungen vornehmen, die den Kranken im Krankenzimmer selbst stören würden. Wenn es möglich ist, wird man die Lage des Krankenzimmers so wählen, daß der Blick des Kranken nicht gerade auf einen engen Hof oder auf eine kahle Mauer fällt, sondern auf frisches Grün, auf Bäume und Sträucher; Kranke, die wochen- und monatelang ans Bett gefesselt sind, werden dies doppelt angenehm empfinden. Nicht geeignet sind Zimmer, deren Fenster wegen übler Gerüche oder störender Geräusche, die aus der Nachbarschaft stammen, geschlossen bleiben müssen.

Für möglichste Ruhe in der Umgebung des Kranken zu sorgen, ist eine der ersten Pflichten einer sorgsamen Pflege. Daher wählt man nach Möglichkeit zum Krankenzimmer nicht gerade einen Raum in der Nähe der Küche oder der Haustreppe. Im Hause selbst sorge man für Abstellung jeden Lärms, vermeide alle unnötigen Geräusche, besonders plötzlichen, ungewohnten und unerwarteten Lärm, der von dem Kranken sehr störend empfunden wird und ihm wehe tut, wie schrilles Klingeln, Klirren von Geschirr, Schlagen von Türen und Fenstern usw. Die Hausklingeln sollen darum abgestellt, die Korridore mit Decken und Läufern belegt werden, die Türen dürfen nicht knarren und quietschen, was schon einen Gesunden zur Verzweiflung bringen kann, Fenster und Türen müssen vorsichtig und leise geöffnet und geschlossen werden, Fenster sollen nicht klirren, Läden nicht schlagen, Wasserleitungshähne nicht tropfen.

Man unterlasse jedes unnötige laute Sprechen im Krankenzimmer oder in der Nebenstube, vermeide aber auch alles Flüstern und Tuscheln, das dem Kranken meistens sehr unangenehm ist, ihn nervös macht und aufregt, da er glauben muß, daß von ihm und seinem Zustand die Rede ist! Auch die Kleidung und das Schuhwerk der Umgebung darf nicht unnötiges Geräusch verursachen, man gehe leise, am besten in Filzschuhen, vermeide aber umherzuschleichen und den Kranken damit zu erschrecken, daß man plötzlich unerwartet an seinem Bett steht! Die Pflegerin verursache auch keinen Wind durch zu schnelle, ungestüme Bewegungen, sie stoße nicht unversehens an das Bett des Kranken, da diesen jede Erschütterung nervös macht! Sie setze sich nie auf den Bettrand und beuge sich nicht unnötig zu nah über den Kranken, da ihr Atem ihn stören könnte! Beunruhigungen der Kranken durch lebhafte und aufgeregte Angehörige suche man nach Möglichkeit auszuschalten, manchmal allerdings für die Pflegerin keine so leichte Aufgabe, die von ihr viel Takt und ruhige Energie in ihrem Auftreten verlangt.

2. Ausstattung des Krankenzimmers.

Die Ausstattung des Krankenzimmers soll einfach und zweckmäßig sein. Alle überflüssigen Gegenstände und Möbel sollen fern bleiben bzw. beseitigt werden, vor allem Teppiche, Polstermöbel, Türvorhänge, Kleiderschränke, Bettvorhänge, Bücherregale, Nippes usw. Sie beengen den Raum, verringern die dem Kranken zu Gebote stehende Luftmenge und dienen nur als Staubfänger. An den Fenstern sollen womöglich nur waschbare Vorhänge sein.

Zur notwendigen Ausstattung eines Krankenzimmers gehört das Krankenbett, möglichst noch eine zweite Lagerstätte oder wenigstens ein Ruhebett oder ein Lehnstuhl zum Umbetten, ein Nachttisch mit Speiglas und dem in einem besonderen Fach untergebrachten Uringlas, ein Tisch mit Wasserflasche und Trinkgläsern, Leuchter, Feuerzeug, Schreibzeug und Papier, Zimmerthermometer, Waschgelegenheit und Eimer, mehrere Stühle, ferner ein verschließbares Gelaß für stark wirkende Arzeneien, für die Instrumente und den Fieberthermometer. In Krankenhäusern werden gewöhnlich aus Metall hergestellte Nachttische benutzt, die eine obere Platte aus Glas, eine oder zwei untere Platten aus Eisenblech tragen. Unter der Glasplatte befindet sich eine Schublade, deren Inhalt man leicht durch das Glas kontrollieren kann. Dann soll auch eine Uhr im Krankenzimmer nicht fehlen, deren Schlagwerk, wenn vorhanden, abgestellt wird. Wer selber einmal krank gewesen ist, weiß, wie unschätzbar es ist, nach der Uhr verfolgen zu können „das ermüdende Gleichmaß der Tage und die endlos sich dehnende Zeit". Von großer Wichtigkeit ist, daß der Kranke stets eine Klingel in erreichbarer Nähe hat, um ohne Anstrengung jederzeit die Personen seiner Umgebung zu sich rufen zu können. Das Bewußtsein der Sicherheit, das dadurch dem Kranken gegeben wird, die Gewißheit, daß er nie in eine hilflose Lage geraten kann, hat für ihn etwas außerordentlich Beruhigendes. Reine Wäsche, Unterlagen, Verbandstoffe, sowie das Stechbecken und der Nachtstuhl sind im Nebenzimmer unterzubringen.

3. Einfluß der Umgebung auf die Gemütsstimmung.

In das Krankenzimmer gehören im allgemeinen nur diejenigen Einrichtungsstücke, die, seiner persönlichen Eigenart und seinem Zustand angepaßt, unmittelbar der Pflege und Bequemlichkeit des Kranken dienen, ihm Unterstützung und Erleichterung zu den notwendigen Verrichtungen gewähren und ihn möglichst selbständig machen. Doch kann durch die Art der Zimmerausstattung auch ohne viele überflüssige Dinge manches für die Behaglichkeit des Kranken geschehen; die ganze Art der Pflege und Wartung, die seinen Gewohnheiten, Eigenheiten und Neigungen Rechnung zu tragen sucht, kann für seine Gesundung in gemütlicher Hinsicht von außerordentlicher Bedeutung sein, und somit eine erhebliche Rückwirkung auf das physische Befinden erzielen (vgl. Abschnitt IV, B, 2 und Abschnitt V). Die Gemütsstimmung des Kranken ist in hohem Grade von der Umgebung abhängig; ist er doch gezwungen, lange Zeit hindurch Tag für Tag das ewige Einerlei seiner Krankenstube zu betrachten, trotz innerlichen Widerstrebens zählt er immer wieder die Tapetenmuster und die Sprünge an der Zimmerdecke. Wochenlang ununterbrochen nur eine Tür, eine langweilige Tapetenwand oder einen geschmacklosen Ofen anschauen zu müssen, kann zur Qual werden. Darum rücke man bei langdauernder Krankheit das Bett öfter so, daß der Kranke die Möglichkeit hat, von seinem Lager aus zum Fenster hinaus ins Freie zu blicken, damit er die Sonne wenigstens scheinen sieht und nicht wochenlang als einzige Aussicht eine kahle Wand oder die Fliegen an der Decke zu genießen hat. Durch allerlei scheinbar geringfügige Kleinigkeiten läßt sich da noch manches tun, um den Kranken zu zerstreuen und seine Leidenszeit zu kürzen.

Darum soll die Krankenstube nicht gänzlich nüchtern aussehen, das Schöne soll nicht gänzlich aus ihr verbannt werden! Der Blick des Kranken soll mit Wohlgefallen hier auf einem guten Bild, dort auf einem Kunstgegenstand ruhen, der ihm Freude bereitet, schöne Erinnerungen weckt, die Phantasie anregt, Abwechselung verschafft und zum Nachdenken und zur Zerstreuung Gelegenheit gibt. Vor allem soll man die Blumen nicht vergessen, da sie am meisten geeignet sind, Sinn und Gemüt des Kranken zu erfreuen, sie sollten darum in keinem Krankenzimmer fehlen! Ständigen Aufenthalt sollten dort die grünen Blattpflanzen mit ihren großen Blättern haben, welche die Luft mehr reinigen, als daß sie sie verderben. Bunte Feldblumen, die wenig duften, sind ganz unbedenklich, aber auch die duftenden Blumen sind unschädlich, wenn sie nachts aus dem Zimmer gebracht und häufig genug gewechselt werden und wenn tagsüber das Zimmer genügend gelüftet wird. Wer es weiß, wie sehr den Kranken ein Strauß duftender Blumen erquickt und erfreut, der wird es sich nicht nehmen lassen, ihm frisch gepflückte Maiblumen, ein paar Rosen oder Veilchen, oder einen Fliederzweig als erstes Geschenk zu bringen.

4. Das Krankenbett.

Das Krankenbett stellt man frei auf, am besten mitten ins Zimmer, allenfalls mit dem Kopfende gegen die Wand, nicht zu nahe der Tür, nicht zu nahe dem Ofen, auch nicht so, daß der Kranke direkt ins Licht sehen muß. Das Bett soll von allen Seiten gut zugänglich sein, das erleichtert alle Hantierungen, zweckmäßiges Heben und Legen des Kranken und auch die bessere Reinhaltung des Fußbodens um das Bett herum. Als Krankenbettstelle wähle man eine Metallbettstelle, die zur Erleichterung der Pflege möglichst hoch sein soll. Sie bietet vor der hölzernen Bettstelle den Vorteil, daß sie besser zu reinigen ist und der Luft von allen Seiten reichlicheren Zutritt läßt. Als Bettboden hat sich die Drahtfedermatratze mit verstellbarem Kopfteil am besten bewährt, über die man einen leinenen Matratzenschoner ausbreitet. Ueber der Drahtfedermatratze liegt eine zwei- oder dreiteilige Leibmatratze mit Keilkissen aus Roßhaar, deren einzelne Stücke ausgewechselt werden können, darüber kommt das Bettlaken, nötigenfalls eine von einem Stecklaken bedeckte wasserdichte Gummiunterlage. Das Bettlaken soll nicht zu straff, aber glatt und ohne Falten liegen, die glatte Seite ohne Nähte nach oben.

Zur Bedeckung sollen mit Leinenüberzügen versehene Wolldecken dienen, nötigenfalls ein leichtes Plumeau für die Füße. Man vermeide große Federbetten, die für die Pflege unbequem und ungesund sind, da sie den Körper erhitzen, beim Zurechtmachen Staub verursachen und schwer zu reinigen sind. Neben den üblichen Kopfkissen sorge man noch für einige kleine, nicht zu weiche Kissen (Roßhaarfüllung), die zum Kühllegen des Kopfes ausgewechselt werden; mit weiteren kleinen Kissen, Häckselkissen, Rollen oder Sandsäcken zur Unterstützung der Gliedmaßen kann man unendlich viel zum Wohlbehagen eines Schwerkranken beitragen.

5. Lagerung. Umbetten. Wundliegen; Verhütung des Wundliegens.

Da der Kranke oft für viele Wochen und Monate auf sein Bett angewiesen ist, so soll man es ihm darin so bequem wie möglich machen. Dabei spielt die richtige Lagerung und häufiger Lagewechsel eine große Rolle. Schwerkranke rutschen bei fortschreitender Entkräftung in ihrem Bett leicht herunter: dann ziehe man sie nicht an den Schultern wieder empor, sondern hebe den Kranken im ganzen hoch, indem man mit einer Hand unter die Oberschenkel, mit der anderen unter den Rücken faßt. Um sein Hinabgleiten im Bett zu verhüten, kann man dem Kranken die Oberarme durch feste Kissen unterpolstern und stützen und ihm einen gepolsterten Holzklotz, einen Schemel, eine Rolle oder ein festes Kissen unter die Füße legen. Um ihm das Aufrichten zu erleichtern, gebe man ihm eine Handhabe mit Hilfe zweier, um das Fußende befestigter Handtücher oder eines mit einem Holzgriff versehenen Strickes. Solche kleinen Hilfsmittel erleichtern einen häufigen Lagewechsel, der im Hinblick auf die äußerst quälenden Liegeschmerzen und die Gefahr des Durchliegens von großer Bedeutung ist; sie ermöglichen auch ein häufigeres Aufrichten des Kranken, das bei langem Krankenlager, besonders bei älteren Leuten wiederholt am Tage vorgenommen werden muß, um der Entstehung von Luftröhren- und Lungenentzündungen vorzubeugen.

Dieses Aufrichten muß aber bei Kranken, die längere Zeit hindurch gelegen haben oder große Blutverluste gehabt haben, ferner bei allen Genesenden, die langdauernde fieberhafte Erkrankungen oder Operationen in der Bauchhöhle überstanden haben, mit großer Vorsicht, langsam und unter allmählicher Erhöhung des Rückenpolsters vorgenommen werden. Denn plötzliches Erheben des Körpers kann in solchen Fällen Ohnmachten und Kollapszustände zur Folge haben; Blaßwerden, Gähnen und Abgespanntsein kündigen an, daß der Kranke das Aufrichten noch nicht verträgt. Beim Umlegen aus der Seitenlage in die Rückenlage oder umgekehrt wird zuerst das Becken durch die untergeschobenen Hände in die gewünschte Stellung gebracht, dann erst werden die Schultern umgelegt.

Der „Liegeschmerz“, das Gefühl des Zerschlagenseins in allen Gliedern, entsteht durch Ermüdung und ungewöhnliche Anspannung der Muskeln, wenn der Körper im Liegen nicht überall die nötige Unterstützung findet, besonders an den hohlliegenden Körperteilen, wie Nacken-, Kreuz- und Lendengegend, Kniekehlen, Gegend oberhalb der Ferse. Diese äußerst lästigen Beschwerden können durch zweckmäßige Lagerung und Unterpolsterung, durch geeignete, der betreffenden Körpergegend angepaßte Kissen und Rollen, die nicht zu weich sein dürfen, sehr gemildert werden. Die Liegeschmerzen können in den Füßen besonders quälend sein und sich oft auf die Unterschenkel und die ganzen Beine erstrecken. Die Füße bedürfen in solchen Fällen eines Haltes durch ein gegen die Sohlen gelegtes Kissen, der Druck der Bettdecke muß durch einen Reifenbarren ausgeschaltet werden. Solche Reifenbarren sind auch bei Entzündungen der Kniegelenke und des Bauches zu verwenden, um den Druck der Bettdecke abzuhalten.

Für Herz- und Lungenkranke ist die halbsitzende Lage vorteilhaft, die man durch mehrere Keilkissen oder einen Stellrahmen, im Notfalle durch einen umgekehrten Stuhl herstellt. Eine zu steile Lage ist aber wegen des dabei entstehenden Druckes auf die Bauchorgane und wegen des Vorsinkens des Kopfes zu vermeiden. In geeigneten Fällen ergibt Hochstellung des ganzen Bettes am Kopfende durch untergeschobene Holzklötze eine zweckmäßige Lagerung, andererseits auf gleiche Weise ein Hochstellen des Fußendes, wenn der Oberkörper tiefer gelegt werden soll.

Da ein Schwerkranker, namentlich wenn er hoch fiebert und benommen ist (z. B. ein Typhuspatient), meistens die Rückenlage einnimmt, so ist sorgfältig darauf zu achten, daß ein Durchliegen (Wundliegen) vermieden wird. Zu diesem Zwecke läßt man ihn mehrfach am Tage eine Zeitlang die Seitenlage einnehmen; das Bettlaken wird häufig glattgezogen und die Unterlagen müssen bei unwillkürlichen Harn- und Stuhlentleerungen jedesmal gewechselt werden. Sämtliche Bettunterlagen (Hemd, Bettuch, Stecklaken, Matratzen, Gummiunterlagen usw.) müssen glatt sein und dürfen keine Falten bilden, eine wichtige Forderung, da der Kranke sich auf solchen Falten und Unebenheiten leicht wundliegen kann. Am besten legt man darum einen solchen Schwerkranken von vornherein auf ein Wasserkissen, das mit körperwarmem Wasser soweit gefüllt wird, bis die eindrückende Handfläche den Boden eben noch berührt. Unter das Wasserkissen kommt eine Gummiunterlage, über dasselbe wird ein doppelt gelegtes Laken fest gespannt, dann wieder eine Lage wasserdichten Stoffes und darüber das Stecklaken. Diese letzten beiden Unterlagen des Kranken, wasserdichte Gummiunterlage und Stecklaken, dienen bei einem zu unwillkürlichen Entleerungen neigenden Schwerkranken sehr zur Erleichterung der Pflege, da man mit ihrer Hilfe ein fortwährendes Umbetten und Wechseln des Bettlakens vermeidet und den Kranken allein, ohne Hilfe einer zweiten Person, trockenlegen kann, ohne ihn aus dem Bett zu nehmen.

Man beseitigt das verunreinigte Stecklaken oder Bettlaken, indem man es unter dem Kranken bei vorsichtigem Anheben desselben im Kreuz bis zur Lendengegend zusammenrollt und dann herauszieht. Nach Reinigung, Trocknung und Versorgung der betreffenden Körperteile wird auf die gleiche Weise das vorher in Falten gelegte neue Laken unter dem Kranken ausgebreitet und glattgezogen. Das Wechseln des Hemdes, das bei dem liegenden, benommenen Patienten unter Umständen eine Kunst sein kann, geschieht so, daß man es beim Ausziehen zuerst unter Anhebung der Gesäßgegend bis über das Kreuzbein aufrollt, dann den Rücken hinauf über den Kopf rollt und zuletzt über die Arme streift. Beim Anziehen des neuen Hemdes verfährt man umgekehrt, indem man damit zuerst einen Arm nach dem anderen bekleidet, dann das Hemd über den Kopf streift und den Rücken hinunterrollt.

Das Umbetten erfolgt am praktischsten mit Hilfe eines zweiten Bettes (des sogenannten „Wechselbettes"), im Notfall auch mit Hilfe einer Chaiselongue oder Bahre. Dann müssen die beiden Lagerstellen so neben- oder hintereinander aufgestellt sein, daß das Kopfende des einen dem Fußende des anderen entspricht, am besten eine Lagerstelle in der Verlängerung der anderen; so bereitet das Hinüberheben am wenigsten Schwierigkeiten.

Uebrigens ist es ein Irrtum, wenn man meint, daß der weibliche Körper zum Heben und Tragen weniger geeignet sei als der männliche, und daß gesunden Frauen das Tragen Schaden bringe. Es liegt also kein Grund vor, weshalb eine gesunde Pflegerin es nicht ebenso lernen könnte, einen Kranken zu tragen, wie ein männlicher Krankenpfleger.

Heben und Tragen durch eine Person ist nur möglich, wenn der Kranke seiner Sinne mächtig ist und fähig, seine Arme um den Hals des Pflegers zu legen. Der Träger schiebt dann den einen Arm dicht unterhalb der Sitzhöcker unter den Oberschenkeln durch, so daß der Kranke auf dem tragenden Arm sitzt. Der andere Arm des Trägers umfaßt in bequemer Höhe den Rücken des Kranken wie eine Lehne.

Beim Heben und Tragen eines Schwerkranken müssen mindestens zwei Personen zur Verfügung stehen. Dabei ist zu beachten, daß die schwerste Körperpartie des liegenden Kranken die Kreuzbeingegend ist, die also dem stärksten Träger zufallen muß. Zum Anheben stellen sich beide Träger an die gleiche Bettseite des Kranken, diesem das Gesicht zukehrend. Der stärkere legt dann einen Arm unter das Kreuzbein, den anderen unter die Mitte der Oberschenkel; der zweite Träger legt den einen Arm unter die Lendengegend, den anderen gekrümmt unter das Genick (den Kopf des Kranken in die Ellenbogenbeuge), während die Hand Schulter oder Achselhöhle des Kranken stützt. Dieser umfaßt, wenn er dazu imstande ist, den Nacken des Trägers oder kreuzt die Arme auf der Brust. Die Träger bringen Hände und Arme vor dem Aufheben vorsichtig unter Abwärtsdrücken der Matratze und unter Benutzung der Lendenhöhlung und Kniekehlen an die vorgeschriebene Stelle unter dem Kranken, ohne diesen zu erschüttern. Das Anheben erfolgt auf Kommando, aber nicht eher, als bis jede Hand, die tragen soll, genau da liegt, wo sie hingehört. Beide Träger heben den Kranken gleichzeitig und sanft so weit in die Höhe, bis sie gerade aufgerichtet stehen oder mit dem Oberkörper noch etwas hintenüber lehnen, auf diese Weise erfolgt das Tragen ohne Schwierigkeiten. Bei jedem Anfassen und Heben des Kranken ist streng darauf zu achten, daß dazu stets die ganze flache Hand benutzt wird, niemals die Fingerspitzen, weil diese sich in den Körper einbohren und Schmerzen verursachen. Das Niederlassen auf das neue Lager geschieht behutsam und gleichfalls auf Kommando. Müssen Beine und Arme besonders vorsichtig getragen werden (z. B. bei Knochenbrüchen, Gelenkerkrankungen, Gelenkrheumatismus), so sind Mitte des Oberschenkels und der Wade bzw. Mitte des Ober- und Unterarms gleichzeitig zu unterstützen, wozu eine dritte Person nötig ist.

Das neue Bett muß vor dem Hinüberheben mit Hilfe von Wärmflaschen, Wärmsteinen oder Kruken durchwärmt sein. Ein vollständiges Neubetten hat auf diese Weise bei Schwerkranken mindestens zweimal täglich zu geschehen. Mit dem Umbetten ist also stets die Reinigung des Körpers und häufig ein Wechsel der Wäsche verbunden. Die Wäsche muß natürlich jedesmal vorgewärmt sein, was am Ofen, an der Heizung oder mit Hilfe der Wärmflasche geschieht, nachts im Notfalle auch im Bett des Kranken, dann aber so, daß die Wäsche mit dem Körper desselben nicht in Berührung kommt.

Eine der wichtigsten Aufgaben der guten Pflege ist, wie gesagt, die Vermeidung des Wundliegens oder Durchliegens (Dekubitus), welches durch Druck, Zirkulationsstörung und Ernährungsstörung in der Haut entsteht und durch Reizungen der Haut begünstigt wird. Darum neigen gerade gelähmte und benommene, an unwillkürlichen Entleerungen leidende Kranke, wie z. B. der Typhuskranke mit seinem lange dauernden Krankenlager, besonders zum Dekubitus. Dieser kann sogar schon nach verhältnismäßig kurzem Krankenlager entstehen, sich sehr schnell verschlimmern, wenn er nicht beachtet wird, und dann zu einer der gefährlichsten Komplikationen werden. Besonders gefährdet sind die Kreuzbeingegend, die Sitzknorren, die Gegend der Rollhügel, die Fersen und die Innenfläche der Kniee; diese Stellen müssen daher täglich mindestens einmal beim Umbetten genau nachgesehen werden.

Die ersten Anzeichen des Dekubitus künden sich durch Rötung an, die nach Anheben nicht verschwindet, und durch Schmerz an den genannten Stellen. Weiterhin tritt eine Entzündung der Haut mit schmerzhafter Blasenbildung ein: die Haut stößt sich ab, und es entsteht eine offene Wunde, deren Infektion schwer zu vermeiden ist, so daß sich schließlich ein eiterndes Geschwür bildet. Besonders gefährlich und mit Recht gefürchtet ist der brandige Dekubitus. Durch die bei Schwerkranken häufig eintretende Herzschwäche kommen Störungen im Blutumlauf zustande, die zusammen mit dem Druck der Körperlast und unter Einwirkung von Feuchtigkeit ein Absterben der Haut und der darunter liegenden Weichteile bis zum Knochen herbeiführen können. Zunächst zeigt sich dann ein blauroter Fleck in der Haut, der sich schnell vergrößert; die Haut wird brandig, löst sich ab, und es entsteht ein tiefes, jauchiges Geschwür; der Brand greift häufig auch auf die tieferen Weichteile und Muskeln über, schließlich auch auf den Knochen. Solch großes brandiges Geschwür, in dem der Knochen freiliegt, ist unendlich schwer zu heilen und kann durch allgemeine Blutvergiftung den tödlichen Ausgang herbeiführen, wenn die ursprüngliche Krankheit vielleicht längst abgelaufen war.

Darum ist es so wichtig, dem Dekubitus gleich von vornherein bei jedem Schwerkranken, bei dem ein längeres Krankenlager zu erwarten ist, durch eine zweckmäßige Lagerung (Wasserkissen) und häufigen Lagewechsel vorzubeugen und die bedrohten Körperstellen täglich zu kontrollieren, dieselben sauber und trocken, die Unterlagen glatt zu halten, im Bett keine Falten und Fremdkörper, wie Brotkrumen, Sandkörner, Geldbörsen, Schlüssel usw., zu dulden. Feuchtigkeit macht die Haut weich und empfindlich; darum muß nach jeder Verunreinigung für sofortige Säuberung gesorgt werden, die Zirkulation in der Haut muß durch Waschen mit Alkohol oder Essigwasser, durch Kampferspiritus oder Kampferwein angeregt und die Haut durch Pudern sowie trockene Wäsche und Unterlagen trocken gehalten werden. Bei drohendem Dekubitus gibt man den gefährdeten Hautstellen bald eine entsprechende Unterlage, um dieselben zu entlasten, z. B. Sitzkränze, Hohlkissen, Wattepolster, Wattekränze, Luftkissen und Gummiringe. Letztere dürfen nicht zu stark aufgeblasen sein und müssen immer mit einem Ueberzug versehen sein, denn Gummi auf der bloßen Haut verhindert deren Ausdunstung, die Haut wird warm und feucht, quillt auf und wird leichter verletzbar.

Ließ sich trotz aller Vorsichtsmaßregeln ein Wundliegen nicht vermeiden oder kommt der Kranke schon mit einem Dekubitus in Pflege, so muß der Arzt gefragt werden, der eine entsprechende Wundbehandlung (Waschungen mit antiseptischen Lösungen, antiseptische oder Salbenverbände) einleiten wird. Ein ausgezeichnetes Mittel zur Behandlung schwerer Fälle von Dekubitus ist das permanente Wasserbad (Dauerbad), das überhaupt zur Schmerzlinderung bei verschiedenartigen, großen Wunden, namentlich bei ausgedehnten Hautverbrennungen, besonders in Krankenanstalten zur Anwendung gelangt. Dabei ruht der Kranke dauernd in der gefüllten Badewanne auf einem Laken, das an den Rändern der Wanne befestigt und schwach angespannt ist. Vermöge des Auftriebes durch das Wasser ruht der Kranke gleichsam gewichtslos auf der schmiegsamen Unterlage. Für gleichmäßigen Bestand der körperwarmen Wassertemperatur ist natürlich durch ständiges Zulaufen von warmem Wasser Sorge zu tragen.

6. Reinhaltung des Krankenzimmers.

Sauberkeit und Ordnung sollen im Krankenzimmer die ersten Tugenden sein. Für den kundigen Arzt genügt oft ein einziger Blick in ein Krankenzimmer, um zu erkennen, ob eine gute, tüchtige Pflegerin in demselben waltet oder nicht. Die Reinigung des Zimmers und der in ihm befindlichen Gegenstände muß mindestens einmal täglich erfolgen. Aufwirbeln von Staub, besonders beim Ordnen der Betten, muß vermieden werden; der Staub muß von den im Krankenzimmer vorhandenen Möbeln, Geräten, Türen und Fenstern mit feuchten Tüchern entfernt werden. Jede Beschmutzung, die sich nicht vermeiden ließ, muß stets sofort beseitigt werden, ohne sie antrocknen zu lassen. Der Fußboden soll stets morgens feucht aufgewischt werden. Dabei ist den schwerer zugänglichen Stellen unter den Betten und Tischen, in den Ecken, hinter den Oefen und Heizkörpern besondere Aufmerksamkeit zuzuwenden. Besteht der Fußboden aus Dielen, so ist darauf zu achten, daß zwischen den einzelnen Brettern keine Ritzen bestehen, in denen sich Schmutz ansammeln kann. Sind solche vorhanden, so lassen sie sich in einfacher Weise durch Ausstreichen mit Glaserkitt beseitigen. Am besten eignet sich für das Krankenzimmer zweifellos ein guter Linoleumbelag, der eine leichte und gründliche Reinigung gestattet und in angenehmer Weise die Fußtritte dämpft. Freilich muß das Linoleum in richtiger Weise behandelt werden, wenn ein solcher Belag dauernd gut bleiben soll. Damit das Linoleum nicht rauh wird und sich zu schnell abnutzt, muß es des öfteren mit einer aus Wachs und Terpentinöl bestehenden Bohnermasse gut abgerieben und gebohnert werden.

Staubtücher dürfen nicht im Zimmer ausgeklopft, feuchte Wischtücher nicht dort aufbewahrt werden. Unreine Wäsche, gebrauchte Verbandstoffe, ferner Ausleerungen der Kranken und die dazu benutzten Nachtstühle und Stechbecken dürfen nicht länger im Zimmer bleiben als unvermeidlich nötig ist. Spei- und Uringläser sind bedeckt zu halten, die Füllung der Spuckgläser ist täglich zu erneuern. Sollen die Ausscheidungen der Kranken, Stuhlgang, Urin, Lungenauswurf, Erbrochenes, Wundabsonderungen oder die sie enthaltenden Verbandstoffe für den Arzt gesammelt und aufgehoben werden, so sollen sie in einem Nebenraum aufbewahrt werden. Ueber die bei der Pflege ansteckender Kranker geltenden besonderen Vorschriften vgl. Abschnitt VIII, C. In einem Krankenzimmer, das nicht peinlich sauber gehalten wird, in dem nicht nach Möglichkeit alles vermieden wird, was die Luft verschlechtert, besonders das Aufbewahren unreiner Kleidung, schmutziger Wäsche, Ansammlung von Schmutz, kann die Luft selbst bei der besten Lüftung nicht so rein sein, wie es für den Kranken notwendig ist.

7. Die Luft im Krankenzimmer, ihre Reinhaltung und Erneuerung.

Daß schlechte Luft einen ungünstigen Einfluß auf alle Wesen ausübt, welche in ihr zu atmen gezwungen sind, das sehen wir schon an den Pflanzen, welche anfangen, zu kränkeln, wenn sie aus dem Freien ins Zimmer gebracht werden. Sogar die sogenannten Zimmerpflanzen erholen sich, wenn sie im Frühjahr ins Freie versetzt werden. Auch die Menschen, welche dauernd im Zimmer zu leben haben, werden blaß und büßen an Körperkraft und Widerstandsfähigkeit ein. Wie wohl fühlt sich andererseits der Rekonvaleszent, wenn er wieder an die frische Luft kommt!

Unsere Atmungsluft in den bewohnten Räumen wird bekanntlich hauptsächlich verschlechtert durch den Stoffwechsel von Mensch und Tier, durch die unreinen Stoffe, welche mit den Ausscheidungen der Atmung und Ausdünstung in die Luft gelangen, ferner durch die Zersetzungsprodukte der Heizung und Beleuchtung, sowie durch die auf den Haus- und Gewerbebetrieb zurückzuführenden Verunreinigungen. Im wesentlichen handelt es sich dabei um die Ansammlung von Kohlensäure, Ammoniak und gleichzeitig ausgeschiedener flüchtiger, unangenehm riechender Substanzen, die wir mit dem Geruchsinn wahrnehmen können, während die Kohlensäure an und für sich geruchlos ist. Unsere Nase wird uns somit in den meisten Fällen ein gutes Urteil darüber gestatten, ob die Luft eines Raumes gut oder schlecht ist. Während es im Freien wegen des ständigen Luftwechsels in der Atmosphäre und durch die Einwirkung der Pflanzen, welche die Kohlensäure in Kohlenstoff und Sauerstoff zerlegen, zu einer merklichen Zunahme des Kohlensäuregehaltes nicht kommen kann, sammelt sich im geschlossenen Raume, in dem sich Menschen befinden, sehr bald Kohlensäure in schädlicher Menge an, wenn nicht für Lufterneuerung gesorgt wird.

Die Luft unserer Zimmer wird ferner hauptsächlich verdorben durch Unreinlichkeit. Auf der Haut des Körpers, der nicht regelmäßig von den Absonderungen der Talg- und Schweißdrüsen gereinigt wird, in unreinen Kleidern und Wäschestücken, in unsauberen Betten, in dem in den Ecken und Winkeln liegenden Schmutz gehen Zersetzungen vor sich, welche üble Dünste in das Zimmer gelangen lassen. Weiterhin ist es oft der durch Anwesenheit mehrerer Menschen bedingte zu hohe Feuchtigkeitsgehalt und die zu hohe Erwärmung, welche die Zimmerluft schlecht machen. Sie bewirken eine Störung in der Wärmeregulierung des Menschen, eine Wärmestauung, welche Uebelbefinden erzeugt, das durch Anwesenheit unangenehmer Riechstoffe noch vermehrt wird. Von großer Bedeutung ist auch der Staub in der Zimmerluft, der Katarrhe der Luftwege erzeugt und die Lunge empfänglicher für das Eindringen mancher Krankheitserreger macht. Besonders leicht wird dies bei einem kranken Menschen der Fall sein, bei dem die Widerstandsfähigkeit aller Organe herabgesetzt ist.

Die Aufgabe der Ventilation ist es also, durch Beseitigung der verbrauchten Luft und Zufuhr frischer Luft dafür zu sorgen, daß die durch die geschilderten Ursachen entstehenden Verunreinigungen der Luft mit gas- und staubförmigen Produkten einen schädlichen Grad nicht erreichen. Die Erhaltung der guten Luft in bewohnten Räumen wird erzielt durch ausreichende Lüftung, die durch Oeffnen der Fenster und Türen oder mittels vorbereiteter Anlagen (künstliche Ventilation) hergestellt wird.

Der Kranke, besonders der hochfiebernde Kranke, braucht sehr viel frische Luft, darum soll in Krankenzimmern die Luft sauber, staubfrei und geruchfrei gehalten werden, Ursachen von etwaigen Gerüchen müssen aufgesucht und beseitigt werden. Wenn man nach einem Aufenthalt in freier Luft beim Wiedereintritt in das Zimmer auch nur den geringsten Unterschied beim Atmen empfindet, so ist etwas nicht in Ordnung, und es muß dann der Ursache der Luftverschlechterung nachgegangen und frische Luft hereingelassen werden. Aber man achte bei jedem Lüften darauf, aus welcher Quelle die „frische“ Luft kommt, ob die Luft, die man hereinläßt, auch wirklich saubere und gute Luft ist und nicht etwa Dünste aus engen Höfen mit Klosetts, Küchen- und Wirtschaftsräumen enthält!

Will man ein Zimmer rasch und gründlich lüften, so öffnet man alle Fenster und die Tür, um gleichzeitig die schlechte Luft hinaus- und die frische Luft hereinzulassen. Dann ist in wenigen Minuten das größte Zimmer völlig mit frischer Luft gefüllt, und das Zimmer ist in weiteren wenigen Minuten wieder ebenso warm wie vorher.

Wenn man den Kranken während einer solchen kurzen, gründlichen Lüftung gut zudeckt, so ist eine Erkältung nicht zu befürchten. Denn selbstverständlich darf sich der Kranke beim Lüften nicht erkälten, er darf nicht vom Luftzuge getroffen werden. Das muß besonders bei Kranken mit feuchter Haut, z. B. nach dem Bad, beobachtet werden, bei schwitzenden Kranken, bei Kindern und unruhigen benommenen Kranken, die sich aufdecken. Man wird auch das Fenster schließen, wenn der Kranke die Wäsche wechselt oder zur ärztlichen Untersuchung entkleidet wird. Im übrigen braucht man aber mit dem Oeffnen der Fenster nicht ängstlich zu sein. Die Furcht vor der Erkältung veranlaßt leider so häufig die Angehörigen eines Kranken, Tür und Fenster ängstlich geschlossen zu halten, so daß man in manchem Krankenzimmer oft genug eine geradezu unglaubliche Atmosphäre antrifft. Tatsächlich ist aber die Gefahr der Erkältung gar nicht so groß, wenn man einen stärkeren Zug und jähen Temperaturwechsel vermeidet und die allgemeine Regel beobachtet, daß die Fenster zum Oeffnen, die Türen zum Schließen da sind.

Auch vor der zu Unrecht so viel geschmähten Nachtluft braucht man sich nicht zu scheuen, vielmehr pflegt in bewohnten Orten die Luft zur Nachtzeit am reinsten zu sein, wenn die Straßen menschenleer sind und viele luftverderbende Fabriken und Betriebe ruhen. Nur bei Nebel und in sumpfigen Gegenden ist die Luft bei Nacht schädlich. Das viel verbreitete Vorurteil, daß die Abend- und Nachtluft unzuträglich sei, ist um so bedauerlicher, als in der heißen Jahreszeit ein ergiebiges Lüften eigentlich erst am Abend und in der Nacht möglich wird, da erst bei einem gewissen Wärmeunterschied zwischen innerer und äußerer Luft ein hinreichender Luftaustausch stattfindet. Daher sollten wenigstens in der wärmeren Jahreszeit auch über Nacht die Fenster geöffnet bleiben, in die man nötigenfalls zum Schutz gegen Fliegen und andere Insekten mit Gaze überspannte Rahmen einsetzen kann.

Sind durch Stuhlentleerungen, Schwitzen und dergl. üble Gerüche im Krankenzimmer entstanden, so dürfen gegen dieselben keine Räucherungen angewandt werden, durch welche die schlimmen Gerüche nur verdeckt, aber nicht entfernt werden. Ausgiebige Lüftung ist vielmehr das einzig wirksame Mittel zu ihrer Beseitigung. Ist bei gewissen Krankheiten, z. B. Lungenbrand, der häßliche Geruch gar nicht zu beseitigen, so kann man versuchen, ihn durch Sprengen von kleinen Mengen Terpentinöl etwas zu lindern.

Die besonders im Sommer unangenehme Belästigung der Kranken durch Insekten, namentlich durch Fliegen, muß durch geeigneten Fliegenschutz (Fliegenfallen, Schleier, Moskitonetze) verhindert werden. Kranke mit offen zu behandelnden Wunden und Schwerkranke, die besonders unter der Fliegenplage zu leiden haben, werden am besten durch Gazedecken geschützt.

8. Einfluß des Lichtes und der Beleuchtung.

Das Licht ist Lebensquelle für Menschen, Tier und Pflanzen. Stammt doch alles, was wir Leben nennen, in der Pflanze, in den Tieren, in uns selber letzten Endes von der Sonne. Jedes lebende Wesen, das Generationen lang im Licht gelebt hat, bedarf der Einwirkung desselben, soll es nicht wichtiger Eigenschaften seines Organismus verlustig gehen. Das lehren uns ohne weiteres die Pflanzen, die, ins Dunkle gebracht, ihren grünen Farbstoff, das Chlorophyll, einbüßen, das lehrt uns die bleiche, ungesunde Hautfarbe der menschlichen Kellerbewohner. Kann schon der Gesunde ohne Einwirkung des Lichtes nicht gesund bleiben, so bedarf ganz besonders der Kranke des segensreichen Sonnenlichtes zur Wiedererlangung der Gesundheit. Licht ist dem Kranken Herzens- und Leibesbedürfnis, „die Pflanze selbst kehrt freudig sich zum Lichte“. Das Sonnenlicht erhöht den Stoffwechsel des Menschen, es äußert seine wohltuende Wirkung schon dadurch, daß es die Stimmung erhöht und einen günstigen Einfluß auf das Allgemeinbefinden ausübt. Das Sonnenlicht ist bekanntlich auch der natürliche Feind aller Krankheitserreger. Darum laßt Sonne herein in die Krankenstuben!

Das Krankenzimmer soll daher nur bei ausgesprochener Lichtscheu bei manchen Augenkranken oder wenn durch die Krankheit die Augen mit ergriffen sind, z. B. bei Masern, ein wenig (aber nicht zu sehr!) verdunkelt werden; nur wenn die Sonnenstrahlen das Gesicht des Kranken direkt treffen oder durch Auffallen auf die gegenüberliegende Wand ihm in die Augen blenden, sollen sie durch Vorhänge gemildert werden. Nur wenige Kranke bedürfen eines halbdunkel gehaltenen Raumes, insbesondere Fieberkranke, die gegen alle Sinneseindrücke sehr empfindlich sind. Bei diesen muß zu helles Licht durch Vorhänge, Bettschirme oder passende Stellung des Bettes (Kopfende nach dem Fenster!) abgeblendet werden. Andererseits soll man bei einem delirierenden Typhuskranken das Zimmer nicht zu sehr verdunkeln, um dadurch nicht zu vermehrten Sinnestäuschungen (Halluzinationen) Anlaß zu geben. Darum muß das Zimmer bei delirierenden Kranken auch nachts durch verdecktes Licht mäßig erleuchtet sein.

Für die künstliche Beleuchtung hat als Grundsatz zu gelten, daß durch dieselbe die Luft nicht verdorben wird. Die zweckmäßigste Beleuchtung ist in dieser Hinsicht für das Krankenzimmer das elektrische Glühlicht, das ein gutes, gleichmäßiges Licht liefert und keine Verbrennungsprodukte erzeugt. In der Nacht muß es natürlich durch einen geeigneten Lichtschirm abgeblendet werden. Das elektrische Licht ist schon darum das zweckmäßigste, weil es den Kranken in den Stand setzt, von seinem Bett aus durch einen einfachen Handgriff das Krankenzimmer nachts selber zu erleuchten oder zu verdunkeln. Das Gefühl, in dieser Richtung unabhängig zu sein, hat etwas außerordentlich Beruhigendes für ihn.

Wo elektrisches Licht nicht vorhanden ist, gibt von den übrigen Beleuchtungsmitteln ein kleines, auf Rüböl schwimmendes Nachtlichtchen noch die beste Nachtlampe ab, da es am wenigsten Verbrennungsprodukte liefert. Im Zimmer des Kranken soll man nie Lampe oder Licht anzünden oder auslöschen, da gerade hierbei sich am meisten jene unangenehm riechenden Dünste entwickeln, welche schon bei Gesunden Husten verursachen.

9. Zimmertemperatur und Heizung.

Auch auf die Temperatur des Zimmers und auf die Heizung desselben hat man bei der Pflege ein besonderes Augenmerk zu richten. Gegen zu große Hitze, namentlich im Sommer, hilft man sich in erster Linie durch Lüftung, von der man in lauen

Sommernächten den ausgedehntesten Gebrauch machen kann. Ist das Bett des Kranken vor direktem Zug geschützt, so öffne man ruhig sämtliche Fenster des Zimmers; je rascher die Luft durchgeht, um so rascher erfolgt die Abkühlung. Um die Wohnung zu Zeiten großer Hitze kühl zu halten, tut man gut, gegen die Einwirkung des direkten Sonnenlichtes Schutzvorrichtungen wie Rouleaux, Marquisen oder Blendläden außerhalb der Fenster anzubringen und die Fenster am Tage möglichst geschlossen zu halten. Im übrigen kann man im Sommer die quälende Hitze durch Aufhängen feuchter Tücher in den geöffneten Fenstern oder Aufstellen von Eisstücken auf Strohrosten ein wenig mildern.

Hinsichtlich der Heizung im Winter bleibt für gewöhnlich nicht viel anderes übrig, als sich der in jedem Falle vorhandenen Einrichtungen zu bedienen. Bei der Ofenheizung ist rechtzeitig Vorsorge zu treffen, daß ausreichendes Heizmaterial vorhanden ist. Hat man darin die Wahl, so erscheint trockenes, hartes Buchenholz als das für Krankenzimmer zweckmäßigste Feuerungsmaterial, weil es die Zimmerluft am wenigsten schädigt. Die Pflegerin muß sich rechtzeitig darüber unterrichten, wie der Ofen zu bedienen ist, damit sie ihn im Notfalle selbst heizen und regulieren kann. Beim Einschütten von Kohlen und Herausnehmen der Asche darf weder Lärm noch Staub verursacht werden, letzteres ist durch Zudecken des Behälters mit feuchten Tüchern zu verhüten. Auf dem Ofen darf kein Staub liegen, weil dieser durch Verbrennen auf den heißen Grenzflächen üble Gerüche erzeugt. Der Ofen darf nicht zum Trocknen von Wäschestücken, Unterlagen und dergleichen benutzt werden, um den Kranken nicht mit unangenehmen Dünsten zu belästigen. Ofenschirme sollen die strahlende Hitze von dem Kranken abhalten.

Ist Zentralheizung vorhanden, so muß die Pflegerin sich mit der Bedienung derselben vertraut machen und durch Versuche feststellen, auf welche Weise man dauernd eine gleichmäßige Wärme erzielt. Um eine Ueberhitzung der Heizkörper zu vermeiden, soll das Heizungsventil kleingestellt werden, ehe die vorgeschriebene Zimmerwärme erreicht wird. Durch Zentralheizung und Dauerbrandöfen wird leicht die Luft zu sehr ausgetrocknet: daher läßt man Wasser in flachen Schalen verdunsten, die in der Nähe des Ofens oder der Heizkörper aufgestellt werden.

Je nach der Art der vorhandenen Heizungsvorrichtungen muß dahin gestrebt werden, daß die Temperatur im Krankenzimmer möglichst geringen Schwankungen unterliegt. Dieselbe soll 18 bis

19° C betragen, nachts kann sie ein wenig kühler sein als am Tage. Korpulente, vollsäftige und fiebernde Personen sind im allgemeinen etwas kühler, Kinder und blutarme Personen etwas wärmer zu halten als die angegebene Durchschnittstemperatur. Natürlich muß bei der Regulierung der Zimmerwärme auf die Gewohnheiten und das Gefühl der Kranken Rücksicht genommen werden, jedoch ist das in vielen Familien bei Krankheit so beliebte „Einkacheln“ durchaus zu vermeiden. Um die Zimmertemperatur jederzeit auf ihre Richtigkeit hin kontrollieren zu können, soll in jedem Krankenzimmer ein Zimmerthermometer vorhanden sein, dasselbe soll aber weder nahe am Ofen, noch am Fenster sich befinden, noch unmittelbar an der Wand aufgehängt werden, die immer kühler ist als die Zimmerluft, sondern es soll dicht in der Nähe des Kranken angebracht werden.

Abschnitt V.

Psychische Einwirkung auf die Kranken.

1. Allgemeine Grundsätze.

Mit der körperlichen Pflege und Wartung der Kranken muß jederzeit eine geeignete Einwirkung auf ihren Gemütszustand, eine gute psychische Krankenpflege Hand in Hand gehen, und zwar muß diese nicht nur bei den Krankheiten des Nervensystems, sondern bei allen Krankheiten überhaupt gebührende Berücksichtigung finden. Auf den Seelenzustand der Kranken rücksichtsvoll und mit Verständnis einzugehen und den Intentionen des Arztes entsprechend auf ihre Gemütsstimmungen einzuwirken, sie von traurigen, sorgenvollen Gedanken und trüben, quälerischen Stimmungen, die den Heilungsprozeß erfahrungsgemäß ungünstig beeinflussen, abzulenken, gehört zu den wichtigsten Aufgaben der Pflegerin, die hierin die Tätigkeit des Arztes unterstützen und ergänzen muß.

Schon die äußere, gegenständliche Umgebung des Kranken vermag zweifellos einen nicht zu unterschätzenden Einfluß auf seine Gemütsstimmung auszuüben (vgl. Abschnitt IV, B, 2 und C, 1 bis 9); es handelt sich hier hauptsächlich um die vorteilhafte, zweckmäßige und behagliche Gestaltung der ganzen äußeren Umgebung, um alle diejenigen Momente, aus welchen sich der Komfort des Krankenzimmers zusammensetzt, die in ihrer Gesamtheit in dem Kranken das Bewußtsein der Geborgenheit, der Sicherheit und des Beistandes erwecken, anregend und erfreuend auf sein Gemüt einwirken und zu seiner Zerstreuung und Ablenkung dienen.

Neben diesen wichtigen und einflußreichen Rückwirkungen, die von der äußeren, gegenständlichen Umgebung des Kranken ausgehen, erfolgen die rein psychischen Einwirkungen auf denselben aus zwei verschiedenen Richtungen. Die Hauptaufgabe fällt hierbei, abgesehen von dem Einfluß des Arztes, der unmittelbaren Einwirkung durch sämtliche Personen seiner Umgebung zu, insonderheit durch die mit der Pflege betrauten

Persönlichkeiten, in zweiter Linie aber auch durch alle sonstigen Mitglieder des Hauses, das ständige Dienstpersonal und die Besucher, welche für ihr Verhalten der Anweisung und Ueberwachung durch die Pflegerin bedürfen. Dabei hat sich die psychische Einwirkung auf alles zu erstrecken, was den Umgang mit dem Kranken, den Verkehr mit ihm, das Verhalten und Benehmen der persönlichen Umgebung gegen den Patienten bildet. Unterliegt es doch keinem Zweifel, daß die Umgangsweise der Pflegepersonen, die ganze Persönlichkeit der Pflegerin (vgl. Abschnitt IX), die Art und Weise, wie die Pflege ausgeübt wird, die alle Störungen fernzuhalten sucht und dem Kranken das beruhigende Gefühl gibt, in geübten, sicheren und zuverlässigen Händen zu sein, die Art der Darreichung von Speisen und Getränken (vgl. Abschnitt VI, D), kurz die vielen, oft unwägbaren Momente, welche die Rücksichtnahme auf den seelischen Zustand des Kranken betreffen, für den Genesungsvorgang von außerordentlicher Bedeutung sind und eine erhebliche Rückwirkung auf das körperliche Befinden der Kranken haben.

Weiterhin sind von großer Wichtigkeit diejenigen psychischen Einwirkungen auf den Kranken, welche aus seiner eigenen Beschäftigung, seiner eigenen aktiven, körperlichen und psychischen Betätigung hervorgehen und einer ständigen Regelung und zweckmäßigen Leitung unterliegen müssen.

2. Umgang mit Kranken.

Mit Kranken richtig umzugehen, ist keineswegs leicht, weil ihre Charaktere so außerordentlich verschieden sind. Je nach dem Naturell unserer Pflegebefohlenen verlangt der Umgang mit ihnen eine ganz verschiedene Art und Weise des Verhaltens. Da es sich hierbei meistens um Fragen des Taktes handelt, so bereitet die richtige und individuelle Behandlung der Patienten vielen Krankenpflegerinnen weit größere Schwierigkeiten, als die Erlernung und Ausübung technischer Fertigkeiten. Darum ist es kein Wunder, wenn in dieser Beziehung selbst von älteren Schwestern täglich grobe Fehler begangen werden, namentlich wenn es sich um den Umgang mit nervösen Kranken handelt. Kranke sollen nicht nach der Schablone behandelt werden; man soll auch in dem Kranken nicht bloß eine Nummer, einen mehr oder weniger interessanten „Fall“ erblicken; vielmehr soll das Bestreben dahin gehen, möglichst bei jedem einzelnen Patienten dessen persönliche Eigenart zu berücksichtigen und dementsprechend die Behandlung und den Verkehr mit ihm einzurichten. Auf diese Weise mit Kranken umzugehen, ist freilich eine große Kunst, die man nur auf Grund eines angeborenen Taktgefühls, mit Hilfe von Erfahrung, Uebung und Menschenkenntnis sich aneignen kann, und es zeigt sich gerade in der Art ihres persönlichen Umgangs mit Kranken, in ihrer Unterhaltung und in ihren Aeußerungen denselben gegenüber, ob die Pflegerin Zartgefühl, Takt und Verantwortlichkeitsgefühl in hinreichendem Maße besitzt, jene Haupteigenschaften, welche von einer guten Krankenpflegerin, abgesehen von den erforderlichen praktischen Kenntnissen und Fertigkeiten, in erster Linie verlangt werden müssen. Die nötigen Handgriffe kann schließlich Jede lernen; jedoch gerade die Momente des Taktes, die in der Persönlichkeit der Pflegerin liegen und in dem Umgang mit dem Kranken jederzeit zur Geltung kommen müssen, sie können wohl ausgebildet und vertieft, aber nicht geschaffen werden, sie müssen vielmehr in natürlicher Veranlagung vorhanden sein.

Man müßte eigentlich selbst einmal schwer krank gewesen sein, um aus persönlicher Erfahrung zu lernen und zu verstehen, worauf es ankommt. Der Seelenzustand eines Kranken ist ein anderer wie der eines Gesunden. Abgesehen von den Sorgen, welche die Krankheit mit sich bringt, ist es auch der körperliche Zustand, der die seelische Verfassung wesentlich beeinflußt. Unter der Einwirkung einer längeren Krankheit verändert ja meist der Mensch sein ganzes Wesen, er wird leicht launisch, verdrießlich, egoistisch und weit empfindlicher gegen alle unangenehmen und störenden Eindrücke und Reize als in gesunden Tagen, aber auf der anderen Seite auch weit empfänglicher gegen erwiesene Aufmerksamkeit und Freundlichkeit. Viele Patienten, die in gesunden Tagen die liebenswürdigsten Menschen sind, zeigen sich anspruchsvoll, ungeduldig, eigensinnig und unfreundlich in der Krankheitszeit. Das Wohlbefinden des leidenden Menschen ist eben abhängig von unzähligen Kleinigkeiten, die er in gesunden Tagen gar nicht beachtet. Darum sind es aber auch gerade diese Kleinigkeiten, auf die es bei der Krankenpflege ankommt, die in ihrer Gesamtheit das Wesen einer guten, geschickten Pflege ausmachen. Können doch Kleinigkeiten oftmals dem empfindlichen Kranken geradezu zur Qual werden: vergebliches Warten auf das Erscheinen, auf eine Antwort der Pflegerin, Warten auf Speisen, auf die Arznei oder auf den Verbandwechsel, selbst wenn es sich nur um Minuten handelt. Fiebernde Kranke greift es schon außerordentlich an, einen Wunsch überhaupt aussprechen zu müssen. Darum sollte eine gute, umsichtige Pflegerin, die mit Verständnis und Aufmerksamkeit ihren Kranken beobachtet, jederzeit sofort wissen, woran es fehlt, sie müßte dem Kranken an den Augen absehen, wessen er bedarf oder was er wünscht, auch ohne daß viel dabei gesprochen wird, ohne daß die Pflegerin erst zu fragen oder der Kranke erst lange zu bitten braucht. Mit gleichem Eifer muß sie zu jeder Hilfeleistung bereit sein, mag sie nach ihrer Auffassung wichtig oder nebensächlich sein. Ueber peinliche Hilfeleistungen wird der Kranke am besten hinweggebracht, wenn die Pflegerin dieselben mit ruhiger Sicherheit, Bestimmtheit und Selbstverständlichkeit ohne vieles Reden ausführt. Niemals darf die Pflegerin dem Kranken gegenüber ihre Autorität aufgeben, er muß immer fühlen, daß er in ihr die Stellvertreterin des Arztes zu sehen und ihren Anordnungen zu folgen hat.

In der Regel wird ja der Leichtkranke auch leichter zu behandeln sein, weil man seltener in die Lage kommen wird, ihm etwas zu verweigern, was der Kranke immer unangenehm empfindet. Daß ein Versagen oder Unterlassen von diesem oder jenem dem Kranken nur zu seinem Besten dient, muß man ihm so schonend wie möglich begreiflich zu machen suchen. In schweren Krankheitsfällen wird sich der Wille des Kranken schon eher in die notwendigen Aenderungen seiner Gewohnheiten fügen müssen, aber man hüte sich, um sein Vertrauen nicht einzubüßen, ihm schroff zu widersprechen; vielmehr suche man zunächst scheinbar auf seine Ideen und Wünsche einzugehen, rate ihm aber, wenn die Ausführung derselben ihm zum Nachteil gereichen könnte, vielleicht einen Aufschub an, wodurch Zeit gewonnen wird, in deren Verlauf der Kranke meistens seinen Wunsch wieder vergißt. Manchmal kann aber gerade die Pflege von Leichtkranken und Rekonvaleszenten, ferner von Kranken mit langdauernden, chronischen Leiden, die sich zeitweise ziemlich wohl fühlen, aber doch mancher Hilfeleistung bedürfen, besonders die Pflege der Nervösen und seelisch Kranken, große Schwierigkeiten bieten. Im Privathause wollen solche Kranken nicht selten eine Pflegerin dauernd um sich haben, zumal wenn niemand in der Familie ist, der die Pflege übernehmen kann oder will. Im Umgang mit solchen Kranken wird die Pflegerin weit häufiger auf Schwierigkeiten stoßen als im Umgang mit Patienten, die an einer akuten, schweren Krankheit leiden, und sie bedarf dann oft großer Gewandtheit, die ihr erst die Erfahrung bringen kann, und eines starken Selbstbeherrschungsvermögens, das sie sich meist erst anerziehen muß.

Gilt es z. B. einen Patienten mit akuter schwerer Krankheit, wie Lungenentzündung oder Unterleibstyphus, durch eine sorgsame, aufopfernde Pflege zu baldiger Genesung und Heilung zu bringen, so wird der Verkehr mit ihm keine Schwierigkeiten bereiten. Er ist zu krank, um viel zu sprechen, die Pflegerin verrichtet pünktlich und geräuschlos ihren Dienst. Dabei mögen die Anforderungen noch so groß sein, eine gute Pflegerin, die ihrem Beruf mit Leib und Seele angehört, wird sich ihnen mit Freudigkeit unterziehen, und keine Mühe wird ihr zu viel sein. Darf sie sich doch, wenn sie ihre Bemühungen von Erfolg gekrönt sieht, mit berechtigter Genugtuung sagen, daß ein guter Teil des Gelingens ihrer Tüchtigkeit und Gewissenhaftigkeit zu danken ist, und dieses Bewußtsein wird sie mit hoher Befriedigung erfüllen.

Dieses Gefühl voller Schaffensfreudigkeit, das die Pflegerin in schweren, akuten Krankheitsfällen beseelt, die eine Heilung erwarten lassen, fehlt aber häufig bei der Pflege chronisch Kranker, namentlich wenn es sich um unheilbare Kranke handelt, z. B. Schwindsüchtige oder Krebskranke in einem Stadium der Krankheit, in dem eine Besserung oder gar Heilung nicht mehr zu erwarten ist und die Kranken langsam dahinsiechen. Hier wird die Pflege außerordentlich erschwert durch das entmutigende Gefühl, daß alle Arbeit umsonst ist, wenigstens soweit sie eine Besserung oder Heilung erstrebt. Aber darum bedürfen doch diese armen Menschen nicht weniger der Pflege, ja, sie sind in ihrem oft hilflosen Zustand meist ganz darauf angewiesen. Hier kann die Pflegerin beweisen, ob sie es versteht, sich zu beherrschen, um diese Bedauernswerten nicht die Hoffnungslosigkeit ihres Zustandes fühlen zu lassen; hier kann sie zeigen, was sie an treuer, selbstloser Pflichterfüllung, Aufopferungsfähigkeit und Berufsfreudigkeit zu leisten vermag. Hier muß sie zuversichtlich zureden, selbst wenn sie in größter Besorgnis das Schlimmste befürchtet, hier muß sie ein heiteres Antlitz zeigen, selbst wenn ihr das Herz blutet. Wo wir nicht heilen können, da sollen wir die Leiden wenigstens so viel wie möglich zu lindern suchen. Hoffnung aber ist die beste Linderung! Läßt man es aber bei solchen Kranken an der nötigen Sorgfalt fehlen, bemüht man sich nicht um sie ebenso wie um andere Kranke, gibt man ihnen nicht das Gefühl, daß man stets Zeit für sie hat, vernachlässigt man sie als Hoffnungslose, so müssen sie natürlich daraus den Schluß ziehen, daß es mit ihnen vorbei ist, daß sie keine Hoffnung mehr haben. Und die Hoffnung auf Besserung ist doch gerade das Einzige, was diesen Unglücklichen hilft, ihre

Leiden jahraus, jahrein zu ertragen; die Hoffnung ist es, an die sie sich bis zum letzten Atemzug immer wieder anklammern! Wer wollte so grausam sein, diesen Armen ihren letzten Halt zu rauben?!

Die Pflege solcher Kranker mit chronischen Leiden wird überdies noch wesentlich dadurch erschwert, daß die Pflegerin häufig unter dem Mißbehagen, der Ungeduld, der Reizbarkeit, der Verdrossenheit, Unzufriedenheit und Nörgelei dieser Patienten zu leiden hat, unter ihren Launen, Stimmungen und oft unberechtigten Ansprüchen, mit denen sie der Pflegerin das Leben recht sauer machen können. Zuweilen werden solche Patienten auch einmal recht ungezogen, widersetzlich und verletzend in ihren Aeußerungen und ihrem Benehmen, so daß die Pflegerin leicht in die Versuchung geraten kann, sich durch derartige Handlungen und Aeußerungen beleidigt und gekränkt zu fühlen. In solchen Momenten bedarf sie oft ihrer ganzen Selbstbeherrschungskunst und manchmal auch eines hohen Grades von Geduld, Selbstverleugnung und Selbstlosigkeit, um sich zu bezwingen und gefaßt zu bleiben und sich diesen verschiedenen Gemütsstimmungen gegenüber richtig zu benehmen. Sie bedarf großen Taktes, um herauszufühlen, ob sie in solchen Fällen den Stimmungen der Kranken nachgeben muß oder ob sie diese mit Ernst zu einem anderen Wesen anhalten darf. Ein ruhiges, sicheres und energisches Auftreten muß ihr dabei zu Hilfe kommen, um Patienten dieser Art in Schranken zu halten. Uebrigens ist gleichmäßige Liebenswürdigkeit eine wirkungsvolle Waffe, mit der man schließlich auch die übelste Laune besiegt!

Handelt es sich nun in solchen Fällen noch um neurasthenische, hypochondrische oder hysterische Kranke, so fällt es vielen Pflegerinnen um so schwerer, den richtigen Ton im Umgange mit diesen zu finden. Manche Pflegerin läßt sich gar leicht zu der Ansicht verleiten, diese Leute seien doch eigentlich gar nicht richtig krank, ihre Beschwerden seien doch alle nur eingebildet und brauchten daher weniger Berücksichtigung zu finden. Vor solchen falschen Anschauungen sollte sich eine verständige Pflegerin hüten; sie sollte nie vergessen, daß sie es doch mit kranken Menschen zu tun hat, und daß diese nicht immer verantwortlich gemacht werden können für das, was sie sagen und tun! In Zweifelsfällen wird sie sich vom Arzt Verhaltungsmaßregeln geben lassen.

Bei Hypochondern und Hysterischen spielt eine krankhafte Veränderung des Geistes- und Gemütslebens eine große

Rolle; die bei ihnen vorhandenen Erscheinungen hängen zum Teil von diesen psychischen Veränderungen ab. Demgemäß muß die Behandlung derartiger Kranker im wesentlichen eine psychische sein, und in dieser Beziehung muß der Arzt auf die volle, verständige und energische Unterstützung seitens der Pflegerin rechnen können.

„Der Hypochonder sieht alles grau in grau; er beobachtet mit größter Sorgfalt jede kleinste, an sich ganz gleichgültige Veränderung in den Vorgängen seines Körpers, hält sie für ein bedenkliches Symptom und achtet die Leiden anderer für geringfügig den seinigen gegenüber; sein Lebensmut ist gesunken" (Nothnagel). Diesem Hange entgegenzutreten ist eine wichtige Aufgabe der Pflegerin, in der sie den Arzt unterstützen muß. Es wäre ganz falsch, wenn sie dem Kranken einfach widersprechen wollte. Aber sie muß seine Aufmerksamkeit abzulenken, ihn zu zerstreuen und seinen Mut aufzurichten suchen. In welcher Weise sie dies zu tun hat, hängt von dem Bildungsgrad des Kranken und von dem der Pflegerin ab; darüber lassen sich keine speziellen Vorschriften geben.

Bei Hysterischen findet sich neben mannigfachen Erscheinungen am Nervensystem — Schmerzen oder Unempfindlichkeit, Lähmungen oder Krämpfen (vgl. Abschnitt VII, 8, c) — eine ganz entschiedene krankhafte Veränderung des geistigen Lebens und des ganzen Vorstellungslebens. Als Hauptzüge derselben treten hervor: ungemein leichtes Nachgeben gegen die wechselnden, äußeren Eindrücke, geistige und körperliche große Reizbarkeit einerseits, leichte Abspannung andererseits; erhöhte Beeinflußbarkeit des Vorstellungsinhaltes durch Krankheitsempfindungen und durch Einwirkungen, die von anderen Personen ausgehen; ferner ein großer Mangel an Willensenergie und Selbstbeherrschung, ein öfteres unbeschränktes Sichgehenlassen, zuweilen eine Neigung zum Uebertreiben und in schlimmen Fällen sogar ein Hang zur Täuschung, meistens ein krankhaftes Bedürfnis, das allgemeine Interesse auf sich zu ziehen. Dem Kranken daraus einen sittlichen Vorwurf zu machen, wäre ein Fehler, da es sich eben um einen pathologischen, krankhaften Zustand handelt. Die Pflegerin gehe im Umgang mit solchem Kranken mit Freundlichkeit und Ruhe zu Werke, sie suche sein Vertrauen zu gewinnen, indem sie warmes Mitgefühl für seine Leiden beweist! Besitzt sie sein Vertrauen, so suche sie, indem sie die Milde mit der Festigkeit paart, den Willen des Leidenden zu unterstützen und für seine mangelnde Willenskraft mit der eigenen

Energie einzutreten. Auf die Art und Weise, wie der Arzt die psychische Behandlung dieser Kranken handhabt, gehe sie mit Verständnis ein und suche diese Behandlung mit Takt und Geschick durch eine den Absichten des Arztes angepaßte, gleichmäßige Einwirkung auf das Gemütsleben zu unterstützen!

Der Gedanke, daß es sich um kranke Menschen handelt, daß Verstimmungen so häufig Krankheitssymptome sind, daß Reizbarkeit, Verdrossenheit und auch Unsauberkeit bei manchen Krankheiten durch Fieber oder Schwäche begründet sind, daß Rücksichtslosigkeit und Schamlosigkeit ihre Ursache in verborgenen Krankheitszuständen haben können, wird der Pflegerin über manche schwierige Lage hinweghelfen, dabei wird ihr das Mitleid und Mitgefühl mit dem Kranken die richtige Handlungsweise vorschreiben.

Stets sollte sie daran denken, daß wir niemals in einer Krankheit, welche es auch sei, eine Schande, einen Makel, sondern stets ein Unglück zu erblicken haben, das unser ganzes Mitleid und unsere Humanität herausfordert; sie sollte nie vergessen, daß wir nicht da sind, um zu richten, sondern daß wir da sind, um zu helfen!

Ob es die Pflegerin im Umgange mit den Kranken versteht, sich selbst zu beherrschen, und ob sie sich der ihr dabei zufallenden Verantwortung bewußt ist, das zeigt sich auch in ihren Aeußerungen den Kranken und deren Angehörigen gegenüber, in denen sie namentlich die größte Vorsicht walten lassen muß, wenn sie die Art und den Verlauf der Krankheit des Patienten betreffen. Sie soll es darum möglichst vermeiden, mit diesem über seine Krankheit zu sprechen, und alles tun, um ihn durch andere Unterhaltung oder Beschäftigung von seinem Leiden abzulenken. Hinsichtlich Auskunft über das Leiden soll sie jedenfalls stets den Kranken wie auch seine Angehörigen an den Arzt verweisen.

Das ist mitunter gar nicht leicht, häufig fordert der Kranke mit seinen Fragen die Pflegerin geradezu heraus, Unvorsichtigkeiten zu begehen. Er will wissen, ob sie früher schon einmal ähnliche Kranke gepflegt habe, und sucht zu erfahren, wie diese Krankheiten damals behandelt worden sind und welchen Verlauf und Ausgang sie genommen haben. Um solche Fragen geschickt zu beantworten, ohne den Patienten zu kränken und ohne ihn über den Ausgang seiner eigenen Krankheit zu beunruhigen, dazu bedarf die Pflegerin oft vieler Geduld und großen Taktes. Fast jeder Kranke spricht ja gar zu gern über seine Krankheit, er hält eben meistens seine Krankheit, auch wenn sie eine ganz gewöhnliche ist und nach gewöhnlichen Regeln verläuft, für etwas ganz Besonderes und Merkwürdiges und ist leicht verletzt, wenn man seine Klagen und seine Beobachtungen, die für die Behandlung ganz gleichgültig sein können, die er aber für sehr wichtig hält, nicht genügend berücksichtigt. Dies ist rein menschlich, und man muß solchen Vorstellungen Rechnung tragen, sonst kommt sich der Kranke mit Recht vor wie eine Nummer und glaubt nicht genügend Beachtung zu finden. Darum gehe man beruhigend auf solche Gespräche ein und suche dem Kranken das, was ihn ängstigt oder ihm Sorge macht, auf unauffällige und natürliche Weise zu erklären und ihm verständlich zu machen, daß seine Krankheit nicht zu besonderen Befürchtungen Anlaß zu geben braucht; dabei suche man die Unterhaltung unvermerkt auf einen anderen Gegenstand hinüber zu leiten!

Aber es hat wenig Zweck, sich mit solchen Kranken, namentlich wenn es sich um wenig intelligente Menschen handelt, über ihre Krankheit zu streiten oder sie über deren Ursache oder über den Grund dieser oder jener Störung aufklären zu wollen. Es wirkt auch keineswegs fördernd auf die Genesung ein, wenn der Kranke zu eingehend über seinen Zustand orientiert ist. Uebrigens glaubt er doch nur das, was ihm selbst am wahrscheinlichsten dünkt. Er macht sich sein eigenes System über seine Krankheit zurecht und grübelt so lange nach, bis er eine Ursache für sie entdeckt zu haben glaubt; und er findet Trost und Beruhigung darin. Darum soll man ihm in solchen Dingen nicht unnötig widersprechen.

Dies trifft namentlich für solche Kranke zu, die an chronischen, besonders an unheilbaren Krankheiten leiden. Es findet sich so leicht kein Kranker darein, zu glauben, daß er unheilbar ist. Er wundert sich zwar darüber, daß er nicht gesund wird, und sucht und findet den Grund dazu in allen möglichen, oft nebensächlichen Dingen. Gewöhnlich ist es der Arzt, dem der Kranke die Schuld beimißt, oder verkehrte Behandlung und Nachlässigkeit seitens des Pflegepersonals; nur die wirkliche Ursache findet er nicht oder will sie vielmehr nicht finden, nämlich die Unheilbarkeit der Krankheit an sich. Er gibt sich einer angenehmen Selbsttäuschung hin und hofft bis zum letzten Augenblick auf eine günstige Wendung; diese Hoffnung sollen wir nicht trüben!

Arzt und Pflegerin können hierbei allerdings oft in eine schwierige Lage kommen, ja geradezu mit der Wahrheitsliebe in Konflikt geraten. Der Kranke verlangt die volle Wahrheit über seinen Zustand zu erfahren, er behauptet, auf alles gefaßt zu sein und das

Schlimmste ertragen zu können. In solchen Fällen wird die Pflegerin immer gut tun, den Kranken an den Arzt zu verweisen, dessen Geschicklichkeit, Pflichtgefühl und Takt die Entscheidung zufällt, ob es geraten erscheint, mit der wahren Ansicht zurückzuhalten, oder ob es etwa im Interesse der Fürsorge für die Familie des Kranken, der wichtige letztwillige Verfügungen und Bestimmungen zu treffen hat, oder aus anderen Gründen der ärztlichen Diplomatie geboten ist, den Kranken selbst oder lieber das eine oder andere geeignete Mitglied der Familie über die wahre Lage der Dinge aufzuklären. In manchen Fällen kann die Erledigung des letzten Willens, die Ueberzeugung von der Sicherstellung seiner Angehörigen dem Sterbenden Beruhigung schaffen. Aber nur wenige Kranke und auch wenige Angehörige sind imstande, die ungeschminkte Wahrheit zu vertragen, meistens täuschen sie sich über das Maß ihrer Kraft; sie wünschen auch gewöhnlich die Wahrheit nur unter der stillen Voraussetzung zu hören, daß sie günstig für sie ausfällt.

Die Befürchtung, daß die Krankheit einen schlimmen Verlauf nehmen könne, darf die Pflegerin also dem Kranken nie zugestehen, noch viel weniger aber selbst aussprechen. Es ist auch durchaus falsch, bei Kranken, deren nahes Ende bevorsteht, und die scheinbar bewußtlos daliegen, über diesen tödlichen Ausgang mit der Umgebung zu sprechen. Man kann sich über den Grad der Bewußtlosigkeit täuschen, auch kann bisweilen das Gehör bei Sterbenden, die scheinbar ganz bewußtlos sind, noch scharf genug sein, um solche unvorsichtigen Aeußerungen aufzufassen. Die gleiche Vorsicht muß Narkotisierten gegenüber walten. In solchen Fällen muß man sich sehr hüten, durch Unvorsichtigkeit eine Grausamkeit zu begehen!

Die Unterhaltung mit dem Kranken und Gespräche in seiner Gegenwart erfordern also viel Vorsicht und Taktgefühl. Die Unterhaltung soll dem Kranken nicht aufgedrängt werden. Die Pflegerin belästige den Kranken nie durch zu viele Fragen, sie erzähle nie unaufgefordert von sich selbst, von ihren eigenen Familien- und und Lebensverhältnissen oder von anderen Patienten! Bei der Auswahl des Unterhaltungsstoffes ist auf den Zustand des Kranken Rücksicht zu nehmen, Berufsinteressen desselben, Tagesereignisse und Besprechungen gemeinsamer Lektüre, soweit sie nicht aufregen, werden die geeignetsten Stoffe abgeben. Gespräche über Gebiete, die dem Kranken lieb und vertraut sind, werden diesen am wenigsten angreifen und überdies das Band zwischen ihm und dem Pflegenden enger schließen. Um den Interessen der Kranken gerecht werden zu können, ist es darum erwünscht, daß die Pflegerin eine möglichst umfangreiche, allgemeine Bildung besitzt und sich in ihren Erholungsstunden durch gute Lektüre, Besuch von Theater, Konzerten und Museen, sowie durch Ausflüge in die Natur Anregungen verschafft, die sie den Patienten wieder zugute kommen lassen kann. Keine Unterhaltung darf aber so lange ausgedehnt werden, daß der Kranke dadurch ermüdet wird, bei den leisesten Zeichen der Uebermüdung müssen im rechten Moment die Ruhepausen eintreten. Aufregende Ereignisse trauriger oder freudiger Art sollen nicht berührt werden. Lassen sich solche Mitteilungen nicht vermeiden, so ist der Arzt vorher zu befragen, jedenfalls wähle man zu solchen Mitteilungen nicht gerade die Abendstunden. Angreifende Gespräche seitens der Umgebung des Kranken sind zur rechten Zeit abzubrechen, der Besuch ist daraufhin zu überwachen und auf keinen Fall in weiterem Umfang zu gestatten, als ihn der Arzt erlaubt. Sache des Taktes ist es, daß die Pflegerin solche Persönlichkeiten von dem Kranken fernhält, deren Besuch ihm unangenehm ist oder besondere Rücksichtnahmen von ihm erfordert. Aber die Pflegerin entferne sich auch taktvoll, wenn Angehörige oder Freunde des Kranken das Zimmer betreten: sie entferne sich auch, wenn der Arzt mit dem ärztlichen Teil seines Besuches fertig ist und nur noch als Freund und Vertrauter des Kranken bleibt!

Im Gespräch mit dem Kranken spreche die Pflegerin natürlich und deutlich, selbstredend, ohne ihn anzuschreien, aber auch ohne unnötiges Dämpfen der Stimme und affektiertes Geflüster. Jedes unnatürliche Sprechen irritiert den Kranken und nötigt ihn zu größerer Anstrengung im Aufmerken. Ueberdies erwecken Menschen, die ihre Stimme verstellen, leicht den Eindruck, daß sie nicht aufrichtig seien. Von den meisten Kranken wird Neugierde und Geschwätzigkeit im höchsten Grade lästig und peinlich empfunden. Darum muß sich die Pflegerin hüten, mit dem Kranken über dies oder jenes zu klatschen, denn dadurch gerät sie in Gefahr, ihr Ansehen und ihre Autorität dem Kranken gegenüber einzubüßen. Stets freundlich, gleichbleibend ruhig und geräuschlos soll sie ihren Dienst verrichten, ohne daß unnötig mehr dabei gesprochen wird, als es die Pflege erfordert. Bescheidene Zurückhaltung, eine gewisse Heiterkeit des Gemütes, ein natürlicher Frohsinn, der so wohltuend auf den Kranken wirkt, wird ihr dabei ihren Dienst wesentlieh erleichtern und stets dankbar von dem Kranken empfunden werden.

Selbstverständlich soll die Pflegerin dem Patienten stets mit freundlicher Hilfsbereitschaft entgegen kommen, wenn er das Bedürfnis hat, sich auszusprechen. Der Einblick, den die Schwester auf diese Weise durch den täglichen Umgang mit ihrem Pflegebefohlenen in seine Bedürfnisse, Wünsche und Sorgen und in die Ansichten und Gewohnheiten seiner Umgebung gewinnt, wird ihr das Verständnis der einzelnen Patienten erheblich erleichtern und sie befähigter machen, ihnen zu nützen. Denn nur, wenn man über die tatsächlichen Bedürfnisse unterrichtet ist, wird man imstande sein, wirklich zu helfen. Ueberdies wird die Bezeugung eines persönlichen Interesses an dem Kranken und ein freundliches, williges Eingehen auf seine Wünsche bei diesem stets dankbares Entgegenkommen finden und sein Vertrauen zu der Pflegerin kräftigen, warme herzliche Teilnahme an seinem Ergehen wird ihr stets am schnellsten die Herzen öffnen.

Eine solche individualisierende Behandlung, welche innerhalb der erlaubten Grenzen auf die persönlichen Eigentümlichkeiten des Kranken Rücksicht nimmt, läßt sich selbst mit der strengen Hausordnung eines Krankenhauses vereinbaren. Einen weniger bemittelten Kranken soll man es nie fühlen lassen, daß der Arme etwa weniger gut verpflegt sei als der Wohlhabende. Richtige Herzensbildung wird es auch hier verstehen, manche sozialen Unterschiede auszugleichen; Unterschiede des Standes und der Konfession müssen am Krankenbett vergessen werden.

3. Krankenbeschäftigung.

Eine richtig geleitete Krankenbeschäftigung ist ein wichtiges Heilmittel, dessen Bedeutung immer mehr anerkannt und gewürdigt wird; ist doch nichts so sehr geeignet, gerade solchen Kranken, die sich grübelnden Gedanken hingeben und sich über den Ausgang ihrer Krankheit und über ihr zukünftiges Geschick Sorge machen, Zerstreuung und Ablenkung zu bereiten. Aber während sich diese früher vorwiegend auf eine rein rezeptive Beschäftigung, auf Lesen und allerlei Unterhaltungen zu beschränken pflegte, lernte man in neuerer Zeit in zunehmendem Maße den großen therapeutischen Wert einer möglichst produktiven Selbstbetätigung des Kranken schätzen, welche die Schaffensfreude anregt, belebend auf den Körperzustand und die Seelenkräfte sowohl des bettlägerigen wie des gehfähigen Kranken einwirkt, frühzeitig das positive, lebensbejahende Gefühl in dem Kranken stärkt und ihm durch freudebringende Beschäftigung die vielen unfreiwilligen Mußestunden verkürzt.

Dieses Prinzip, welches eine hinreichende Zerstreuung und Ablenkung der Kranken mit einer nutzbringenden Beschäftigung vereinigt und eine Konzentration der Geistestätigkeit auf die auszuführende Arbeit anstrebt, hat zuerst in der Irrenpflege ganz besondere Bedeutung gewonnen; in den Irrenanstalten ermöglichen eigens hierfür getroffene Einrichtungen den Patienten ausgiebige Beschäftigung mit leichten gärtnerischen und landwirtschaftlichen Arbeiten. Aber auch in den Lungenheilstätten und Sanatorien für Nervenkranke sucht man seit langem eine ablenkende Beschäftigung mit ähnlichen, körperlich kräftigenden Tätigkeiten, ferner mit gymnastischen Uebungen und Turnspielen im Freien zu verbinden und dadurch günstig auf den Heilungsprozeß einzuwirken. Ebenso ist man ja auch von jeher bemüht, für Blinde geeignete Einrichtungen zu treffen, welche ihnen trotz ihres Defektes nicht nur ausreichende Beschäftigung und Zerstreuung gewähren, sondern ihnen auch nutzbringende Arbeits- und Erwerbsmöglichkeiten schaffen.

Waren es früher hauptsächlich Kranke mit chronischen Leiden, deren Bedürfnis nach geeigneter Betätigung man auf diese Weise gerecht zu werden suchte und deren Gemütszustand man durch ablenkende Arbeit wohltuend zu beeinflussen suchte, so hat die wachsende Erfahrung gelehrt, daß auch bei den (innerlich oder chirurgisch) akut Erkrankten, wenn man von der ersten Zeit des schweren Darniederliegens absieht, das Bedürfnis nach Ablenkung und Beschäftigung keineswegs geringer ist. „Gerade für solche Personen, die sich plötzlich und unmittelbar ihrer gewohnten, beruflichen oder gesundheitsbasierten Tätigkeit enthoben und zu mehrwöchiger, ungewollter Ruhe und Beschaulichkeit verurteilt sehen, sind Beschäftigungsmethoden und Beschäftigungmöglichkeiten verschiedener Art sehr erwünscht, da sie dann leichter und angenehmer über die Erkrankung und die ihnen oft lange werdende Genesungszeit hinwegkommen“ (P. Jacobsohn).

Was in dieser Richtung dem Kranken not tut, das haben wir im Kriege in unseren Verwundetenlazaretten gelernt. In den ersten Kriegsmonaten ist — das darf man heute bei aller Anerkennung des guten, lauteren Willens und edlen Wetteifers im Dienste der guten Sache offen aussprechen — zweifellos in dem Bestreben, den Verwundeten die lange Zeit des Krankenlagers und der Genesung zu verkürzen und die Langeweile zu vertreiben, vielfach auf der einen Seite des Guten zuviel, auf der anderen Seite zu wenig getan worden. Man braucht nur zurück zu denken an all die Konzerte, Aufführungen, Rezitationen, Theater- und Lichtspielvorführungen, Ständchen von Gesangvereinen und Mädchenschulen, sogar Kabarettvorstellungen usw., mit denen damals unsere Verwundeten in den Lazaretten geradezu überfüttert wurden. Diese Darbietungen, zu denen oft namhafte Künstler in dankenswerter Weise ihr Bestes zur Verfügung stellten, haben gewiß manchem verwundeten und kranken Krieger Stunden reinen Genusses und herzerquickender Freude gegeben. Deshalb soll man keinesfalls etwa auf dieselben ganz verzichten. Aber wie im gewöhnlichen Leben der Besuch solcher Veranstaltungen für Feierstunden aufbewahrt werden soll, so soll erst recht im Lazarett mit diesen Genüssen Maß gehalten werden; häufen sich dieselben, so stumpfen sie die Hörer dagegen ab. Ueberdies wird durch die Häufung solcher Veranstaltungen eine unerwünschte Unruhe in die Lazarette getragen, in denen doch in erster Linie Ruhe den Gesundungsprozeß fördern soll.

Wie auf fast allen Gebieten haben wir auch hier erst unsere Erfahrungen machen müssen, und wir haben gelernt, daß unseren Verwundeten neben jenen durchaus schätzenswerten musikalischen und deklamatorischen Darbietungen, die sie hin und wieder zur Erbauung, zur Erheiterung und Aufrichtung ihres Gemütes gewissermaßen passiv in sich aufnehmen, eine aktive Betätigung nötiger ist. Steigt doch mit den sich hebenden Kräften bald der Tätigkeitstrieb und damit das Bedürfnis nach einer Beschäftigung, die dem Kranken das befriedigende Bewußtsein gibt, daß er wieder etwas Zweckmäßiges und Nutzbringendes auszuführen imstande ist, und die in ihm die Hoffnung auf baldige zunehmende Leistungsfähigkeit belebt. Dieser gesunde Drang nach nützlicher Betätigung darf nicht unbefriedigt bleiben, soll nicht der Kranke allzu leicht einem gewissen trägen Hindämmern und mißmutigen Herumliegen verfallen, aus dem sich mancher nur schwer wieder aufrafft. Diese Erfahrungen der Kriegszeit müssen auch im Frieden allen unseren Kranken in den Krankenhäusern sowohl wie im Privathause zugute kommen!

Die notwendige Zerstreuung und Beschäftigung der Kranken, die ohne dauernde Mitwirkung Dritter vor sich geht, kann sowohl psychischer wie physischer Art sein, sie kann also in geistiger

Beschäftigung bestehen, wozu in erster Linie das Lesen und auch das Schreiben gehört, oder in mechanischen Betätigungen, soweit der Körperzustand solche wieder zuläßt. Das Wesentliche dabei ist, daß den Kranken oder Genesenden eine gewisse Abwechselung in der Beschäftigungsart geboten wird, weil es sonst nicht gelingt, ihre Gedanken für längere Zeit auf ihre Beschäftigung zu konzentrieren und sie dadurch ihren Grübeleien und Mißstimmungen zu entziehen.

Der Arzt regelt jegliche Beschäftigung der Kranken in bezug auf Qualität sowohl wie auf Quantität, er bestimmt den Zeitpunkt, wann und wie die Tätigkeit aufgenommen und abgestuft werden soll. Aufgabe des Pflegepersonals ist es, den Arzt hierbei verständnisvoll zu unterstützen und darauf zu achten, wenn sich Ermüdungserscheinungen geltend machen. Blaßwerden, Gähnen, Hintenüberlehnen, Durstgefühl sollen immer zu zeitweiliger Unterbrechung der Beschäftigung Anlaß geben. Von besonderer Wichtigkeit ist es, bei Beginn einer schweren Erkrankung von vornherein die beruflichen und geschäftlichen Anforderungen und Sorgen zu überwachen und zu regeln, die an jeden Kranken herantreten, der plötzlich aus einer verantwortungsvollen Tätigkeit herausgerissen wurde. Gewiß wäre es das Beste, einen schwer Erkrankten von jeder Anteilnahme an beruflichen Dingen, von jeder geschäftlichen Mitteilung und von ernsten Entschließungen für die Dauer der Erkrankung fernzuhalten. Dies wird aber in den wenigsten Fällen möglich sein; und es ist manchmal für den Arzt nicht leicht zu beurteilen und zu entscheiden, was er hiervon zulassen soll und was nicht. In vielen Fällen ist es z. B. falsch, einem Kranken die gesamte Korrespondenz vorzuenthalten, wodurch er unnötig mißtrauisch gemacht und beunruhigt wird. Hier muß die Familie helfend eingreifen und, den Verhältnissen gemäß, die geschäftliche Inanspruchnahme des Kranken auf das unumgänglich notwendige Maß einzuschränken suchen.

Hat ein Kranker das erste schwere Stadium des Darniederliegens überwunden, so ist ja das einfachste Unterhaltungs- und Beschäftigungsmittel, auf das der Gebildete am ersten verfällt, das Lesen. Darum sind die letzthin zu Tage getretenen Bestrebungen, in Krankenhäusern und Lazaretten durch Zuwendungen von Bibliotheken und Buchhändlervereinen gute Büchersammlungen anzulegen, sehr zu begrüßen, nur sollen die Lazarettbibliotheken keine Ablagerungsstätten für allen möglichen Schund darstellen! Gerade das Lesen des Kranken muß aber sowohl in quantitativer wie in qualitativer Hinsicht sorgfältig überwacht werden. Einmal wird es in der Einsamkeit des Krankenzimmers, zumal bei spannender Lektüre und bei dem Mangel an anderweitiger Beschäftigung, leicht übertrieben, auf der anderen Seite ist auch der Gegenstand der Lektüre nicht gleichgültig, der dem Bildungsgrad, dem Geschmack, der Stimmung und dem Zustand des betreffenden Kranken anzupassen ist. Schlechter und aufregender Lesestoff ist ihm fern zu halten, vor allem auch medizinische Abhandlungen, die zu Grübeleien und zu Beunruhigungen Anlaß geben können. Zeitungen sind zuvor darauf zu prüfen, ob sie keinen für den Kranken aufregenden Inhalt haben, die gleiche Rücksicht müssen die Angehörigen auch in Briefen und Büchersendungen beachten. In der ersten Zeit der Genesung sind leicht faßliche kurze Erzählungen, Novellen, Reiseschilderungen, erheiternde, von gesundem Humor durchwehte Schriften oder Abbildungswerke zu wählen; man achte aber auf gut lesbaren Druck, handliches Format (keine schweren, dickleibigen Zeitschriftenbände!), bequeme Lagerung (Lesetischchen!) und gute Beleuchtung! Das Licht soll dem Kranken nicht in die Augen, sondern von hinten oder von der linken Seite her in die Buchseiten fallen.

Mit dem Lesen hat es aber noch eine eigene Bewandtnis; so wertvoll es als Krankenbeschäftigung zweifellos ist, so darf sein Wert doch nicht überschätzt werden. Einmal darf man nicht vergessen, daß nur der kleinere Teil unserer Kranken aus gesunden Tagen her daran gewöhnt ist, in größerem Umfange zu lesen; und in den breiten Schichten des Volkes sind es immer nur Einzelne, die gern und dauernd gute Bücher lesen. Dazu kommt, daß auch der gebildete Kranke oder Rekonvaleszent nicht imstande ist, andauernd zu lesen, weil er dadurch zu sehr ermüdet und abgespannt würde. Er bedarf vielmehr als Ergänzung anderer Ablenkung und Anregung.

Hier treten zunächst die mannigfachen Spiele in ihr Recht: Geduldspiele, Zusammensetzspiele, Patiencelegen, Einsiedlerspiele, Figurenlegen, mit denen sich der bettlägerige Kranke allein ohne Beihilfe Anderer längere Zeit die Stunden kürzen kann, die er sich unter Umständen selbst erfinden und improvisieren kann. Ferner die beliebten Brettspiele und Gesellschaftsspiele (Domino, Dame, Mühle, Halma, Salta, Schach, Quartett, Dichterspiele), die den Vorzug haben, daß sie gleichzeitig mehrere Personen beschäftigen und ohne körperliche Anstrengung oder seelische Erregung angenehme Zerstreuung und Ablenkung bieten. Dagegen sind wegen der oft nicht zu vermeidenden Aufregung Kartenspiele höchstens für die spätere Genesungszeit geeignet.

Immer mehr hat man aber im Laufe der Zeit die Erfahrung gemacht, besonders in unseren Verwundetenlazaretten, daß gerade bei Genesenden ein besonderer Drang zu selbsttätigem Schaffen besteht. Mit Recht hat man gesagt, in jedem Kranken stecke im gewissen Sinne ein Kind verborgen. Nähert sich doch in einer Zeit, da seine körperlichen Kräfte geschwächt, seine Bewegungsfähigkeit eingeschränkt und sein Geist erschöpft ist, die ganze Lebensbetätigung des Kranken bis zu einem gewissen Grade der des Kindes. So kommt es, daß fast alle Kranken bis tief in die Genesungszeit hinein Neigung zu leicht auszuführenden, körperlich und geistig nicht anstrengenden Tätigkeiten und kleinen Lieblingsbeschäftigungen zeigen, die sie in der Kindheit und Jugend bevorzugt haben. Und wie das Kind sich am liebsten seinen Zeitvertreib möglichst selbst schafft und meistens ein einfaches, selbstgefertigtes Spielzeug dem kostbarsten Erzeugnis der Spielwarenkunst vorzieht, das seiner Phantasie keine Anregung gibt, so auch der Kranke.

Darum eignen sich zur Krankenbeschäftigung in der ersten Genesungszeit ganz besonders allerhand kleine Basteleien und Kunstfertigkeiten, wie sie uns zur Beschäftigung gesunder und kranker Kinder zur Verfügung stehen; in der Hand des Erwachsenen werden dieselben natürlich eine mannigfachere, kunstreichere und feinere Ausgestaltung gewinnen. Dazu treten Skizzieren, Zeichnen, Tuschen, Ausschneidearbeiten (Linear- und Blumenornamente nach freier Erfindung), Klebearbeiten in Pappe und Papier, Bast- und Rohrflechtereien, Knüpfarbeiten, leichte Stickereien und was dergleichen hübsche und nützliche Dinge mehr sind. Bei fortschreitender Genesung kommen hinzu allerlei Modellierarbeiten in Ton und Plastilin (verschiedenfarbiger Knetstoff), Brandmalerei, Kerb- und Flachschnitzerei, Liebhaberkünste, Papp- und Buchbinderarbeiten, Laubsäge- und Hobelarbeiten, Beschäftigungsarten, die sich schon mehr kunstgewerblichen Betätigungen nähern und geeignet sind, dem Kranken selbst und seiner Umgebung viel Freude zu machen, und dem künstlerischen Sinn, der Erfindungsgabe und der Phantasie des einzelnen weiten Spielraum bieten. Alle diese Betätigungen haben, abgesehen davon, daß sie mit geringen Ausgaben leicht zu beschaffen sind und eine vortreffliche Anregung und Ablenkung erzielen, ohne körperliche Anstrengung zu erfordern, noch den ganz besonderen Wert, daß sie unbewußt und spielend die muskulären Funktionen des Kranken üben und seine Bewegungsfähigkeit verbessern. In unseren Lazaretten, in welchen den Verwundeten Handwerkszeug, Arbeitsmaterial sowie technisch und künstlerisch geschulte Lehrkräfte zur Verfügung gestellt wurden, gingen diese Beschäftigungen vielfach über die rein unterhaltende Tätigkeit hinaus: und es entwickelten sich aus den anfänglichen leichten Bastelarbeiten nutzbringende Beschäftigungen auf wirtschaftlich-praktischer Grundlage, Betätigungen zur Förderung des Heilverfahrens und zur geschmackvollen, sinngemäßen Verarbeitung der zur Verfügung stehenden Stoffe. Sie verfolgten den Zweck, „Sonnenschein in die Lazarette zu tragen, von dem heilende und stärkende Kraft ausgeht“.

Daneben läßt sich nicht bestreiten, daß solche Lazarett- und Krankenhausbeschäftigungen der Geschmacksbildung nutzbar gemacht werden können, wenn man den Verfertigern gute Vorbilder bietet und sie anleitet, die Arbeiten formenschön zu gestalten und die Farbe geschmackvoll anzuwenden. Für manche Berufsarbeiter der gewerblichen und kunstgewerblichen Richtung können sie unter dieser Voraussetzung zweifellos eine Erziehung zum guten Geschmack bedeuten, welche die künftige Formengebung der Berufsarbeiten in künstlerischer Beziehung vorteilhaft und nachhaltig zu beeinflussen imstande ist.

Meistens hat man beobachtet, daß es den Kranken besondere Freude macht, wenn sie Gegenstände herstellen können, die unmittelbar in ihrer Umgebung, im Lazarett oder Krankenhause nützliche Verwendung finden können und somit gleich einen praktischen Erfolg ihrer Arbeit erkennen lassen; das ersichtlich Zweckvolle solcher Betätigung schafft ihnen große Beruhigung und Genugtuung. Darum ist die Heranziehung Leichtkranker und Genesender zu kleinen Hilfeleistungen bei anderen Kranken und zur Anfertigung von allerlei Behelfsarbeiten für die Krankenpflege sehr zu empfehlen. Das hierzu nötige Arbeitsmaterial liefern Behelfsstoffe einfachster Art, wie Stroh, Häcksel, Holzwolle, Moos, Metalldraht, Holzbrettchen, Leinwandreste, Pappstückchen u. dergl., aus denen sich zweckmäßige Lagerungs- und Unterstützungsvorrichtungen herstellen lassen und mancherlei Krankengerät improvisiert werden kann.

Zu diesen Beschäftigungen treten bei den in der Genesung fortgeschritteneren Kranken noch die Bewegungsspiele im Freien, Uebungen mit Turngeräten, Ballspiele, Krokettspiele,

Tennis und sportliche Spiele aller Art, mit denen neben der Unterhaltung, Erheiterung und körperlichen Ausbildung noch eine weitere, nicht zu unterschätzende Wirkung erzielt wird: Mancher Kranke, der sich immer noch scheute, seine eben wiedergewonnenen Kräfte zu gebrauchen, vergißt im Eifer des Spieles die Schonung und kommt so dazu, seine Muskulatur wieder in Bewegung zu setzen, den Blutumlauf und den Stoffwechsel anzuregen, ein verletztes und geheiltes Glied wieder kräftig zu gebrauchen und zu beleben. So wird „spielend" der Gesundungsprozeß gefördert und die volle Beweglichkeit und Kraft wieder hergestellt.

Alle diese vielgestaltigen, für Kranke in Betracht kommenden Beschäftigungsmöglichkeiten, von denen die beigegebene Tabelle (nach P. Jacobsohn) in systematischer Anordnung eine Uebersicht geben möge, können hier nur angedeutet werden. Eine überaus dankbare Aufgabe einer geschickten Therapie und Krankenpflege wird es sein, dieselbe im einzelnen Falle nach Veranlagung, Befähigung, Neigung und Körperzustand des Kranken zu variieren und nutzbringend anzuwenden, um dem Genesenden über seine Leidenszeit hinweg zu helfen, die Hoffnung in ihm anzuregen und ihn neuer Kraftentfaltung und gesunder Lebensbetätigung zuzuführen.

Beschäftigung, Unterhaltung, Zerstreuung und Ablenkung Kranker.

1. Lektüre.

Klarer, großer Druck. Kleines Format. Bequeme Lagerung, gute Beleuchtung.
Bilderbücher.
Erbauungslektüre (Christl. Zeitschriftenverlag).
Illustrierte Kalender (Volks-Daheimkalender).
Vorlesen, Erzählen von Märchen und Geschichten.
Fromme Sprüche, Bibelworte.
Journalhefte.
Unterhaltungsbeilage.
Novellen, Reiseschilderungen.
Humoristische Erzählungen.
Abbildungswerke.

2. Spiele.

Domino, Mühle, Dame, Puff, Schach, Halma, Salta, Belagerungsspiele, Quartettspiele, Dichterspiele, einfache Kartenspiele (66).
Patiencelegen.
Einsiedler- und Geduldspiele.
Rechnen und Ratespiele (Streichhölzer, Geldstücke).
Rätsel, Rebusse, Scherzfragen.
Selbstfertigen von Spielzeug.
Improvis. Damespiele (Karton, Knöpfe).
Fröbelspiele.
Figurenlegen aus Streichhölzern.
Fadenspiele.
Falten und Flechten von Papier.
Erbsenarbeiten.
Zeichnen im Netz und Ausnähen.
Kettenflechten aus Stroh und buntem Papier.
Baukastenspiele.

3. Technische Beschäftigungen.

Zeichnen, Tuschen, Malen.
Modellierarbeiten (Ton, Wachs, Plastilin, Modellierbogen).
Brandmalerei (Vorsicht wegen des Geruchs!), Kerbschnitzerei, Flachschnitzerei.
Ausschneiden, Bemalen.
Einkleben von Bildern zu Bilderbüchern.
Sammeln und Einkleben von Marken, Ansichtskarten, Liebigbildern.
Schnitzen, Bemalen, Zusammensetzen zerlegter Zigarrenkisten und Kartons.

Aufkleben von Pflanzenteilen und Muscheln auf Rahmen und auf Gratulationskarten.
Papparbeiten (Lampenteller, Körbchen, Wandtaschen).
Klebearbeiten nach Vorlagen und selbstgezeichneten Motiven.
Korkpüppchen-Ausschneiden und -Bekleiden.
Anfertigen von Papierblumen.
Anfertigen von Christbaumschmuck.
Bast- und Rohrflechtereien, Korbflechten, Perlarbeiten aus Holz- und Glasperlen.
Versorgen von Zimmervögeln und -pflanzen.

4. Weibliche Handarbeiten.

Stricken und Häkeln (leichte Muster).
Häkeln von Pantoffeln.
Nachttischdeckchen, Waschläppchen.
Ankleiden von Puppen (Bestricken).
Knüpfen von Decken und Tüchern über Holzrahmen, von Taschen, Gürteln und Kissen.
Filieren von Netzen und Markttaschen.
Ausbessern der Wäsche.
Pferdeleinen stricken.
Anfertigen von Herrenuhrketten, langen Damenketten und Muffketten aus Seide und Perlen.

5. Kleine Hilfen im Krankensaal.

Bemalen der Betttafeln.
Kleine Hilfen bei anderen Kranken.
Improvisation von Krankengeräten.
Metall- und Glassachen blank machen.
Geschirrwaschen.
Messerputzen.
Mooskissen nähen.
Verbandstücke zuschneiden.
Verband-Tupfer drehen.
Binden wickeln.

6. Beschäftigungen im Freien.

Turnen, Radeln, Rudern, Tennis, Kegeln, Krocket.
Freiübungen, Turnspiele, Ballspielen.
Gartenarbeiten (Jäten, Okulieren, Blätter entfernen, Blumen pflegen).
Landwirtschaftliche Arbeiten.

7. Allgemeine Unterhaltungen.

Veranstalten musikalischer und deklamatorischer Unterhaltungen.
Aufführen von Festspielen und lebenden Bildern.

Abschnitt VI.

Krankenernährung.

A. Allgemeine Grundsätze der Ernährung.

Der menschliche Körper bedarf der Ernährung, um zu leben, um den Stoffwechsel aufrecht zu erhalten, um Wärme bilden und Arbeit leisten zu können und um die durch die Lebensvorgänge, durch Wärmebildung, durch körperliche und geistige Arbeit aufgebrauchte Körpersubstanz zu ersetzen (vgl. Abschnitt I). Durch die Ernährung wird also für die Ausgaben des Körpers Ersatz geschafft und dadurch der Organismus auf seinem stofflichen Bestande erhalten. Dabei sollen unter normalen Verhältnissen Einnahme und Ausgabe sich decken; zur Zeit des Wachstums muß natürlich die Einnahme größer sein als die Ausgabe; soll der Körper Substanz ansetzen, hat er ein größeres Maß an Wärme zu bilden oder an Arbeit zu leisten, so benötigt er auch einer reichlicheren Zufuhr von Nahrungsstoffen. Wie der Ofen, wenn er heizen soll, wie die Dampfmaschine, wenn sie arbeiten soll, immer wieder frischen Heizmaterials bedarf, so auch der menschliche Körper, den man darum bis zu einem gewissen Grade mit einer überaus fein konstruierten Maschine vergleichen kann. Wie bei einem Maschinenkessel durch stärkere Anheizung ein Uebermaß an Wärme und Energie erzeugt werden kann, die als gespannter Dampf aufgespeichert werden, um nach Bedarf verwendet zu werden: so können auch im menschlichen Körper Nährstoffe angehäuft und angereichert werden als überschüssiger Vorrat, von dem in Zeiten der Not gezehrt werden kann.

Der zu leistende Ersatz für verbrauchte Stoffe unterliegt natürlich individuellen Schwankungen je nach der Konstitution, der Beschäftigung und dem Alter der betreffenden Menschen: darum muß er je nach den Anforderungen an Qualität wie an Quantität verschieden sein. Junge Menschen, die im Wachsen begriffen sind, oder solche, deren Muskeln angestrengt tätig sein müssen, sowie auch Genesende, deren Organismus durch schwere Krankheit geschwächt ist, stellen naturgemäß größere Ansprüche an das Ersatzmaterial, als Menschen, die unter normalen Verhältnissen leben und arbeiten.

Da unter Krankheit der Stoffwechsel des Menschen leidet und verändert wird, so spielt natürlich die Ernährung des kranken Menschen eine überaus wichtige Rolle. Freilich nehmen ja viele Leute in gesunden Tagen weit mehr Nahrung auf, als ihnen gut und nützlich wäre, jedoch im allgemeinen ist der Organismus des gesunden Menschen sehr fein auf die Anforderungen der Ernährung eingestellt, das Hungergefühl gibt ihm eine gewisse Kontrolle für das Maß der nötigen Nahrung, der Geschmack lehrt ihn Schlechtes und Unzuträgliches von Gutem zu unterscheiden; beim Kranken fällt das mehr oder weniger fort. Ist schon beim Gesunden das Verlangen nach Nahrung, der Appetit nicht immer ein zuverlässiger Wegweiser für die notwendige Nahrungsmenge, wie viel weniger erst beim Kranken! Würde der eine Kranke an Unterernährung zugrunde gehen, wollten wir uns nach seinem Appetit richten, so würde dem anderen der Heißhunger verhängnisvoll werden können, wollten wir denselben ohne weiteres befriedigen. Darum ist die richtige Ernährung bei den meisten Krankheiten für ihren Verlauf von größter Bedeutung, bei gewissen Krankheiten ist sie geradezu das beste und einzige Heilmittel.

Wir wissen, aus welchen Grundstoffen der menschliche Körper aufgebaut ist, die in ihren Verbindungen die Hauptbestandteile Eiweiß, Fett, Kohlehydrate, Wasser und eine größere Anzahl Mineralien abgeben (vgl. Abschnitt I, 1). Dasselbe Material benötigt darum der Körper auch, um die durch den Stoffwechsel verbrauchten Stoffe zu ersetzen und zu ergänzen. Wir müssen demgemäß in unserer Nahrung diese hauptsächlichen Nährstoffe: Eiweißstoffe, Fette und Kohlehydrate aufnehmen, ferner Wasser und die für den Körper nötigen Mineralstoffe oder Salze (Natrium, Kalium, Kalk, Eisenverbindungen, Magnesium, Chlor, Phosphor, Schwefel usw.). Die Mineralien finden sich in einer richtigen gemischten Kost stets in genügender Menge, so daß eine besondere Verabreichung in der Form sog. Nährsalze nicht nötig ist. Nur das Kochsalz pflegen wir unserer Nahrung besonders zuzusetzen, doch wird zweifellos von vielen ein Uebermaß davon aufgenommen. Die genannten fünf Gruppen von Nährstoffen sind in allen unseren Nahrungsmitteln entweder einzeln oder zu mehreren zusammen vertreten, sie müssen alle zusammen in einem bestimmten Verhältnis in der Nahrung vorhanden sein, um die Gesundheit des Körpers zu verbürgen.

Das Eiweiß ist ein dem Hühnereiweiß ähnlicher stickstoffhaltiger Stoff, der durch Kochen gerinnt und besonders reichlich in den tierischen Nahrungsmitteln enthalten ist. Wir genießen es als tierisches Eiweiß in Gestalt von Fleisch, Milch, Eiern, Käse, als pflanzliches Eiweiß mit dem Getreide (Kleber) und in den Hülsenfrüchten (Erbsen, Bohnen, Linsen). Die Eiweißstoffe des Körpers bilden nächst dem Wasser den Hauptbestandteil der Organe und Säfte, namentlich im Blut und in den Muskeln. Einen Teil der dem Eiweiß des Körpers zukommenden Aufgaben können die ihm verwandten leimgebenden Stoffe übernehmen, die sich in der Grundmasse der Knochen, der Knorpel, der Sehnen und des Bindegewebes zwischen den Muskelteilen befinden. Darin liegt der Wert dieser Stoffe für die Ernährung: sie wirken als Eiweißsparmittel.

Das Fett, das dem Körper hauptsächlich zur Erzeugung der notwendigen Körperwärme dient, wird diesem sowohl in tierischer wie in pflanzlicher Form zugeführt in Gestalt von Butter, Käse, Schmalz, fettem Fleisch und Fisch, tierischem Oel (Lebertran) und Pflanzenöl (Olivenöl, Erdnußöl, Rüböl, Leinöl), teilweise wird das Fett aber auch erst im Körper aus überschüssig aufgenommenen Kohlehydraten gebildet.

Die Kohlehydrate, die aus Kohlenstoff, Wasserstoff und Sauerstoff zusammengesetzt sind, entnehmen wir fast ausschließlich dem Pflanzenreich und genießen sie mit den stärkehaltigen Nahrungsmitteln in Form von Brot, Kartoffeln, Rüben, Mehl, Hülsenfrüchten, Reis, sowie mit den zuckerhaltigen Nahrungsmitteln (Obst) und in den verschiedenen Arten von Zucker: Traubenzucker, Fruchtzucker, Rübenzucker, Milchzucker, letzteren in der Milch, dem einzigen tierischen Nahrungsmittel, das Kohlehydrate enthält. Die Mehl- und Zuckerstoffe sind insofern nahe verwandt, als die Mehlstoffe im Körper durch den Mundspeichel und den Saft der Bauchspeicheldrüse in Dextrin und dann in Zucker umgewandelt und als solche in die Säfte aufgenommen werden. Im Körper finden wir die Kohlehydrate namentlich als Glykogen in der Leber und in den Muskeln, als Traubenzucker in denselben Organen und im Blut, als Milchzucker in der Milch. Die Verbrennung der Zuckerarten in den Organen ergibt einen großen Teil der Wärme und der Spannkräfte des Körpers; zugleich wird dabei die Eiweißzersetzung herabgesetzt und der Ueberschuß der Kohlehydrate als Fett angesetzt.

Diese genannten drei Hauptnährstoffe Eiweiß, Fette und Kohlehydrate, die sog. Kraftspender, sind aber für den Körper keineswegs gleichwertig. Gerade so wie es einen Unterschied macht, ob man einen Ofen mit Holz heizt oder mit Torf oder Kohlen, indem das eine Heizmaterial mehr Wärme liefert als das andere, so sind auch die Nährstoffe verschiedenwertig in der Wärmemenge, die sie dem Körper zuführen. Die Nahrung, welche der ruhende normalernährte, menschliche Körper täglich verbraucht, wird ja hauptsächlich zur Wärmebildung verwendet. Man schätzt daher den Wert einer Nahrung nach ihrem Wärmebildungsvermögen, demgemäß besitzt jede der drei angeführten Nahrungsbestandteile einen besonderen Nähr- oder Brennwert. Wir messen denselben nach Wärmeeinheiten oder Kalorien, indem wir mit Kalorie eine Wärmemenge bezeichnen, die notwendig ist, um einen Liter

Wasser um 1° C zu erwärmen. Ein Gramm Eiweiß ist imstande, einen Liter Wasser um 4° C in der Wärme zu erhöhen, also enthält ein Gramm Eiweiß 4 Kalorien. Ein Gramm Kohlehydrat gibt gleichfalls 4 Kalorien, ein Gramm Fett aber mehr als das Doppelte, nämlich 9 Kalorien. Sorgfältige Stoffwechseluntersuchungen und die praktische Erfahrung haben gelehrt, daß der tägliche körperliche Bedarf des ausgewachsenen gesunden Menschen je nach dem Körpergewicht und dem Arbeitsmaße zwischen 2100—4200 Kalorien schwankt, und zwar bedarf der erwachsene Körper im mittleren Mannesalter pro Kilogramm Körpergewicht 30—60 Kalorien täglich, um nicht an Gewicht zu verlieren, je nachdem er sich in Ruhe befindet oder mäßige bzw. schwere Arbeit zu leisten hat. Davon soll $^{1}/_{5}$ aus stickstoffhaltigen Nährstoffen (Eiweiß) und $^{4}/_{5}$ aus stickstofffreien Substanzen (Kohlehydraten und Fett) bestehen. In der Zeit des Wachstums braucht der Körper eine viel höhere Kalorienzahl, ein Säugling 70—90 Kalorien pro Kilogramm, während andererseits der Greis nur etwa 20 Kalorien pro Kilogramm seines Körpergewichts bedarf. Danach läßt sich mit Hilfe von Tabellen, welche die Zusammensetzung und den Kalorienwert der wichtigsten Nahrungsmittel angeben, für jeden Menschen eine seinem Körpergewicht entsprechende und nach ihrem Kalorienwert genügende Nahrung zusammensetzen.

Die verschiedenen Nahrungsbestandteile können einander in weitgehendem Maße vertreten, aber diese Vertretung findet ihre Grenzen beim Eiweiß, dessen der Mensch unter allen Umständen zu seiner Nahrung bedarf. Darum kann man einen Menschen wohl eine Zeitlang ohne Fett, auch ohne Kohlehydrate, aber *niemals ganz ohne Eiweiß* ernähren, von dem eine tägliche Zufuhr von etwa 100 Gramm wünschenswert ist und als Mindestmaß etwa 50 Gramm notwendig gebraucht werden.

Der *Verbrauch der Stoffe* ist natürlich bei den einzelnen Menschen je nach den Lebensverhältnissen verschieden. Während bei der wohlhabenden Bevölkerung der Verbrauch an Fett und Eiweiß überwiegt, findet bei den weniger Bemittelten ein größerer Kohlehydratverbrauch (Kartoffeln, Brot) statt, da Kohlehydrate billiger sind als Fett und Eiweiß. Am zweckmäßigsten und dem Körper am zuträglichsten ist die sog. *gemischte Kost*, die aus Fleisch, Gemüse, Kartoffeln, Brot und etwas Getränk besteht, sich also aus tierischen und pflanzlichen Produkten zusammensetzt. Darauf weist schon der Bau unserer Verdauungsorgane hin, die weder für reine Fleischkost noch für reine Pflanzenkost eingerichtet sind.

In großen ökonomischen Verbänden, z. B. Krankenhäusern, Kasernen, Gefängnissen, hat man an der Hand der erwähnten Nährwertsberechnungen bestimmte Diätformen festgesetzt, und zwar hat man hier die Kost nicht nur nach der Menge bestimmt, sondern dieselbe auch nach den verschiedenen Preisen der einzelnen Nahrungsmittel einzurichten gesucht, nach dem sog. Nährgeldwert. Denn zwei verschiedene Speisen können genau denselben Nährwert haben, im Preise aber ganz verschieden sein.

In den größeren Krankenanstalten, in denen viele Kranke untergebracht sind, die mit gleicher Diät ernährt werden können, werden gewöhnlich drei bis vier verschiedene Diätformen regelmäßig hergestellt. Dieselben unterscheiden sich voneinander meistens so, daß eine Kostform nur flüssige Nährungsmittel enthält, eine andere etwa der üblichen gemischten Kost entspricht mit der Einschränkung, daß sie vorwiegend leicht verdauliche und kalorienreiche Nahrungsmittel darbietet, eine dritte Form für Rekonvaleszenten und solche Kranke eingerichtet ist, die an Gewicht zunehmen sollen. Durch eine besondere Diabeteskost wird für die Zuckerkranken gesorgt, im übrigen sucht man den besonderen Bedürfnissen der einzelnen Kranken von Tag zu Tag mit sog. Extraverordnungen gerecht zu werden. Da eine solche Schematisierung jedoch manche Uebelstände zeitigt, so ist man in neueren Krankenanstalten, seitdem gerade die diätetische Behandlung in ihrer Bedeutung immer mehr in den Vordergrund getreten ist, vielfach dazu übergegangen, sog. Diätküchen einzurichten, in denen für diejenigen Kranken, die einer besonderen Beköstigung und einer Ernährungstherapie bedürfen, auch besonders gekocht wird.

B. Die Krankenkost, ihre Beurteilung und Zubereitung.

1. Allgemeine Regeln.

In den wenigsten Fällen sind wir in der Lage, dem Kranken die gleiche Kost zu verabreichen wie dem Gesunden. Darum hat im allgemeinen die Regel zu gelten, daß jeder Kranke eine besonders ausgewählte, seinem Krankheitszustand und dem vorliegenden Leiden angepaßte Kost zu erhalten hat, die rasch und leicht verdaut und aufgesogen werden kann. Gibt es doch nur wenige Krankheiten, bei denen nicht gleichzeitig Veränderungen der Verdauungsorgane und des Stoffwechsels vorliegen, die eine besondere Kost (Diät) beanspruchen. Dabei ist es ausschließlich Sache des Arztes, über Menge, Beschaffenheit und Zubereitung der Kost, sowie über die Art und Häufigkeit ihrer Darreichung Bestimmung zu treffen, Sache der Pflegerin dagegen ist es, sich vom Arzt von vornherein möglichst eingehende Vorschriften für die Beköstigung des Kranken geben zu lassen und dieselben peinlich zu befolgen.

Es ist zweifellos eine der wichtigsten Aufgaben der Pflegerin, einmal dafür zu sorgen, daß für den Kranken die ihm verordnete Kost in richtiger Weise zubereitet und hergerichtet wird, und weiterhin darauf zu achten, daß der Kranke, besonders in der Rekonvaleszenz, die verordnete Kost auch wirklich zu sich nimmt. Um dieser bedeutungsvollen Aufgabe gerecht zu werden, muß sie verstehen, die Rohmaterialien auf ihre Güte und Brauchbarkeit zu beurteilen und die Krankenkost möglichst selbst herzustellen, zum wenigsten aber die zweckmäßige und schmackhafte Zubereitung zu überwachen. Diese Kenntnis läßt sich freilich nur durch praktische Uebung und Erfahrung erlernen, darum müßte jede tüchtige Krankenpflegerin ebenso in Küche und Haus wie in der Krankenpflege Bescheid wissen! Kann doch der Arzt seine diätetischen Maßnahmen nur dann mit Erfolg zur Anwendung bringen, wenn er auf die dauernde und lebhafte Mitwirkung einer küchenerfahrenen und kochverständigen Pflegerin rechnen kann. Je eingehender sich diese daher mit den Kenntnissen und Fertigkeiten der Kochkunst vertraut gemacht hat, je umfassender ihre Ausbildung gerade auf diesem außerordentlich wichtigen Gebiet der Krankenpflege ist, um so wertvollere Dienste wird sie dem Kranken leisten, um so höher wird ihre Tätigkeit eingeschätzt werden.

Bei der Auswahl der für die Krankenkost in Betracht kommenden Speisen und der Bewertung ihrer Brauchbarkeit muß berücksichtigt werden:

1. in welchem Grade sie verdaulich sind,
2. wie ihre Ausnutzung ist,
3. ob sie auch bekömmlich sind.

Für die Verdaulichkeit der Speisen gilt als Maß die Zeit, welche zur vollständigen Lösung ihrer Nährstoffe im Verdauungsapparat nötig ist. Diese hängt natürlich von der Art und Zubereitung der Nahrungsmittel ab, doch ist auch der Zustand der Verdauungsorgane maßgebend. Ein kompaktes Nahrungsmittel wird der Organismus schwerer verdauen als ein solches in gut vorbereiteter, leichter, lockerer Form, daher wird er mit Milchreis leichter fertig als mit frischem, grobem Brot. Aus diesem Grunde ist reine Pflanzenkost, vegetarische Kost, mag sie auch noch so sehr von den überzeugten Vegetariern angepriesen werden, nachteilig für den menschlichen Körper und ungeeignet für seine Ernährung, weil sie auf die Dauer zu hohe Anforderungen an den Verdauungsapparat stellt, der eben für gemischte Kost und nicht für reine Pflanzenkost eingerichtet ist.

Die Ausnutzung eines Nahrungsmittels richtet sich danach, wieviel von den in ihm enthaltenen Nährstoffen vom Körper tatsächlich resorbiert wird; sie ist um so besser, je geringer der mit dem Kot entleerte unausgenutzte Rest an Nährstoffen ist.

Die Nahrung soll aber auch bekömmlich sein, d. h. sie muß einen gewissen Genuß gewähren und keine üblen Folgen nach sich ziehen. Das wird erzielt durch möglichste Abwechselung in den Speisen, durch eine schmackhafte Zubereitung sowie durch eine gefällige, appetitliche Anrichtung und Darreichung derselben. Dies sind Faktoren, denen im Hinblick auf die Anregung der Sinne und der Verdauungstätigkeit gerade bei der Krankenernährung eine besondere Bedeutung zukommt. Speisen, die keinen Genuß bringen, erregen schließlich Ueberdruß, ebenso wie eine eintönige Kost, die keine Abwechselung bringt.

Um diese Forderungen der Verdaulichkeit, Ausnutzbarkeit und Bekömmlichkeit zu erfüllen, bedürfen fast alle Nahrungsmittel einer küchengemäßen Vorbehandlung, einmal um sie der Leistungsfähigkeit der Kau- und Verdauungsapparate anzupassen, weiterhin um sie durch die küchengemäße Zubereitung schmackhaft zu machen und von schädlichen Eigenschaften zu befreien. Ist aber die Vorarbeit der Küche schon für die Beköstigung des Gesunden von größter Bedeutung, so muß sie bei der Bereitung der Krankenkost ganz besonders sorgfältig gehandhabt werden. Durch das Kochen, Backen und Rösten der vegetabilischen Nahrungsmittel wird der in ihnen hauptsächlich enthaltene Nährstoff, die Stärke, unter Wasseraufnahme zum Quellen gebracht, wodurch sie leichter löslich gemacht wird. Ein weiteres wichtiges Moment, welches hauptsächlich bei pflanzlichen Nahrungsmitteln in Betracht kommt, ist die Eröffnung der die Nährstoffe einschließenden Zellmembranen. Dieser Zweck des Freimachens der Nährstoffe wird bis zu einem gewissen Grade schon auf technischem Wege durch mechanische Vorgänge erreicht, z. B. bei der Herstellung der Mehle. Bei der küchengemäßen Zubereitung der Speisen wird die Zertrümmerung vielfach durch Hacken, Zerreiben, Zerkleinern, Zerwiegen, Durchtreiben der Stoffe durch Siebe bewirkt. Das wichtigste Mittel zur Eröffnung der Zellhüllen ist aber das Kochen, wobei den betreffenden Nahrungsmitteln häufig Stoffe entzogen werden, welche die Kochflüssigkeit nahrhaft und schmackhaft machen. Die Schmackhaftigkeit und Verdaulichkeit der Nahrungsmittel wird durch das Kochen erhöht, die meisten werden dadurch erst genießbar gemacht, aus manchen, z. B. dem Kohl, werden durch das Kochwasser schädliche Bestandteile entfernt, das Fleisch wird durch das Kochen am besten von anhaftenden Keimen befreit, darin etwa enthaltene Trichinen und Bandwurmfinnen werden abgetötet.

2. Nahrungsmittel aus dem Tierreich.

Wenn wir die einzelnen für die Krankenkost in Frage kommenden Nahrungsmittel etwas näher betrachten, so bietet uns die Natur das Vollkommenste in der **Milch** (hauptsächlich von der Kuh und der Ziege) und ihren Produkten. Diese enthält alle für die menschliche Ernährung erforderlichen Stoffe in besonders leicht verdaulicher Form, nämlich Eiweiß (Kaseïn und Albumin), Fett (Milchfett, Butter) und Kohlehydrate (Milchzucker), außerdem Wasser und Salze.

Das Fett ist ganz fein verteilt in winzig kleinen Fetttröpfchen, die der Milch die weiße Farbe geben, der Milchzucker ist gelöst, das Kaseïn umgibt hüllenartig die feinen Fettkügelchen. Der Haupteiweißstoff der Milch, das Kasein, gerinnt nicht beim Kochen, wohl aber beim Zusatz von Säuren und dem sog. Labferment, das sich auch im menschlichen Magen befindet. Zur Käseherstellung wird darum wegen des dazu nötigen Labfermentes Kälbermagenextrakt benutzt. Ein Teil des Eiweißstoffes, das Albumin, gerinnt beim Kochen und erscheint als „Häutchen" an der Oberfläche. Gewisse Bakterien, die Milchsäurebakterien, zersetzen besonders an heißen Tagen den Milchzucker, wodurch Milchsäure entsteht, welche die Milch zum Gerinnen bringt (saure Milch, dicke Milch).

Bei diesem Gerinnungsvorgang scheidet sich alles Kasein zugleich mit den Fettkügelchen aus und es entsteht als wichtiges Molkereiprodukt das, was wir Käse nennen. Benutzt man dazu abgerahmte, entfettete Milch, so entsteht der Magerkäse (Handkäse, Quark), die fetten Käse (Holländer, Schweizer) werden aus Vollmilch, die überfetteten Käse (Rahmkäse, Gervais, Camembert) aus Rahm gewonnen. Zur Fertigstellung des Käses muß derselbe reifen, d. h. man läßt ihn trocknen und setzt ihn der Wirkung von zersetzenden Bakterien aus, wodurch der Käse erst fertig wird und seinen spezifischen Geschmack erhält. Wegen seines hohen Nährwertes ist der Käse ein vorzügliches Nahrungsmittel, dabei billig und gut verdaulich; der Ruf der Schwerverdaulichkeit, der ihm im Volke oft noch anhaftet, ist ganz unberechtigt. Ueberdies ist erwiesen, daß Vegetabilien bei gleichzeitiger Gabe von Käse besser ausgenutzt werden. Der Magerkäse liefert das billigste Eiweiß, der frische Sauermilchkäse (sog. weißer Käse oder Quark) ist leicht verdaulich und nahrhaft und darum ein wertvoller Bestandteil der Krankennahrung. Die bei der Käsegewinnung von der Milch übrig bleibende Flüssigkeit nennt man Molken, die also im wesentlichen Milchzucker und Salze enthält und darum eine leicht abführende Wirkung besitzt und zu sog. Molkenkuren verwandt wird.

Durch Abrahmung der Vollmilch, die in großen Molkereibetrieben durch Zentrifugieren erfolgt, wird das Fett von der Milch gesondert. Die auf diese Weise entstehende Sahne bildet für die Krankenkost eins der wertvollsten Nahrungsmittel. Die bei der Abrahmung übrig bleibende sog. Magermilch wird in der Krankenernährung mit Vorteil verwandt, wenn der Fettgehalt der Kost eingeschränkt werden soll. Durch mechanische Weiterverarbeitung des Rahms wird bekanntlich die Butter hergestellt, die einen außerordentlich hohen Nährwert besitzt und leicht verdaulich ist. Sie soll angenehmen, nicht ranzigen Geruch und Geschmack aufweisen, geschmeidig und auf dem Durchschnitt gleichmäßig sein. Aufbewahrung an kühlem Ort in Steintöpfen, die oberhalb der Butter mit Salzwasser gefüllt werden, verlängert die Haltbarkeit der Butter erheblich. Was bei der Buttergewinnung von der Milch übrig bleibt, die sog. Buttermilch, enthält noch das Milcheiweiß, Milchzucker, Salze und etwas Milchsäure, weil die Milch zum Buttern gewöhnlich angesäuert wird. Die Buttermilch stellt also im Gegensatz zum Molken ein recht wertvolles Nahrungsmittel dar und wirkt durch ihren Gehalt an Milchsäure und Salzen der Stuhlträgheit günstig entgegen.

Die Milch, die zur Krankenkost tauglich sein soll, muß völlig rein gewonnen und peinlich sauber aufbewahrt werden. Gute Milch soll von weißer Farbe (bläuliche Farbe deutet auf Abrahmung oder Wasserverdünnung hin), leicht flüssig sein, gut riechen und schmecken. Sie soll so fettreich sein, daß das spezifische Gewicht 1029—1034, bei abgerahmter Milch 1033—1038 beträgt. Beim Stehen der Milch muß sich Rahm an der Oberfläche bilden. Roh genossen ist die Milch verdaulicher; sie darf aber in rohem Zustand und in Form von saurer Milch oder Buttermilch nur dann verabreicht werden, wenn ihre Herkunft von gesunden Tieren sichergestellt und ihre Gewinnung ganz einwandfrei ist. Sonst muß sie durch 3 Minuten langes Kochen (100 Grad) sterilisiert werden, wobei zu beachten ist, daß durch zu langes Kochen die Milch eine Veränderung ihrer Zusammensetzung erfährt, wodurch sie an Verdaulichkeit und Geschmack verliert.

Die Milch eignet sich darum so vorzüglich zur Krankenbeköstigung, weil sie alle Nährstoffe enthält, eine ganz reizlose, leicht verdauliche Kost darstellt und sehr wenig Fäulnis im Darm erregt. So ist es erklärlich, daß wir bei einer ganzen Reihe von Krankheiten, wo gute Ernährung ohne Belästigung der Verdauungsorgane nötig ist, fast ausschließlich Milch in Form von Milchkuren verordnen. Sie ist namentlich in solchen Fällen unentbehrlich, in denen es sich darum handelt, jeden Reiz auf die Verdauungsorgane auszuschalten, wie bei gewissen Erkrankungen des Magens und Darms, besonders bei Magengeschwüren und Darmgeschwüren, bei Typhus und Ruhr. Weiterhin bei allen Krankheiten, die eine möglichst verdauliche, reizlose, wenig belästigende Kost erfordern, deren Verarbeitung keine hohen Anforderungen an die einzelnen Organe stellt, z. B. hauptsächlich bei Nieren- und Blasenerkrankungen, bei Herzkrankheiten, bei allen fieberhaften Erkrankungen und akuten Infektionskrankheiten. Auch zur Mastkur eignet sie sich vorzüglich, in der Genesung nach schweren Krankheiten, bei Blutarmut, allgemeiner Körperschwäche und ganz besonders bei Lungenkrankheiten ist die regelmäßige Aufnahme größerer Milchmengen dringend notwendig und wirkt geradezu als Heilmittel.

Freilich behaupten viele Kranke, hierzu unfähig zu sein und eine unüberwindliche Abneigung gegen Milch zu haben, doch gelingt es in den meisten Fällen bei gutem Willen, die betreffenden Kranken durch Vernunftgründe und richtiges Verfahren an Milchtrinken zu gewöhnen. Die Milch soll aber nicht hinuntergegossen werden, damit man möglichst schnell mit dem vorgeschriebenen Quantum fertig wird, sondern in häufigen Zwischenräumen und stets in kleinen Mengen genossen werden; dabei ist es zweckmäßig, ein Stückchen Weißbrot oder Keks zu verabreichen, wodurch auch noch eine feinere Gerinnung im Magen erzielt wird. Dem einen oder anderen Kranken kann man die Milch durch Zusatz von Kaffee, Tee, Kakao oder Schokolade, Zucker, Salz, Kognak oder Arrak schmackhafter machen, man kann auch durch Verabreichung von ungekochter Milch, von saurer (dicker) Milch, ferner durch Wechseln in der Wärme zur Bekämpfung des Widerwillens gegen den Milchgeschmack viel ausrichten. Manche Kranke vertragen tatsächlich insofern die Milch schlecht, als sie Sodbrennen, Verstopfung oder Durchfall danach bekommen. In solchen Fällen ist stets zunächst zu prüfen, ob dafür nicht die Art der Behandlung und Aufbewahrung der Milch oder zu hastiges

Trinken verantwortlich zu machen ist; im übrigen kann man durch Zusatz von etwas Kalkwasser oder doppelkohlensaurem Natron die Milch verdaulicher machen und bei Neigung zu Verstopfung gelegentlich einmal eine Portion Buttermilch einschalten.

Von manchen Kranken wird die Milch in Form von Kefyr gern genommen, eine mit Hilfe von Kefyrpilzen hergestellte vergorene Milch, die ein schwach alkoholisches, moussierendes, erfrischendes und nahrhaftes Getränk darstellt, gut bekömmlich ist und günstig bei Verdauungsstörungen wirkt. In ähnlicher Weise wird aus Stutenmilch der sog. Kumys bereitet. Sehr beliebt und anscheinend von gutem Einfluß auf die Darmfäulnis ist ferner die mit Hilfe der Yoghurtbazillen hergestellte Yoghurtmilch, eine besondere Art Sauermilch, die in Bulgarien als Volksgetränk dient. — Ist die frisch gelieferte Milch irgendwie verdächtig, so verwendet man lieber konservierte Milch, Trockenmilch und kondensierten Rahm.

Eines der wertvollsten Nahrungsmittel, das für die Ernährung des gesunden wie auch des kranken Menschen kaum zu entbehren ist, besitzen wir zweifellos im **Fleisch.** An nährenden Substanzen enthält das Fleisch der Schlachttiere, auch das Fischfleisch, hauptsächlich Eiweiß und Fette, daneben gewisse aromatische Substanzen (Extraktivstoffe) und Salze, die den Geschmack bedingen und anregend wirken. Beim Braten bleibt das Fleisch wohlschmeckender und anregender, weil ihm dabei diese Extraktivstoffe nicht entzogen werden. Beim Kochen des Fleisches kommt es sehr darauf an, ob man rohes Fleisch mit kaltem oder heißem Wasser aufsetzt. In heißem Wasser wird das im Fleischsaft enthaltene Eiweiß an der Oberfläche des Fleischstückes zum Gerinnen gebracht, die Poren desselben schließen sich, der Saft mit seinem Eiweißgehalt bleibt im Fleisch zurück, die Extraktivstoffe werden nicht weiter ausgelaugt, das Fleisch bleibt weich, saftig, nahrhaft und wohlschmeckend, in die Brühe gehen nur einige aromatische Substanzen und Salze über. Das kalte Wasser laugt, bis es heiß wird, den Fleischsaft und die Extraktivstoffe fast vollständig aus; sobald das Wasser heiß genug ist, gerinnen die in die Brühe übergegangenen Eiweißstoffe, und weil dieselben ein unansehnliches, unappetitliches Aussehen haben, werden sie von der Köchin zumeist durch Abschäumen entfernt; und der entstehenden Fleischbrühe geht der beste Nährstoff verloren. Auf diese Weise erhält man schließlich ein ausgekochtes, zähes Stück Fleisch, das niemandem schmeckt, und eine wohlschmeckende sog. „kräftige“ Brühe.

Wenn der so entstandenen Bouillon ein ernstlich in Betracht kommender Nährwert zugeschrieben wird, so verdient sie keineswegs diesen zwar weitverbreiteten, aber unberechtigten Ruf. Der Wert der Fleischbrühe liegt vielmehr lediglich in den in ihr enthaltenen Würz- und Genußstoffen, die in geeigneter Konzentration oder auch in fester Form als Fleischextrakt in den Handel gebracht werden. Ein wirklicher Nährwert kommt fast allen diesen Fleischextrakten ebensowenig zu, wie der frischen Fleischbrühe. Trotzdem ist diese für die Krankenkost außerordentlich wertvoll insofern, als sie im Magen die Absonderung großer Mengen eines an Pepsin und Salzsäure besonders reichen Magensaftes anregt und deshalb die Verdauung der Eiweißkörper befördert. Sie ist also ein ausgezeichnetes Genußmittel und wirkt appetitanregend, außerdem dient sie als zweckmäßiges Aufnahmemittel für Stoffe von hohem Nährwert, wie Grieß, Tapioka, Reis, Sago und Eier, die zugesetzt werden können. Daher die ausgiebige und segenbringende Verwendung der Fleischbrühe am Krankenbett und bei der Ernährung von Rekonvaleszenten. Zu vermeiden ist dieselbe nur bei gesteigerter Säurebildung des Magens (Sodbrennen, saurem Aufstoßen) wegen ihrer anregenden Wirkung auf die Magensaftabsonderung.

Der Nährwert und die Schmackhaftigkeit des Fleisches sind hauptsächlich abhängig vom Alter und Ernährungszustand des Tieres, sowie von der Körpergegend, der es entstammt. Die verschiedenen Schlachttiere zeigen bezüglich des Nährwertes des Fleisches keinen wesentlichen Unterschied, wohl aber bezüglich der Verdaulichkeit. Das sog. „weiße" Fleisch, zu dem wir das zartere Fleisch vom Geflügel und jungen Kälbern rechnen, gilt als besonders leicht verdaulich. Das Fleisch jüngerer Tiere, die noch keine schwere Muskelarbeit geleistet haben, ist zarter als das von alten abgearbeiteten Tieren stammende. Frisch geschlachtet ist das Fleisch zähe, zum Kochen kann es verwendet werden, doch muß es zum Braten einige Tage hängen. Auch kann man durch Klopfen das Fleisch mürber und dadurch leichter verdaulich machen. Rohes Fleisch, das bei vielen Leuten in Form von Hack- oder Schabefleisch beliebt ist, sollte vom Genuß ganz ausgeschlossen werden; es besteht kein Grund, rohes Hackfleisch für bekömmlicher zu halten, dagegen bietet es immer die Gefahr der Uebertragung von Krankheiten, Trichinen, Bandwürmern usw.

Für Kranke mit geschwächten Verdauungsorganen kommen in erster Linie die leicht verdaulichen Fleischbreie und Haschees in Betracht, ferner nicht gemästetes Geflügel (Huhn, Taube, Rebhuhn); es folgt dann Kalbfleisch und schließlich zartes Rindfleisch und Wild. Hammel- und Schweinefleisch sind im allgemeinen zu fett. Jedoch ist magerer, gekochter oder roher geräucherter Schinken, geschabt oder fein geschnitten, gut verdaulich. Gehirn und Leber sind wegen ihres Fettreichtums für Kranke mit schwacher Verdauung nicht geeignet, ebensowenig Herz und Nieren, da sie zu zähe sind. Auch alle stark gewürzten und sauren Fleischspeisen sind zu vermeiden. Fleisch im Fäulniszustand ist gesundheitsschädlich!

Das Fischfleisch steht dem Fleisch der Schlachttiere an Nährwert nicht nach und verdient in der Krankenkost eine größere Rolle zu spielen, als ihm im allgemeinen zugeteilt wird. Als Zubereitung ist für die Krankenküche aber nur das Kochen, nicht das Backen der Fische erlaubt. Man hört oft davon sprechen, daß Fische schwer verdaulich seien. In dieser Verallgemeinerung ausgesprochen, ist dies vollkommen falsch; die Schwerverdaulichkeit kann sich höchstens auf die fetten Fische beziehen, zumal wenn die dicke Haut z. B. des Aals und der Steinbutte in größeren Mengen mitgenossen wird. Sonst gehört mageres Fischfleisch, z. B. gesottene Forelle, zu den ersten Dingen, die nach schwerer Krankheit verabreicht werden können. Auch einwandfreie frische Austern und Kaviar sind selbst bei geschwächten Verdauungsorganen mit Vorteil zu verwenden.

Ob Fische frisch sind, erkennt man daran, daß die Kiemen von rosaroter Farbe sein müssen, die Augen durchsichtig, hervorstehend, die Schuppen glänzend und festsitzend, das Fleisch fest und derb und von frischem Geruch an den geöffneten Kiemen. Fingereindrücke dürfen keine Dellen zurücklassen. In kaltem Wasser sinkt ein guter Fisch unter; in kochendes Wasser gebracht darf der Fisch nicht schon in wenigen Sekunden zerfallen. Er muß so kühl wie möglich aufbewahrt werden, ohne Eis nicht länger als einen halben Tag.

Dem Fleisch schließen sich in bezug auf den Nährwert die **Eier** an, die außer reichlichen Eiweißstoffen im Eidotter auch Fett in nicht unbedeutender Menge enthalten. Eier sind leicht verdaulich, namentlich in rohem oder weich gekochtem Zustand; hart gekochte Eier sind auch nicht schwer verdaulich, wenn man nur dafür sorgt, daß sie fein zerrieben und gut gekaut werden. Leicht verdaulich sind auch die Rührreier, die Omelettes und Eieraufläufe durch ihre fein verteilte und gelockerte Form, dagegen sind gebackene Eier wegen ihres Fettreichtums schwerer verdaulich. Rohe Eier aus der Schale zu saugen, ist unzweckmäßig; daß sie, auf diese Weise genossen, eine besonders gute Wirkung hätten, ist ein Aberglauben! Rohe Eier müssen gut gequirlt werden, damit die schleimige Masse nicht Widerwillen erregt und im Magen klumpt. Sie sollen frisch und von gutem Geschmack sein. Schlechte Eier schwimmen in Kochsalzlösung an der Oberfläche, ältere in der Mitte, ganz frische sinken auf den Boden. Gegen das Licht gehalten ist ein frisches Ei durchscheinend, es schwappt nicht beim Schütteln.

3. Nahrungsmittel aus dem Pflanzenreich.

Von den pflanzlichen Nahrungsmitteln liefern vor allem die **Körnerfrüchte** (Weizen, Hafer, Gerste, Mais, Reis) mit ihrem reichen Gehalt an Stärke- und Eiweißstoffen das wertvollste Material für die Krankenkost. Die daraus hergestellten Produkte (Mehl, Grieß, Flocken, Graupen, Grütze), die vorwiegend in Form von Suppen und Breien Verwendung finden, eignen sich dafür besonders wegen ihres Nährwertes, ihrer hohen Ausnützbarkeit und ihrer reizlosen schleimigen Beschaffenheit.

Das Getreidekorn enthält drei Schichten, innen den stärkehaltigen Kern, der von der eiweißhaltigen Kleberschicht umgeben ist, beide Schichten umschließt die Zelluloschülle. Wird das Korn ganz fein gemahlen, so werden die beiden äußeren Schichten als Kleie entfernt, damit wird also der Getreidefrucht eine große Menge Eiweiß entzogen. Darum sind die feinen Brotsorten besser verdaulich als das grobe Schrotbrot, aber nicht so nahrhaft wie dieses. Krankenbrot muß aus kleielosem Mehl hergestellt sein und darf nicht zu frisch verabreicht werden. Weizenbrot ist am nahrhaftesten und für Kranke im allgemeinen allein zu empfehlen. Besonders wertvoll für die Krankenkost sind Zwieback und Keks, die wegen ihrer trockenen, bröckligen Beschaffenheit leicht zerfallen und gut verdaulich sind.

Die **Hülsenfrüchte**, Erbsen, Bohnen und Linsen, haben wegen ihres reichen Eiweißgehaltes hohen Nährwert. Sie müssen aber, um gut verdaulich zu sein, sorgfältig und langsam gekocht und mit kaltem, weichem (kalkarmem) Wasser aufgesetzt werden: hartem Wasser setzt man zweckmäßig etwas doppelkohlensaures Natron zu. Von Kranken werden die Hülsenfrüchte am besten nur durchgerührt in Form von Brei oder Suppe genommen; sie sind darum noch besonders wertvoll, weil man damit viel Butter fast unmerklich aufnehmen lassen kann.

Die Kartoffeln, die wenig Eiweiß, etwa 20 % Stärke und 75 % Wasser enthalten, stellen große Anforderungen an die Verdauung, darum werden sie bei geschwächten Verdauungsorganen am besten in Form von Kartoffelbrei gegeben, der leicht verdaulich ist. Andere Zubereitungsarten, wie Salat oder fettgebratene Kartoffeln, sind bei magenkranken Personen nicht zulässig. Dadurch, daß die Kartoffeln einen massigen und wasserreichen Rückstand im Darm geben, der ohne zu reizen die Fortbewegung des Darminhaltes begünstigt, sind sie besonders wertvoll für die regelmäßige Darmentleerung.

Vom **Gemüse** kommen Spinat, Kresse, Lattich, Spargel, Blumenkohl, Sauerampfer, Karotten, Kohlrabi und Teltower Rübchen in Frage, sämtlich in gekochtem Zustand. Karotten werden am besten in Form von Püree gegeben, gekochte Gurken sind leicht verdaulich, während Gurkensalat zu den schwerstverdaulichen Speisen gehört. Die grünen Gemüse enthalten fast gar keinen Nährstoff, wohl aber wichtige Nährsalze, besonders Eisen. Ihr Hauptwert liegt aber darin, daß sie durch ihren Wohlgeschmack den Appetit anregen, Abwechslung in den Speisen ermöglichen und deren Bekömmlichkeit erhöhen, ferner darin, daß sie dem Magen den zur Stillung des Hungergefühls wünschenswerten Füllungszustand geben und die Darmtätigkeit in vorteilhafter Weise anregen. Die schweren Kohlsorten und Rüben sind für die Krankenkost wenig geeignet.

Dagegen liefern uns die Rüben ein durch die Technik rein dargestelltes Kohlehydrat in dem **Zucker**, der ein außerordentlich wichtiges, leicht verdauliches und billiges Nahrungsmittel von hohem Nährwert darstellt und für die Krankenernährung besonders wertvoll ist. Mit dem Zucker wird dem Körper wohl der am schnellsten resorbierbare Nährstoff zugeführt, der eine außerordentlich stärkende und belebende Wirkung besitzt und recht eigentlich als Heiz- und Brennmaterial für die Maschine des menschlichen Körpers größte Beachtung verdient. Darum sollte den Krankenspeisen, z. B. den Mehl- und Eierspeisen, den Obst- und Milchsuppen, auch manchen Gemüsen, wie Schoten, Mohrrüben und Salaten, reichlich Zucker zugesetzt werden. Auch der Honig ist wegen seines Zuckergehaltes und seiner leicht abführenden Wirkung sehr zu schätzen.

Wegen ihres Zuckergehaltes und der Möglichkeit, dem Körper mit ihnen weiteren Zucker zuzuführen, kommt ferner den **Obstfrüchten** in der Krankenernährung hohe Bedeutung zu, besonders wertvoll sind sie wegen ihrer anregenden Wirkung auf die Darmtätigkeit und wegen ihres reinen mildsäuerlichen durststillenden Geschmacks, der das Obst zu einem unübertrefflichen Labsal für Fiebernde macht. Am besten wird das Obst, namentlich Aepfel, Birnen, Pflaumen, Kirschen und Heidelbeeren, den Kranken in gekochtem Zustand in Form von Kompotts, Suppen oder Marmeladen dargeboten: von roh zu genießenden Früchten, Apfelsinen, Weintrauben, Ananas, verabreicht man den Kranken den ausgepreßten Saft oder läßt die Früchte von ihnen aussaugen.

4. Wasser.

Ein ganz unentbehrliches Nahrungsmittel ist das Wasser, bildet es doch einen wesentlichen Bestandteil des menschlichen Körpers (etwa 70 %). Da derselbe fortwährend Wasser verbraucht und ausscheidet, so muß für den nötigen Ersatz gesorgt werden: der

Bedarf an Wasser, für den das beste Maß der Durst abgibt, beträgt je nach der Tätigkeit des Menschen 2—3 Liter täglich.

Gutes Trinkwasser soll klar, farblos und frei von fremdartigem Geruch und Geschmack sein. Auf Krankheitskeime verdächtiges Wasser wird durch Kochen unschädlich gemacht, es wird dann am besten in Form von Kaffee oder Tee gegeben oder durch starke Abkühlung und Zusatz von Fruchtsäften wieder genießbar gemacht. Kohlensaure Wässer sind sehr erfrischend, eignen sich aber nicht für alle Kranke, besonders nicht für solche, bei denen eine Auftreibung des Leibes vermieden werden soll. In solchen Fällen gibt man lieber reines Brunnenwasser oder saure Limonaden. Eisstückchen zum Abkühlen der Getränke, zum Schlucken in Form von Eispillen, dürfen nur aus einwandfreiem künstlichen Eis bestehen, weil im Natureis oft lebensfähige Krankheitskeime (Typhusbazillen) enthalten sind. Das Eis wird zweckmäßig in kühlem Raum auf Holz- oder Strohrosten oder in aufgehängten Mullsäckchen aufbewahrt, so daß die Eisstückchen nicht im Schmelzwasser liegen.

Fieberkranke, deren Wasserabgabe erhöht ist, bedürfen reichlicher Flüssigkeitsaufnahme (vgl. Abschn. VI, C, 1). In manchen Krankheitszuständen sucht man die Wasserausscheidung zu steigern, was z. B. durch Schwitzen erzielt wird; dann muß auch die Flüssigkeitszufuhr vermehrt werden. Dies erstreben wir ferner bei manchen Entzündungsprozessen der Harnwege, der Blase und des Nierenbeckens, die wir durch reichliche Flüssigkeitszufuhr und dadurch verstärkte Harnsekretion gewissermaßen von oben her ausspülen können. In andern Fällen sucht man hingegen die Flüssigkeitsaufnahme durch sog. Trockendiät möglichst zu beschränken, so bei allen Störungen der Zirkulation, bei schweren Herzleiden, Nierenleiden, besonders bei wassersüchtigen Anschwellungen. Da Flüssigkeitszufuhr den Blutdruck erhöht, müssen wir dieselbe beschränken in Fällen, wo vermehrter Blutdruck gefährlich werden könnte, z. B. bei allen Blutungen, namentlich bei inneren Blutungen, wie Lungenblutungen und Gehirnblutungen. Auch bei den sog. Trockenkuren, die bei Fettleibigen zur Entziehung des Fettes angewandt werden, sucht man die Flüssigkeitszufuhr nach Möglichkeit einzuschränken.

5. Genußmittel.

Neben den Nahrungsmitteln genießen wir regelmäßig als sog. Genußmittel eine Anzahl von Stoffen, deren Nährwert außerordentlich gering ist, die aber trotzdem, sei es durch ihre anregende Wirkung auf die Geschmacks- und Verdauungsorgane, sei es durch ihre belebende Einwirkung auf das Nervensystem, von nicht zu unterschätzender Bedeutung sind. Sie werden einerseits ihres Wohlgeschmacks wegen genossen, andererseits um die Aufnahme fester Speisen zu erleichtern. Hierher gehören einmal die

Gewürze, zu denen man in gewissem Sinne auch das Kochsalz und die in der Rinde des Brotes, im Fleischsaft des gekochten Fleisches und in der Kruste des gebratenen Fleisches sich bildenden Extraktivstoffe zählen kann. So unbedenklich ein mäßiger Genuß der Gewürze ist, so schädlich kann ein Uebermaß derselben wirken, bei reizloser Diät werden sie darum möglichst weggelassen. Ferner gehören zu den sog. Genußmitteln Bouillon, Fleischextrakte, Kaffee, Tee und Kakao.

Das wirksame Prinzip des Kaffees ist das Koffeïn, welches gemeinsam mit den aromatischen Stoffen, die sich bei der Röstung der Kaffeebohnen bilden, eine anregende Wirkung auf die Herztätigkeit, das Nervensystem und die Muskulatur ausübt und durch Beseitigung körperlicher und geistiger Ermüdung einen belebenden und erfrischenden Einfluß hat. Durch Zusatz von Milch und Zucker wird überdies dem Kaffee ein gewisser Nährwert verliehen. Bei manchen Schwächezuständen besitzen wir in dem starken Kaffee am Krankenbett ein wichtiges Anregungsmittel. Wenn auch die Schädlichkeit des Kaffees meistens übertrieben wird, so ist doch für den gewohnheitsmäßigen Genuß starken Kaffees Vorsicht geboten, da mancher durch ein Uebermaß sein Nervensystem geschädigt und sich Herz- und Verdauungsstörungen zugezogen hat. Aehnlich wirkt das Koffeïn des Tees und schwächer das Theobromin im Kakao, dem übrigens ein gewisser Nährwert nicht abzusprechen ist.

In gewissem Sinne gehören hierher auch die alkoholischen Getränke. Bis zu einem bestimmten Grade darf der Alkohol ja den Charakter eines Nährstoffs beanspruchen, indem er im menschlichen Körper analog dem Fett und den Kohlehydraten zu Wasser und Kohlensäure verbrennt und Heizkraft liefert und gelegentlich einen Teil anderer Nahrungsmittel ersetzen kann. Aber diese Ersatzwirkung ist von der giftigen Wirkung, welche der Alkohol in größeren Mengen auf das Nervensystem, ja fast auf alle Organe des Körpers ausübt, nicht zu trennen. Aus diesem Grunde kann nicht eindringlich genug vor dem gewohnheitsmäßigen und mißbräuchlichen Alkoholgenuß gewarnt werden! Wir wollen jedoch nicht vergessen, daß der Alkohol auch seine guten Seiten hat. Am Krankenbett können die alkoholischen Getränke wegen ihrer den Appetit anregenden und die Herztätigkeit anspornenden Wirkung unter Umständen von außerordentlichem Nutzen sein; und viele Aerzte schreiben ihm sogar eine oft geradezu das Leben erhaltende Rolle zu, wenn es sich darum handelt, über vorübergehende Schwächezustände hinwegzuhelfen. Zu diesem Zweck kommen hauptsächlich die stärkeren kräftigeren Südweine, ferner Champagner und Kognak in Betracht. Bei Neigung zu Durchfällen ist Rotwein zu benutzen, dessen Gehalt an Gerbsäure hierbei gute Wirkung ausübt. Aber es muß in der Krankenpflege daran festgehalten werden, daß der Alkohol nur auf ärztliche Anordnung als Arznei Verwendung finden darf. Wo es darauf ankommt, nicht nur eine augenblickliche Anregung zu erzielen, wo vielmehr wirkliche Kräftezufuhr und Ausruhen von Nöten sind, wie namentlich bei Nervösen, Blutarmen und Schwächlichen, ist in der Darreichung alkoholischer Getränke äußerste Vorsicht geboten. Kinder unter 16 Jahren sollten unter allen Umständen streng vom Alkoholgenuß ferngehalten werden.

6. Verdaulichkeitsskala.

Nachstehende Aufstellung von Speisen und Getränken, deren Verdaulichkeit ungefähr in der Reihenfolge ihrer Aufzählung abnimmt, möge einen Anhaltspunkt dafür geben, in welcher Weise die Krankenkost, vorausgesetzt daß der Arzt keine anderweitigen Anordnungen getroffen hat, bei Genesenden gesteigert werden darf, um allmählich von ganz leicht verdaulicher Kost zu der gewöhnlichen Ernährung des Gesunden überzugehen:

1. Wasser, natürliche Säuerlinge (Selterwasser), Tee, Fleischbrühe, Schleimsuppen, Milch, rohe oder weichgekochte Eier, Keks, Zwieback;
2. gekochte Kalbsmilch, gekochtes Kalbshirn, gesottene Forelle, gesottene magere Flußfische, Austern, Kaviar, gekochtes junges Huhn (ohne die Haut), gekochte Taube, gekochte Kalbsfüße, Fleischgallert, Milchbrei aus Tapioka, Milchreis, Grießbrei, Eierschaum, Weingelee, Apfelkompott (durchgeschlagen);
3. fein gehackter oder geschabter Schinken, altbackenes oder geröstetes Weißbrot (Semmel), Milchkaffee, Milchtee, Kakao, Sahne, frische Butter, Kartoffelpüree und Möhrenpüree (durchgeschlagen), geschabtes oder fein gehacktes Rindfleisch (Lendenstück) in frischer Butter gebraten, gebratene junge Taube, gebratenes junges Huhn, in frischer Butter angebratenes Beefsteak, Salzkartoffeln (mehlig, zerdrückt), Blumenkohl;
4. gebratenes Rebhuhn, gebratenes Reh (ohne Hautgout), kaltes oder warmes Rostbeef (rosa gebraten), Filet, Kalbsrücken oder Kalbskeule gebraten (warm oder kalt), gesottener Hecht, Zander, Karpfen, Makkaroni, Reis, fein gehackter Spinat, Spargel (ohne die harten Teile), gekochte Möhren, gekochte Kohlrabi, Rührei, Eierauflauf, Käse, frisch gekochtes durchgeschlagenes Obstmus, gedämpfte Aepfel, Kirschkompott, leichter Weiß- und Rotwein;
5. gewöhnliche gemischte Kost; besonders schwer verdaulich sind Kohlarten (Rotkohl, Sauerkohl), Hülsenfrüchte (Erbsen, Linsen, Bohnen), Schnittbohnen, frisches Brot, fette Gans und Ente, Gurkensalat, fetter geräucherter Aal.

C. Die wichtigsten Grundsätze der Krankendiät.

Die diätetische Behandlung, auf die es bei einer ganzen Reihe von Krankheiten hauptsächlich ankommt, hat in den letzten Jahren ganz besondere Fortschritte gemacht, sie bildet heute einen wesentlichen Faktor der ärztlichen Wissenschaft und Kunst. Die Krankenernährung gehört demnach wie die Arzneiverordnung zu den wichtigsten Aufgaben der ärztlichen Therapie, sie wird vom Arzt nach besonderen Grundsätzen bei den einzelnen Krankheiten verschieden, aber auch wieder in jedem Falle individuell wechselnd verordnet. Es ist also unter allen Umständen ausschließlich Sache des Arztes, im einzelnen Falle die ihm richtig erscheinende Diät vorzuschreiben, deren Gestaltung der Pflegerin nicht ohne weiteres überlassen bleiben kann. Diese tut daher gut, sich von vornherein vom Arzt möglichst eingehende Vorschriften über die einzuschlagende Beköstigung zu erbitten. Damit sie aber im Notfall, bis der Arzt Anweisung geben kann, keine wesentlichen Verstöße bei der Ernährung der Kranken macht, und damit sie der vom Arzt eingeleiteten Ernährungstherapie das richtige Verständnis entgegenbringt, ist es wünschenswert, daß die Pflegerin über die wichtigsten Grundsätze der Krankendiät bei den hauptsächlichsten Krankheitsformen unterrichtet ist.

1. Fieberdiät.

Bei *Fieberkranken* kommt es darauf an, eine möglichst einfache, reizlose, gut verdauliche, vorwiegend flüssige und breiige Kost zu geben, die überdies möglichst *reich an Nährstoffen* ist. Die alte Gewohnheit, dem *akut Fiebernden* mit der strengen Wassersuppendiät nur eine Art Hungerkost zu gewähren, ist längst aufgegeben worden in der Erkenntnis, daß diese, wenn sie länger als einige Tage fortgesetzt wird, den Körper in seiner Widerstandsfähigkeit schwächt, und daß es viel leichter ist, Kräfte zu sparen und zu erhalten, als verlorene Kräfte wieder zu erwerben. Da im Fieber der Stoffwechsel gesteigert ist, so soll die Kost des Fieberkranken dem erhöhten Umsatz Rechnung tragen. Dabei muß natürlich auf die meist vorhandene Schwäche und Reizbarkeit der Verdauungsorgane Rücksicht genommen werden. Der ausnahmslos gesteigerte Durst der Fieberkranken erfordert eine *reichliche Flüssigkeitszufuhr*, wodurch nicht allein die erhöhten Ausgaben des Körpers (durch Wasserverdunstung, Schweiß) ersetzt, sondern auch die vorhandenen Bakteriengifte hinausgeschwemmt werden. Dabei soll man sich aber nicht allein auf die Darreichung von Wasser beschränken, vielmehr soll die Flüssigkeit zugleich *nährende und anregende* Eigenschaft besitzen. Die Zufuhr reichlicher *Nährflüssigkeit* ist auch dann nötig, wenn bei schweren Krankheitszuständen kein Verlangen danach geäußert wird, worauf besonders bei Kindern, benommenen Kranken (Typhus) und Greisen zu achten ist.

Die Getränke sollen *kühl* verabfolgt werden; heiße Getränke vermeidet man im allgemeinen, da sie das Hitzegefühl vermehren, es sei denn, daß ein Schüttelfrost Wärmezufuhr verlangt, daß ein Schweißausbruch durch warme Getränke unterstützt werden soll, oder daß plötzliche Schwächezustände oder Verfall kräftige Reizmittel, wie heißen schwarzen Kaffee, Glühwein oder Grog, nötig machen. Als Getränke gibt man außer Wasser und Mineralwasser kalten dünnen Tee, Limonaden, Fruchtsäfte mit Zusatz einiger Tropfen verdünnter Salzsäure, Bouillon und Fleischsaft; als Nährflüssigkeiten sind Milch, Milchkaffee, Sahne, Zuckerwasser, Eiweißwasser, Mandelmilch, Abkochungen von Kakao, Hygiama und Kindermehlen besonders zu empfehlen, die von allen Fieberkranken gut vertragen werden. Nur bei gleichzeitig bestehendem Durchfall verzichtet man lieber auf Milch und Fruchtsäfte und gibt die Getränke besser warm.

Natürlich beschränkt man sich bei der Fieberdiät nicht ausschließlich auf kalte Getränke, sondern gibt Milch, Suppen, Breie usw. zweckmäßig in warmem Zustand. Bei der Darreichung von Suppen muß ganz besonders auf den Zusatz von nährenden Stoffen (Eier, Grieß, Reis, Graupen, Nudeln usw.) geachtet werden; Eiweiß, leicht verdauliche Mehle, geringe Mengen Zuckerstoff sowie die verschiedenen Gallerten (Fleischgelee, Fruchtgelee) werden im Fieber gut ausgenutzt, Fette dagegen werden weniger gut verwertet und widerstehen dem Fieberkranken leicht. Eier, roh, mit Zucker und Kognak oder Wein geschlagen, werden meistens gern genommen und bilden gleichzeitig ein gutes Anregungsmittel, auch in siedendem Wasser kurz erhitzt und mit etwas Salz in einem erwärmten Glase zu einem sahneartigen Getränk gequirlt. Solange hohes Fieber besteht, vermeidet man feste Speisen, abgesehen von Zwieback und Toast, zunächst ganz, ebenso die fettreichen und stark zuckerhaltigen Süßspeisen. Wegen der Empfindlichkeit des Magens soll man Fiebernden häufig wiederholte, aber jedesmal nur kleine Mahlzeiten verabfolgen, und zwar möglichst regelmäßig etwa alle zwei Stunden, natürlich ohne deswegen einen erwünschten Schlaf zu stören. Auch nachts gibt man gewöhnlich nur dann zu essen und zu trinken, wenn der Kranke gerade wacht. Ob die Zufuhr von Nahrung und Getränken eine hinreichende ist, erkennt man am besten an der Menge des ausgeschiedenen Urins, die darum in solchen Fällen regelmäßig kontrolliert und gemessen werden muß.

Akute Fieberkrankheiten, bei denen eine Schädigung der Verdauungsorgane im Vordergrund steht (akuter Magen- und Darmkatarrh, Darmentzündungen, Bauchfellentzündungen, Typhus, Ruhr, Cholera), erfordern wegen der Neigung zum Erbrechen und zu Durchfällen besondere Vorsicht in der Kost. In solchen Fällen wird man am ersten Tage gut tun, bis der Arzt das Weitere entscheidet, auf jede Nahrungszufuhr zu verzichten und nur etwas Tee oder geringe Mengen Gersten-, Hafer- oder Reisschleimsuppe zu geben, bei starkem Brechreiz auch wohl nur Eispillen zu verabreichen, die der Kranke im Munde zergehen läßt. Bei heftigen akuten fieberhaften Magen- und Darmkatarrhen und Durchfällen, namentlich im Kindesalter, wird die Milch am wenigsten gut vertragen, sie muß daher durch Eiweißwasser, Hafer- und Reisschleim, Kindermehle u. dgl. ersetzt werden.

Was die chronischen Fieberkrankheiten angeht, z. B. chronische Lungenschwindsucht, langwierige Entzündungen und Eiterungen, so hat die Erfahrung gelehrt, daß bei ihnen eine leicht verdauliche gemischte Kost gut vertragen wird, wenn keine besonderen Störungen der Verdauungsorgane vorliegen. Fette sind hier besonders wertvoll, soweit sie keinen Widerwillen erwecken; und durch geeignete Verwendung von Butter, Schmalz, Sahne, Speck und Eigelb kann die Krankenküche darin viel Gutes leisten.

2. Diät bei Unterleibstyphus.

In der richtigen Ernährung der Typhuskranken erwächst dem Pflegepersonal eine höchst bedeutungsvolle Aufgabe, die für den Ausgang der Krankheit ausschlaggebend sein kann. Mit Rücksicht auf die schweren Veränderungen des Darms bei Unterleibstyphus (Darmgeschwüre) muß die Nahrung während der ganzen Dauer der Fieberzeit eine reizlose und flüssige sein, bis der Arzt eine andere ausdrücklich erlaubt; von dieser Regel wird nur bei drohender Inanition (Erschöpfung durch unzureichende Nahrungsaufnahme) auf ärztliche Anordnung abgewichen. Denn feste Speisen können zu einer Reizung der Darmgeschwüre führen und durch Veranlassung einer Blutung, unter Umständen auch einer Darmperforation mit ihren verhängnisvollen Folgen, gefährlich werden. Die Ernährung muß darum dauernd streng überwacht werden. Natürlich ist dafür zu sorgen, daß die flüssige Nahrung genügend Nährstoffe enthält. Sie soll darum im wesentlichen aus Milch und Sahne in jeder beliebigen Form bestehen, warm oder kalt genossen, eventuell unter Zusatz von Kakao oder künstlichen Nährmitteln,. wie Hygiama, Tropon, Somatose usw., ferner aus gut durchgerührten Schleim-, Mehl- und Leguminosesuppen mit Butterzusatz und eingerührten Eiern und Fleischsaft, sowie aus rohen Eiern, die mit Zucker, Kognak oder Wein geschlagen oder in siedendem Wasser kurz erhitzt und mit etwas Salz gequirlt werden. Da dem Typhuskranken während der Dauer des Fiebers gewöhnlich jeder Appetit vollständig fehlt und er in seinem benommenen apathischen Zustand selten aus eigenem Antrieb Nahrung zu sich nimmt oder danach verlangt, so muß ihm dieselbe in kleinen Mengen, aber häufig angeboten werden.

Besonders schwierige Aufgaben stellt die richtige Ernährung des Typhusrekonvaleszenten, nicht etwa wegen Appetitmangels; vielmehr pflegt sich in der Genesung ein geradezu beneidenswerter Appetit, ein wahrer Heißhunger einzustellen, und nach der langen flüssigen Ernährung ein sehr verständliches Bedürfnis nach festen Speisen. Dieses Verlangen darf aber innerhalb der ersten 8—10 Tage nach der Entfieberung unter keinen Umständen erfüllt werden, denn erst in dieser Zeit beginnt die Vernarbung der Typhusgeschwüre im Darm, die durch Diätfehler nicht gestört werden darf. Ich entsinne mich eines Studenten, der in der Münchener Klinik durch den verbotenen, verfrühten Genuß eines rohen Apfels in der Typhusrekonvaleszenz zugrunde ging; die Obduktion ergab die Perforation eines Darmgeschwürs durch ein Stückchen des Apfelgehäuses. Die Ernährung muß also noch 8—10 Tage lang nach der Entfieberung genau wie vorher flüssig bleiben, nur wird sie dem gesteigerten Nahrungsbedürfnis entsprechend reichlicher sein und durch vermehrte Variation dem Widerwillen gegen die eintönige flüssige Form Rechnung tragen müssen. Dabei ist eine strenge Ueberwachung notwendig, damit der Kranke sich nicht ungeachtet aller Gegenvorstellungen anderweitig verbotene Nahrungsmittel verschafft und ihm nicht durch unverständige Angehörige solche zugesteckt werden. Erst vom zehnten fieberfreien Tag beginnt man mit vorsichtigen Zulagen breiiger Speisen, die ganz allmählich in feste Nahrung übergehen; dabei wird sich die Pflegerin von dem behandelnden Arzt täglich eingehende Diätvorschriften geben lassen.

3. Diät bei Magen- und Darmleiden.

Bei Magenkranken hat die diätetische Behandlung hauptsächlich eine Schonung des erkrankten Organs zu erstreben, demgemäß ist die Kost so auszuwählen und vorzubereiten, daß dem Magen möglichst viel Arbeit abgenommen wird. Darum läßt man bei akutem Katarrh des Magens, wie er in der typischsten Weise nach Ueberladungen mit Speisen und Getränken entstehen kann und sich meistens in wenigen Tagen zurückbildet, den Kranken, wenn er vorher gesund war, ohne Bedenken am zweckmäßigsten

24—36 Stunden ganz hungern und gibt ihm dann eine flüssige Diät, bis der Magen die übliche Kost wieder verträgt, zu der allmählich wieder übergegangen wird.

Sehr viel schwieriger gestaltet sich die Ernährungsfrage bei den chronischen, mehr schleichenden Magenleiden, zu denen der chronische Katarrh, das Magengeschwür, der Magenkrebs und als allerhäufigstes Magenübel die sog. „nervöse Dyspepsie" (Neurasthenie mit vorwiegend nervösen Magenbeschwerden) gehört. Dabei wird es stets darauf ankommen, inwieweit eine Störung in der motorischen Arbeitsfähigkeit oder in der chemischen Funktion des Magens vorliegt, inwieweit es sich also um eine Beeinträchtigung der Leistungsfähigkeit oder im wesentlichen nur um eine gesteigerte Empfindlichkeit des Magens handelt. Beim Magengeschwür zielt die Diät darauf hin, zunächst durch möglichste Ruhigstellung eine raschere Heilung des Geschwürs herbeizuführen, und dann von einer geringen Menge leicht verdaulicher Kost langsam zu größerer Leistung des Magens fortzuschreiten und durch Gewöhnung eine Kräftigung der Funktion zu erreichen. Was die übrigen chronischen Magenübel angeht, so läßt sich im allgemeinen sagen, daß solche Kranke gewöhnlich sehr fette Speisen, namentlich fette Saucen, Klöße, fette Eier- und Mehlspeisen nicht vertragen, daß sie fette Fleischsorten (z. B. Schweine- und Gänsefleisch, Leber, Niere) und fette Fische (z. B. Aal, Lachs, Schleie), Hummer, Gänseleber u. dergl., Schwarzbrot, die meisten Kohlgemüse, scharf gewürzte Speisen, Süßigkeiten, Kuchen und süße Mehlspeisen zu vermeiden haben. Gestattet sind Suppen, Milch, Eier, weißes leichtes Gebäck, geriebene Kartoffeln, Reis, junge Karotten oder Spargelköpfe, mageres Fleisch. Mit Hinblick auf die meistens bestehende Appetitlosigkeit sind gute küchengemäße Vorbereitung und schmackhafte Zubereitung, möglichste Abwechselung in den erlaubten Grenzen, gefällige appetitliche Anrichtung und Darreichung (vgl. Abschnitt VI, D), gutes Kauen und langsames Essen wichtige Regeln. Angesichts der außerordentlichen Vielgestaltigkeit der chronischen Magenstörungen lassen sich allgemein gültige Vorschriften nicht geben. Darum wird sich die Pflegerin vom Arzt einen dem jeweiligen Krankheitsfall angepaßten Küchenzettel aufstellen lassen müssen, der den individuellen Verhältnissen Rechnung trägt.

Kranke mit anhaltender Verstopfung und Darmträgheit bedürfen einer Kost, welche den Darminhalt schlüpfrig erhält (Butter, Oel) und den Darm füllt und seine Peristaltik anregt (grobes Brot, Kartoffeln, Gemüse, Hülsenfrüchte, Obst, Eingemachtes, Honig, Honigkuchen, Fruchtsäfte, Buttermilch). Stopfende Nahrungsmittel sind zu vermeiden. Der Darm braucht einen Anreiz zu seiner Tätigkeit; fällt der Reiz fort, so leidet er darunter und wird träge, die Darmschleimhaut erschlafft, wie man es häufig nach einer lange Zeit durchgeführten Milchdiät beobachtet, oder bei Leuten, die sich an eine verfeinerte, die Verdauungsorgane verweichlichende Küche gewöhnt haben, oder die gewohnheitsmäßig ohne Grund nur ganz milde Kost zu sich zu nehmen pflegen, weil sie in unbegründeter ängstlicher Besorgnis ihrem Darm eine gröbere normale Kost nicht zuzumuten wagen. In solchen Fällen geben den besten Anreiz zur Darmtätigkeit die Pflanzenstoffe wegen ihres Reichtums an Zellulose, den harten, schwer verdaulichen Gerüstbestandteilen der Pflanzennahrung; dieselbe hält außerdem mehr Wasser im Darminhalt zurück. In dieser Beziehung hat während des Krieges mancher verwöhnte Kulturmensch unter dem Zwange der erschwerten Ernährungsbedingungen seine verzärtelten Verdauungsorgane an gröbere Kost gewöhnen müssen und von der unbewußten und unfreiwilligen Umgestaltung seines Stoffwechsels Vorteil gesehen.

Die Durchfallerkrankungen beruhen zum größten Teil darauf, daß im Darm faulige Zersetzungen stattfinden. Auf dem Wege des Durchfalls ist der Darm bestrebt, sich der faulenden und gärenden Masse zu entledigen. Dabei ist es gänzlich falsch, den Darm in diesen natürlichen Heilbestrebungen durch Opium, Choleratropfen u. dergl. zu hemmen, was leider noch so oft geschieht. Dadurch verlängert man nur den quälenden Zustand, der durch ein ordentliches Abführmittel, am besten eine genügende Gabe Rizinusöl, meistens schnell beseitigt wird. Durchfall befördernd wirken feste Speisen, vor allem Fleisch, frisches Brot, Schwarzbrot, gröbere Gemüse, Kohl, Hülsenfrüchte, süße und saure Speisen, Obst, Fruchtsäfte, Honig, kohlensaures Wasser, Kaffee und meistens auch Milch. Nicht befördernd wirken auf den Durchfall dagegen Schleimsuppen, Kindermehlsuppen, Sagosuppen, Eiweißwasser, Reis- und Grießsuppen, Fleischbrühe, Zwieback, Taube und Huhn gekocht. Stopfend wirken Tee, Eichelkakao, Haferkakao und Wasserkakao, Reiswasser, Hafergrütze, Haferflockenabkochungen, Mandelmilch, getrocknete Heidelbeeren, Rotwein und Glühwein.

4. Diät bei Nierenleiden.

Die Diät der Nierenkranken erstrebt möglichste Schonung der erkrankten Organe und hat darauf Bedacht zu nehmen, daß eiweißreiche Stoffe, Salz, Gewürze und Alkohol die erkrankten

Nieren reizen und schädigen. Darum soll die Kost ganz reizlos sein, möglichst wenig Fleisch (weißes und dunkles Fleisch macht hierbei keinen Unterschied!), wenig Salz und keine Gewürze enthalten und sich hauptsächlich auf Milch, kohlehydratreiche Nahrung und Fett beschränken. Die akute Nierenentzündung wird zunächst diätetisch am besten mit reiner Milchkost behandelt, der man noch Schleim- und Mehlsuppen zufügen kann, bis der Arzt weitere Bestimmungen trifft. Sind wassersüchtige Anschwellungen vorhanden, so ist die Kost möglichst salzarm zu gestalten und die Flüssigkeitszufuhr zu beschränken. Das beste Getränk besteht in Milch und Mineralwasser; alkoholische Getränke sind gänzlich zu vermeiden. Bei chronischer Nierenentzündung hat die oft sehr schwierige Ernährung, die durch den Arzt geregelt wird, alles heranzuziehen, was nährt und dem Kranken schmeckt, ohne die Nieren zu schädigen.

5. Diät bei Herzkrankheiten.

Für die Herzkranken gelten ähnliche Vorschriften. Bei vorliegenden Zirkulationsstörungen muß unter allen Umständen die Flüssigkeitszufuhr eingeschränkt werden, um an die Herztätigkeit und die Leistungen des Gefäßsystems durch übermäßige Flüssigkeitsmengen nicht unnötige Anforderungen zu stellen. Herzkranke ausschließlich mit Milch zu ernähren, wäre darum verfehlt, weil die erforderlichen Mengen viel zu groß sein würden. Wenn infolge Stauungen der Magen, der Darm und die Leber in einen empfindlichen Zustand versetzt werden und Neigung zu Erbrechen eintritt, so muß in kleinen Mengen eine leicht verdauliche Kost gereicht werden, welche den Verdauungsorganen wenig Arbeit zumutet, jedoch dem Herzen die zu seiner Kräftigung erforderlichen Eiweiß- und Zuckerstoffe reichlich zuführt. Besonders Zucker und Zuckerwasser sollten den Herzkranken reichlich verabreicht werden.

6. Diät bei Leberkrankheiten.

Die Leber steht in engen Beziehungen zu den Ernährungsvorgängen: erstens sondert sie die Galle ab, welche bei der Verdauung der Fette eine große Rolle spielt, und zweitens nimmt sie das gesamte Blut der übrigen Verdauungsorgane mit den frisch zugeführten Nährstoffen in sich auf, deren Aufspeicherung und Weiterverarbeitung ihr zu einem wichtigen Teil zufällt. Durch ihre Beziehungen zur Zerlegung und Aufnahme des Zuckers kommt ihr für die Zusammensetzung des Blutes und für den gesamten Stoffwechsel eine große Bedeutung zu (vgl. Abschnitt I, 4). Daraus ergibt sich, daß bei Störungen der Lebertätigkeit die Fettverdauung leidet, und daß durch übermäßige Nahrungszufuhr, namentlich durch eine an Eiweiß, Gewürzen und Alkohol reiche Kost die Leber gefährdet wird. Die Diät bei Leberkranken hat also die Aufgabe, den Fettgehalt der Nahrung zu beschränken, da Fett doch nicht genügend verwertet wird, und reizende Stoffe, besonders Alkohol, zu vermeiden.

7. Diät bei Gicht.

Die Gicht ist eine Erkrankung des Stoffwechsels, die im wesentlichen darin besteht, daß der Körper zu wenig Harnsäure mit dem Urin ausscheidet, sie im Innern zurückbehält und im Blute anhäuft. Die Harnsäure stammt aus den Zellkernen. Die Diät hat also dafür zu sorgen, daß dem Körper nicht mehr harnsäurebildende Stoffe zugeführt werden, als er verarbeiten kann. Darum ist die Fleischzufuhr zu beschränken! Weißes und dunkles Fleisch sind — im Gegensatz zu dem herrschenden Vorurteil — hierbei gleichbedeutend. Zu den Nahrungsmitteln, die vermieden werden müssen, gehören als die bedenklichsten die inneren drüsigen Organe der Tiere, wie Leber, Niere, Lunge, Milz, Bries, Kalbsmilch; ferner sind zu vermeiden Zunge, Fleischbrühe, verschiedene Gemüse, wie Erbsen, Linsen, Steinpilze, Morcheln, sowie Heringe, Sardellen, Oelsardinen, Anchovis, Sprotten, Karpfen, Hecht und Zander. Unberechtigt ist das volkstümliche Verbot von Kaffee, Tee, Kakao, sowie von Essig zu Salat; der Zitronensaft hat in dieser Hinsicht durchaus keinen Vorzug vor dem Essig. Alkohol sollte, abgesehen von geringen Mengen leichten Moselweins, völlig vermieden werden!

8. Diät bei Zuckerkrankheit.

Bei der Zuckerkrankheit (Zuckerharnruhr, Diabetes mellitus) handelt es sich um eine Störung des Stoffwechsels, die darin besteht, daß der Körper die Fähigkeit verloren hat, den in den Gewebssäften enthaltenen Zucker in gewöhnlicher Weise zu zerlegen und zu verwerten. Infolgedessen wird Zucker in größerer oder geringerer Menge mit dem Harn ausgeschieden. Unter normalen Verhältnissen wird der Zucker den Gewebssäften mit den Kohlehydraten der Nahrung zugeführt, und zwar sowohl mit dem fertigen Zucker wie mit den Mehlstoffen, die durch den Verdauungsprozeß in Zuckerarten umgewandelt und alsdann im Körper zu Kohlensäure und Wasser verbrannt werden. Der Ueberschuß des in den Geweben aufgenommenen Zuckers wird als Glykogen in der Leber und in den Muskeln aufgespeichert oder in Fett umgewandelt. Bei der Zuckerkrankheit werden dagegen die Kohlehydrate nicht völlig zerlegt und ausgenutzt, daher geht ihr Nahrungswert für den Körper in höherem oder geringerem Grade verloren. In leichteren Fällen werden sie wenigstens zum Teil ausgenützt. In schweren Fällen wird aber die gesamte eingeführte Kohlehydratmenge ungenutzt wieder ausgeschieden, in den schwersten sogar noch mehr, indem auch der bei der Eiweißzerlegung entstehende Zucker nicht verwertet wird. Ob und bis zu welchem Grade der Körper noch fähig ist, aufgenommene Kohlehydrate zu verarbeiten, stellt der Arzt fest, indem er aus dem Prozentgehalt des Harns an Zucker und aus der 24 stündigen Harnmenge das in dieser Zeit ausgeschiedene Gewicht Zucker bestimmt und dieses mit der Menge der zugeführten Kohlehydrate vergleicht.

Die Zuckerharnruhr ist eine in den meisten Fällen chronisch verlaufende Erkrankung, für die es kein anderes Heilmittel gibt, als die richtig geleitete Diät; alle Brunnen-, Bade- und Arzneikuren sind nur Hilfsmittel für die ausschlaggebende diätetische Behandlung. Diese erzielt in frischen und leichten Fällen durch die richtige Beschränkung der Kohlehydratzufuhr nach gewisser Zeit eine vermehrte Fähigkeit des Körpers, den Zucker zu verwerten. Wie die Erfahrung gelehrt hat, ist es aber nicht angängig, den Harn unter allen Umständen zuckerfrei zu machen, indem man die Kohlehydrate ganz aus der Nahrung verbannt und so den Nährstoffbedarf lediglich mit Eiweiß, Fett, Nährsalzen und Wasser zu decken versucht. Denn eine derartige gänzlich kohlehydratfreie Kost wird von den Kranken nicht lange vertragen, überdies stellen sich nach einiger Zeit erhebliche Störungen des Allgemeinbefindens ein, die bei schweren Fällen von Zuckerkrankheit lebensbedrohlichen Charakter annehmen können. Darum muß die Nahrung in den meisten Fällen so eingerichtet werden, daß gerade so viel Kohlehydrate verabreicht werden, als der Kranke verwerten kann, so daß er keinen Zucker mehr ausscheidet.

Zu diesem Zweck verwendet man als Grundlage eine vollständig kohlehydratfreie Kost, die im wesentlichen aus Fleisch von Schlachttieren, Wild, Geflügel und Fischen, aus Eiern, Butter, Tier- und Pflanzenfetten, Fleischsuppen, Käse und Vegetabilien (grüner Kopfsalat, Endivien, Kresse, Lattich, Spinat, Gurken, Lauch, Spargel, Blumenkohl, Rotkohl, Weißkohl, Sauerampfer) besteht; als Getränke dienen Sauerbrunnen, leichte Mosel- und Rheinweine, Tee und schwarzer Kaffee ohne Zucker, als Süßstoff Saccharin nach Geschmack. Zu dieser kohlehydratfreien Kost werden bestimmte Mengen von kohlehydrathaltiger Nahrung erlaubt, die nach dem Quantum des ausgeschiedenen Zuckers von Tag zu Tag schwankt und jedesmal vom Arzt besonders vorgeschrieben wird. Um auf diese Weise die der Aufnahmefähigkeit des betreffenden Patienten entsprechende richtige Kost zu bestimmen, benutzt man zweckmäßig als bequemen Maßstab das gewöhnliche Weißbrot, zumal die Kranken meistens auf das Brot am wenigsten gern verzichten.

Verträgt z. B. ein Kranker neben der kohlehydratfreien Grundkost noch 60 g Weißbrot, so kann man ihm statt dieser ganzen Menge Weißbrot oder eines Teiles derselben ein anderes kohlehydrathaltiges Nahrungsmittel verabreichen, dessen Menge aber nach seinem Gehalt an Kohlehydraten abgestuft werden muß. Dabei ist aus besonderen sog. Aequivalenttabellen zu ersehen, wieviel Gramm von anderen Nahrungsmitteln denselben Kohlehydratgehalt besitzen wie je 20 g Weißbrot.

Dieses Vorgehen wird bei den meisten frischen und leichteren Fällen zum Ziele führen. Manche schweren Formen von Diabetes verlangen aber von vornherein die Zufuhr größerer Mengen von kohlehydrathaltigen Nahrungsmitteln, in gewissen Fällen werden mit gutem Erfolg die sog. Hafer- und Gemüsekuren verwandt. Die häufig unendlich große Schwierigkeit der Beurteilung solch schwerer Formen von Diabetes und die Notwendigkeit strenger Kontrolle in der Ernährung erfordert meistens die Behandlung in einer Sonderanstalt. In jedem Falle von Diabetes sollte aber unter allen Umständen die diätetische Behandlung des Zuckerkranken in die Hand des darin erfahrenen Arztes gelegt sein; darum mögen die vorherigen Ausführungen nur als allgemeine Anhaltspunkte gelten, die das Verständnis der vom Arzte getroffenen Maßnahmen anbahnen und erleichtern sollen.

9. Diät bei Fettleibigkeit.

Die Fettleibigkeit ist in den allermeisten Fällen das Ergebnis aus zu reichlicher Ernährung bei zu geringer körperlicher Leistung. Darum verfolgen alle Entfettungskuren das Ziel, den Verbrauch an Stoffen zu steigern, die Zufuhr aber herabzusetzen. Zu diesem Zwecke läßt man die Fettleibigen tüchtig Körperbewegungen machen, spazieren gehen, reiten, radfahren, schwimmen, Gymnastik treiben, wenig schlafen, leichte Kleidung tragen, damit viel Wärme abgegeben wird. Andererseits wird, da das Fett des Körpers sich hauptächlich aus den Fetten und den Kohlehydraten der Nahrung bildet, bei reichlicher Eiweißkost die Fettzufuhr stark beschränkt und die Kohlehydrataufnahme vermindert. Um die Gesamtmenge der aufzunehmenden Nahrung zu verringern, läßt man beim Essen nichts trinken (Trockenkur).

Da manche Organe auf die Entfettung krankhaft reagieren, bedürfen die Entfettungskuren der ganz besonderen ärztlichen Aufsicht. Sie werden darum am zweckmäßigsten in einem guten Sanatorium durchgemacht, wo der Leidende zugleich am besten lernt, wie er seine ganze Lebensweise ändern muß, um nicht wieder fett zu werden. Bei der nötigen Ausdauer führen solche Entfettungskuren meistens bei denjenigen Fettleibigen zu dem gewünschten Erfolg, deren Körperfülle durch Luxuskonsum, Ueberfütterung und Bewegungsmangel zustandegekommen ist, auf die Dauer aber nicht bei den Fettsüchtigen, deren Fettleibigkeit auf angeborener und ererbter und darum nicht zerstörbarer Anlage beruht. Haben wir doch im Kriege die Erfahrung gemacht, daß jene unter dem Zwange der erschwerten Ernährungsverhältnisse in unfreiwilliger Kur zumeist das erreicht haben, was ihnen sonst so schwer abzuringen ist, während diese von der allgemeinen Abmagerung keinen Vorteil gehabt haben.

10. Diät bei Magerkeit und Schwäche.

Bei einer großen Anzahl abgemagerter Patienten, bei Rekonvaleszenten, die durch überstandene schwere Krankheiten oder Operationen oder durch Blutverluste geschwächt sind, bei den verschiedenen Formen der Blutarmut und Bleichsucht, bei nervösen Zuständen und bei schwindsüchtiger Anlage hat die Ernährung die Aufgabe, dem verringerten Bestand des Körpers durch eine Ueberernährung aufzuhelfen. Diese verfolgt auf der einen Seite den Grundsatz, dem Körper möglichst wenig zu entziehen, also den Verbrauch an Stoffen einzuschränken, ihn nicht arbeiten, sondern ruhen zu lassen, ihn dabei warm zu halten, damit möglichst wenig Wärme abgegeben wird. Auf der anderen Seite sucht sie dem Organismus einen Ueberschuß an Nährstoffen zuzuführen, um eine Aufspeicherung an Substanz und Spannkraft zu erreichen. Da in solchen Fällen häufig der Appetit und die Verdauungstätigkeit daniederliegt, sucht man eine reichliche Zufuhr von Kalorien in möglichst leicht verdaulicher Form zu erzielen, indem man solchen Kranken in häufigen Zwischenräumen, etwa alle Stunden, eine kleine, möglichst abwechslungsreiche Mahlzeit verabreicht. In geeigneten Fällen läßt man solche Patienten gleichzeitig eine Liegekur gebrauchen und sorgt durch Massage für die nötige Zirkulation; sie nehmen auf diese Weise, wenn kein schweres organisches Leiden vorliegt, meistens in wenigen Wochen reichlich an Gewicht zu.

Solche Liege-Mastkuren mit häufigen, kleinen Mahlzeiten sind aber nur da angezeigt, wo tatsächlich große Schwäche und großes Ruhebedürfnis vorliegt und wo der Magen so empfindlich ist, daß er nur geringe Mengen auf einmal aufnehmen kann. In anderen Fällen erzielt man bei guter Verdauungstätigkeit eine erhebliche Zunahme an Kräften und an Körpergewicht eher dadurch, daß man bei gemischter Kost die üblichen 5 Tagesmahlzeiten sämtlich nahrhafter gestaltet, als sie es gewöhnlich zu sein pflegen, und daß man noch abends vor dem Schlafengehen eine leicht verdauliche Schlußmahlzeit einschiebt. Auf diese Weise erreicht man durch zweckmäßige Uebere rnährung unter gleichzeitiger systematischer Körperübung nicht nur eine Ansammlung von Fett, sondern auch eine Steigerung der Körperkräfte, die sich in einer Zunahme der Muskelkraft und einer Vermehrung der körperlichen und geistigen Leistungsfähigkeit zu erkennen gibt.

D. Die Darreichung der Speisen und Getränke und ihre psychische Wirkung.

Ist die Auswahl der Krankenkost, die Festsetzung ihrer Menge und Beschaffenheit, wie wir gesehen haben, ausschließlich Sache des Arztes, so ist es Aufgabe des Pflegepersonals, dem Kranken die ihm verordnete Kost tatsächlich einzuverleiben und dafür zu sorgen, daß er keine andere Nahrung, nicht mehr und nicht weniger zu sich nimmt, als der Arzt vorgeschrieben hat. Zum Beispiel ist sorgfältig darauf zu achten, daß Kranke, denen nur breiige oder flüssige Speisen erlaubt sind, keinerlei feste Speisen genießen. Unter keinen Umständen darf die Pflegerin aus falsch empfundenem Mitleid dulden, daß solchen Kranken von unverständigen Angehörigen unerlaubte Speisen zugesteckt werden. Als wichtiger Grundsatz hat die möglichste Regelmäßigkeit in der Darreichung der Speisen und die Innehaltung der dafür bestimmten Zeitpunkte zu gelten, wobei soweit als möglich die Gewohnheiten des Kranken aus gesunden Tagen zu berücksichtigen sind. Dabei soll nicht abgewartet werden, bis der Kranke selbst Nahrung begehrt, sondern dieselbe soll ihm regelmäßig angeboten werden. Diese Regelmäßigkeit darf nicht durch Dazwischenessen von allerlei Kleinigkeiten gestört werden, man darf auch den Kranken nicht auf seine Mahlzeit warten lassen, weil dadurch Abspannung eintritt und der Appetit beeinträchtigt wird.

Es wurde bereits früher darauf hingewiesen, in wie hohem Maße der Appetit und auch die Bekömmlichkeit der Speisen abhängig ist von allen möglichen psychischen Vorstellungen des Kranken und von allerlei äußeren Einflüssen seiner Umgebung (vgl. Abschnitt VI, B, 1). Nicht nur möglichste Abwechslung in den Speisen und die schmackhafte Zubereitung derselben spielt hierbei eine bedeutsame Rolle, sondern in nicht geringerem Grade auch die Art und Weise ihrer Darreichung. Da der Appetit bei den meisten Kranken daniederliegt, so muß durch eine saubere, gefällige und appetitliche Zurichtung der vorgesetzten Speisen und Getränke eine Anregung des Appetits angestrebt und alles vermieden werden, was denselben weiter herabzusetzen geeignet ist. Dabei dürfen wir nicht vergessen, daß mit einem gütigen Zureden, einem freundlichen Gesicht und einem freundlichen Wort hierin oft sehr viel Gutes zu erreichen ist. Mit besonderer Sorgfalt muß die Pflegerin auf Sauberkeit des eigenen Anzugs und der Hände, besonders der Fingernägel, achten und auch den Kranken vor Beginn der Mahlzeit die Hände waschen lassen. Sie muß verstehen die Speisen unter Verwendung von sauberem Tischzeug und allem kleinem Zubehör, wie er sonst auf dem gedeckten Tisch des Gesunden Platz findet, nett und gefällig anzurichten. Präsentierbretter und Krankentische, die über das Bett gesetzt werden, sollen mit sauberen Servietten bedeckt werden, alle Gefäße und Eßgeräte müssen auf das Peinlichste sauber sein, Trinkgeschirre dürfen nicht von übergelaufenem Inhalt naß sein oder tropfen. Appetitlosen Kranken soll man immer wieder kleine Portionen vorlegen und einen größeren Vorrat im Hintergrunde warm stellen, denn große Mengen von Speisen rauben ihnen den letzten Rest von Appetit. Mit solchen Kranken soll man niemals unnötigerweise vom Essen sprechen und man sorge dafür, daß sie die Speisen nicht schon vorher zu riechen bekommen. Es ist auch fehlerhaft, von appetitlosen Kranken den Küchenzettel aufstellen zu lassen in der trügerischen Hoffnung, dadurch ihre Eßlust anzuregen.

Vor allem aber ist mit großer Sorgfalt darauf zu halten, daß nichts Appetitstörendes oder etwa gar Ekelerregendes dem Patienten beim Essen in die Erscheinung tritt. Leider kommt dieser Grundsatz in den öffentlichen Krankenhäusern aus äußeren Gründen oft noch wenig zur Durchführung; sieht man doch in diesen noch oft genug auf der gleichen Tischplatte Speisen und Getränke in unmittelbarer Nachbarschaft mit Speigefäßen, Uringläsern und anderen wenig appetitlichen Dingen. Natürlich dürfen auch die Speisen selber nichts an sich haben, was den Appetit stören könnte; niemals soll man dem Kranken mißratene, angebrannte, erkaltete oder im eigenen Fett geronnene Speisen vorsetzen. Um vorzeitiges Erkalten zu verhüten, benutzt man bei Kranken, welche langsam essen, mit Vorteil besondere Speisegefäße, doppelwandige, mit warmem Wasser gefüllte Teller und Schüsseln oder sog. Thermophorgeschirre, und verwendet für das Warmhalten der Speisen und Getränke Wärmeapparate mit Spiritus- oder Gasflamme oder solche mit elektrischer Erwärmung. Kalt gewordene Speisen dürfen nur im Wasserbade aufgewärmt werden.

Damit der Kranke tatsächlich die notwendige Nahrung zu sich nimmt, muß man ihm die Aufnahme der Speisen und Getränke so leicht und bequem wie möglich gestalten. Dazu ist die Körperhaltung und richtige Lagerung, besonders bei Schwerkranken und Schwachen, welche sich wegen der damit verbundenen Anstrengung oft vor dem Essen scheuen, von großer Wichtigkeit. Genesende läßt man, sobald es der Arzt erlaubt, die Mahlzeiten am besten außerhalb des Bettes im Sitzen einnehmen, dabei ist aber für ausreichende warme Bekleidung und für bequeme Sitzgelegenheit mit Rückenlehne und für sonstige Unterstützungsmittel Sorge zu tragen, um ein genügendes Ausruhen in den Eßpausen zu ermöglichen. Muß der Kranke seine Mahlzeiten im Bett genießen, so verschafft man ihm, wenn er diese selbständig zu sich nehmen kann, gleichfalls eine möglichst bequeme, aufrechte Körperhaltung mit Hilfe geeigneter Rückenpolster, verstellbarer Rückenlehnen u. dergl., wobei besonders auf Ausfüllung der Nackenhöhlung zu achten ist. Handelt es sich um schwerkranke, bewegungslose oder benommene Patienten, die im Liegen gefüttert werden müssen, so muß während eines jeden einzelnen Kau- oder Schluckaktes der Oberkörper und Kopf des Kranken ein wenig angehoben werden; dieses Anheben hat aber jedesmal durch ein Unterfassen unter das Kopfkissen zu geschehen, um dem Kranken jeden schmerzhaften Druck und jede Muskelanstrengung zu ersparen.

Solchem Kranken müssen feste Speisen, besonders das Fleisch, fein geschnitten und zerkleinert werden. Aber auch die zerkleinerten Speisen müssen gut gekaut und durchgespeichelt werden: darum muß dem Kranken, besonders beim Füttern, zum Kauen und Essen genügend Zeit gelassen werden. Zur Flüssigkeitsdarreichung verwendet man bei liegenden Kranken am besten gläserne Saugröhrchen oder Schnabeltassen, die aber immer nur bis zur Hälfte gefüllt werden sollen. Ein gewisser Nachdruck und freundlicher Zuspruch ist beim Füttern oft unerläßlich. Aber dabei darf der Appetit des Kranken auch nicht dadurch gestört werden, daß die Pflegerin etwa zum Abkühlen der Suppe in sie hineinbläst; noch weniger darf sie mit demselben Löffel, der zum Füttern des Kranken dient, die Speisen kosten, um nicht bei einem empfindlichen Patienten Widerwillen zu erregen, der sich dann selbst den nächsten Angehörigen gegenüber einstellen kann. Will man

Speisen oder Getränke zur Prüfung auf Geschmack und Wärmegrad vorkosten, so geschehe dies außerhalb des Krankenzimmers oder wenigstens unter Benutzung eines besonderen Löffels!

E. Künstliche Ernährung.

Es gibt eine Reihe von Krankheiten, z. B. schwere Magenblutungen, Verschluß der Speiseröhre, unstillbares Erbrechen, Schlucklähmungen, bei denen die Nahrungsaufnahme auf dem natürlichen Wege eine Zeitlang oder dauernd gehindert oder ganz unmöglich ist. Hier muß die künstliche Ernährung einsetzen.

Bei Kranken, die infolge von Lähmungen nicht schlucken können, oder bei Geisteskranken, welche die Nahrungsaufnahme verweigern, kann unter ärztlicher Leitung die Einführung flüssiger Nahrung mit der elastischen Schlundsonde durch den Mund oder den unteren Nasengang erfolgen. Dazu eignet sich am besten jedesmal $1/2$ Liter Milch, in die man 2—3 Eier und 100 g Zucker einrührt. Handelt es sich um Undurchgängigkeit der Speiseröhre infolge Geschwulstbildung (Krebs) oder Narbenbildung (Verätzung), so kann man durch operative Anlegung einer Magenfistel die drohende Gefahr des Hungertodes abwenden.

Ist der Magen nicht imstande, die Nahrung aufzunehmen oder zu verarbeiten oder soll er für eine Zeitlang vollkommen ruhiggestellt werden (z. B. bei schweren Magenblutungen), so kann man durch Nährklistiere oder Einspritzung von sterilisiertem Oel unter die Haut dem Körper eine gewisse Menge von Nahrungsstoffen zuführen und das Leben wenigstens für eine Zeitlang erhalten. Zu Nährklistieren, die in derartigen Fällen in erster Linie in Frage kommen, eignet sich eine Zusammensetzung aus $1/4$ Liter Milch, 2—3 Eiern, einer Messerspitze Kochsalz, einem Eßlöffel Mehl oder Zucker, einem Eßlöffel Rotwein. Ein Teil von den darin enthaltenen Nährstoffen wird von der Schleimhaut des Dickdarms aufgenommen. Nach vorhergehendem Reinigungsklistier läßt man die auf Körperwärme gebrachte Flüssigkeit mit Hilfe eines Darmrohrs und eines Trichters oder Irrigators langsam im Verlauf von 10 Minuten einfließen und weist den Kranken an, das Klistier so lange wie möglich bei sich zu behalten.

Solche Nährklistiere kann man, je nach Lage des Falles, drei- bis viermal am Tage verabfolgen. Jedoch ist der Wert derselben nur ein beschränkter und ihre Anwendungsmöglichkeit eine vorübergehende; denn Nährklistiere können wohl als Ergänzung, aber niemals als voller Ersatz der natürlichen Ernährung dienen, weil es auf die Dauer nicht möglich ist, auf diesem Wege dem Kranken die zur Erhaltung des Lebens nötige Nahrungsmenge zuzuführen.

Abschnitt VII.

Krankenbeobachtung und Hilfeleistung.

1. Krankenbeobachtung und Berichterstattung an den Arzt.

Eine sorgfältige und aufmerksame Beobachtung des Kranken ist für dessen Behandlung und Heilung von großer Wichtigkeit, sie bildet für den behandelnden Arzt eine ganz unentbehrliche Unterstützung seines Urteils und seines Handelns. Sieht doch der Arzt meistens den Kranken nur vorübergehend und höchstens einige Male am Tage kurze Zeit, er ist darum auf die Beobachtungen des Pflegepersonals und die rechtzeitige Meldung von besonderen Vorkommnissen angewiesen, die manchmal für sein Vorgehen und für den Verlauf der Krankheit ausschlaggebend sein können. Er muß wissen, welche Krankheitserscheinungen in seiner Abwesenheit hervorgetreten sind, wie seine Verordnungen befolgt worden sind und wie sie gewirkt haben, wie der Appetit, die Nahrungsaufnahme und der Schlaf des Kranken gewesen sind. Die zuverlässige Beobachtung von Körpertemperatur, Puls und Atmung ist für ihn stets von Wichtigkeit, mit besonderer Sorgfalt ist auf Schmerzäußerungen, Blutungen, Erbrechen und Störungen in den Ausscheidungen zu achten. Der Arzt muß über alle Dinge unterrichtet werden, die im Krankenzimmer vorgehen und auf den Verlauf und die Beurteilung der Krankheit von Einfluß sein könnten (vgl. Abschnitt IX, 5). Auch scheinbar unbedeutende Ereignisse und geringfügige Veränderungen im Zustand des Kranken, die eben nur dem geschulten Beobachtungssinn auffallen, dürfen nicht übersehen werden, denn es gibt in der gesamten Medizin und Krankenpflege keine bedeutungslosen Kleinigkeiten. Darum muß die Pflegerin für alle Vorgänge im Krankenzimmer ein scharfes Auge und gutes Gedächtnis haben und dieses durch Aufzeichnungen unterstützen.

Man hört oft sagen, die eine oder andere Schwester besitze ein besonderes Talent zur Ausübung der Krankenpflege; das hat bis zu einem gewissen Grade seine Berechtigung. Es gibt ein solches Talent, es beruht hauptsächlich auf einer meist unbewußten Beobachtungsgabe für die Vorgänge, die sich an dem Kranken abspielen. Dieses Beobachtungstalent kann mehr oder weniger von Natur aus vorhanden sein, es kann aber auch durch Uebung bei gehöriger Unterweisung mehr und mehr entwickelt werden. Darin müßte es jede gute Pflegerin so weit bringen, daß sie imstande ist, sich so vollkommen in die Empfindungen des Patienten hinein zu versetzen, daß sie nicht allein jeden Wink, jedes noch so leise hingehauchte Wort wahrnimmt und zu deuten weiß und jede geringste Schmerzenskundgebung sofort bemerkt, sondern daß sie schon aus kaum merklichen Aeußerungen, aus einer Veränderung des Gesichtsausdrucks oder der Stimme, die ein anderer kaum verstehen und beobachten würde, die Bedürfnisse und Wünsche des Kranken erkennt. Die Pflegerin muß in jedem einzelnen Fall wissen, worauf es bei der Beobachtung ankommt; ja sie muß den Kranken geradezu im ärztlichen Sinne beobachten lernen und darum den Arzt fragen, auf welche Punkte er besonderen Wert legt, damit sie zuverlässig über die Vorgänge zwischen den einzelnen ärztlichen Besuchen berichten kann. Besonders muß sie rasch vorübergehende Symptome beobachten lernen, um dem Arzt über dieselben Auskunft zu geben.

Am besten wird es sein, wenn die Pflegerin über die regelmäßigen Beobachtungen, die ihr anvertraut werden, sowie über die besonderen Vorkommnisse, deren Kenntnis für den Arzt wichtig ist, schriftliche Aufzeichnungen macht: so über die Temperaturmessungen, die zweckmäßig auf einer Fiebertabelle verzeichnet werden, über das Zählen des Pulses und der Atemzüge, über Aussehen, Beschaffenheit und Zahl der Stuhl- und Harnentleerungen, die Tagesmenge des Urins, ferner über die Art und Menge der aufgenommenen Nahrung und Getränke, die Verabreichung von verordneten Arzneimitteln, Bädern und Umschlägen, das Auftreten auffallender Krankheitserscheinungen usw. Die Beobachtung soll aber möglichst unbemerkt vom Kranken vor sich gehen und darf diesem in keiner Weise lästig fallen. Ohne besonderen ärztlichen Auftrag irgendwelche Maßnahmen oder Untersuchungen am Kranken zum Zwecke der Beobachtung vorzunehmen, ist dem Pflegepersonal nicht erlaubt. Bei den täglichen Verrichtungen der Pflege, bei der Reinigung und Lagerung des Kranken, beim Umbetten, beim Reichen der Speisen usw. findet sich hinreichend Gelegenheit, zu beobachten. Die Ergebnisse der Beobachtung sollen dem Kranken verborgen gehalten werden, um diesen nicht aufzuregen; die schriftlichen Aufzeichnungen sollen dem Arzt unauffällig übergeben werden; die mündliche Erörterung und Ergänzung der Berichterstattung soll nicht in Gegenwart des Kranken erfolgen, sie sei erschöpfend, aber niemals weitschweifig. Richtet der Arzt Fragen an den Patienten selbst, so antworte die Pflegerin nicht unaufgefordert, sondern lasse den Patienten antworten!

Unter keinen Umständen darf die Beistandsleistung und Krankenwartung etwa hinter der Beobachtung zurücktreten, Hilfeleistung und Beobachtung müssen vielmehr Hand in Hand gehen und sind nicht voneinander zu trennen. Klagt z. B. der Kranke über Schmerzen, so wird die aufmerksame Pflegerin nachsehen, ob an der schmerzenden Körperstelle etwas verändert ist, ob etwa der Verband drückt oder sich verschoben hat, ob eine falsche, unbequeme Lagerung den Schmerz verursacht. Zuweilen ergibt der Vergleich mit der gesunden Seite, ob an der schmerzenden Stelle etwas nicht in Ordnung ist. Oft wird die Pflegerin dann schon durch Entfernung eines Druckes, durch bessere Unterstützung des betreffenden Körperteils, durch Hochlagerung des schmerzenden Gliedes oder durch eine zweckmäßigere Lagerung des ganzen Körpers den Schmerz beheben oder wenigstens Linderung schaffen können. Unter keinen Umständen darf die Pflegerin aber selbständig schmerzlindernde Medikamente verabreichen! Im Krankenhause, wo jederzeit ärztliche Hilfe schnell erreichbar ist, muß bei jeder auffälligen Veränderung im Zustand des Kranken der Arzt benachrichtigt werden. In der Privatpflege kann der Arzt nicht immer so schnell zur Stelle sein; die Pflegerin wird daher häufiger als im Krankenhause genötigt sein, in dem ihr vorgeschriebenen Umfang selbständig Hilfe zu leisten.

2. Verhalten beim Auftreten gefahrdrohender Krankheitserscheinungen.

Bei plötzlich auftretenden ernsten Leiden und gefahrdrohenden Krankheitserscheinungen ist die Pflegerin jedesmal verpflichtet, auf schleunige Herbeiholung des Arztes zu dringen. Solche gefahrdrohenden Verschlimmerungen im Befinden des Kranken sind z. B. gegeben bei sehr hoher Temperatur, schlechtem Puls, sowie bei besonderen Krankheitserscheinungen wie Ohnmacht, Bewußtlosigkeit, Schüttelfrost, Erbrechen, Erstickungsanfällen, Zuckungen und Krämpfen, Lähmungen, Blutungen aus den Körperöffnungen, Nachblutungen bei Verletzten und Operierten.

Im Aussehen des Kranken zeigen sich gefahrdrohende Anzeichen im Spitzwerden der Nase, in auffallend blasser oder blauroter Gesichtsfarbe (Zyanose = Blausucht), in mattem, unstetem Blick, fieberglänzenden, gläsernen oder gebrochenen Augen. Im Benehmen des Kranken deuten Unruhe, Erregungszustände, lärmende, unnatürliche Heiterkeit, Delirien, Sinnestäuschungen oder völlige Teilnahmlosigkeit (Apathie) auf eine gefahrdrohende Verschlimmerung hin.

Bei solchen Anzeichen ist strengste Bewachung, Verdunkelung des Zimmers nötig und der Versuch zu machen, durch kalte Umschläge auf den Kopf, sanftes Zusprechen und Ablenkung den Kranken zu beruhigen (vgl. Abschnitt VII, 8, d). Da bis zur Ankunft des Arztes manchmal einige Stunden vergehen können, wird die Pflegerin zuweilen in die Lage kommen, in derartigen Fällen drohender Gefahr selbständig sachgemäß einzugreifen, z. B. beim Kollaps (s. Abschnitt VII, 5). Dabei können plötzliche, unvorhergesehene Ereignisse eintreten, bei denen es darauf ankommt, daß die Pflegerin nicht den Kopf verliert, sondern mit Geistesgegenwart, Ruhe und Ueberlegung auf Grund ihrer Kenntnisse und Erfahrung handelt, wie es der Augenblick gerade erheischt.

3. Schlaf und Schlaflosigkeit. Nachtwache.

Der Schlaf dient zur Erhaltung der Kräfte, wie Essen und Trinken; ohne Schlaf kann der Mensch auf die Dauer ebensowenig wie ohne Nahrung leben. Er gibt dem Körper, besonders dem Gehirn, Ruhe und Erholung und ist das wichtigste Kräftigungsmittel, das durch kein anderes ersetzt werden kann. Ganz besonders bedarf der Genesende reichlich zugemessenen Schlafes.

Beim Gesunden ist das Schlafbedürfnis je nach Alter und Gewohnheit verschieden; für den gesunden Erwachsenen genügen 6—8 Stunden täglich, um das Schlafbedürfnis zu decken. Der gesunde Mensch schläft oft 5—6 Stunden ohne Unterbrechung, ohne von Träumen gestört zu werden, ohne von leisem Geräusch erweckt zu werden. Er liegt still im Schlaf ohne Bewegung, mit ruhigen Gesichtszügen, regelmäßig und langsam atmend; beim Aufwachen fühlt er sich erfrischt und gekräftigt.

Anders der Kranke. Durch Krankheit leidet der Schlaf, er wird unruhig und bleibt oft ganz aus. Schlaflose Nächte bereiten dem Kranken nicht nur außerordentliches Mißbehagen und große Qualen, sie schwächen auch seinen Kräftezustand und erschöpfen ihn. Aber der Kranke täuscht sich oft über die Güte seines Schlafes, er verwechselt unruhigen Schlaf mit völliger Schlaflosigkeit, die verhältnismäßig selten ist, eine halbe

Stunde ohne Schlaf kann ihm zur Ewigkeit werden. Dann ist es manchmal schwer zu beurteilen, ob der Kranke genügend Schlaf bekommen hat; darum muß die Pflegerin sorgfältig beobachten, damit sie dem Arzt wahrheitsgetreu Bericht geben kann. Dabei kommt es nicht nur auf die Menge, sondern auch auf die Beschaffenheit des Schlafes an. Aber die Pflegerin beobachte den Kranken so, daß dieser nicht im Schlaf gestört wird! Erfordert sein Zustand, daß sie im Krankenzimmer oder bei geöffneter Tür im Nebenzimmer bleiben muß, so verhalte sie sich geräuschlos und setze sich so, daß sie das Krankenbett übersehen kann, ohne selbst von dem Kranken gesehen zu werden (hinter dem Kopfende des Bettes, hinter einem Bettschirm). Der unruhig Schlafende, z. B. der Fieberkranke, der nervöse Kranke, bewegt im Schlaf Hände und Lippen, stöhnt und spricht, wälzt sich umher, Träume und Delirien schrecken ihn und beschäftigen seine Gehirntätigkeit, das Gehirn findet keine ausreichende Ruhe, der Kranke erwacht bei leisem Geräusch und geringgradiger Störung. Dieser Schlaf ist nicht erfrischend, der Kranke wacht müde und abgespannt auf.

Zur Verhütung und Beseitigung der Schlaflosigkeit kann die Pflegerin viel beitragen, indem sie dafür sorgt, daß der Kranke zur rechten Zeit, nicht zu spät und übermüdet, zur Ruhe kommt, vor dem Einschlafen aufregende Lektüre und Unterhaltung unterläßt und keine anregenden Getränke (Tee, Kaffee, Wein) zu sich nimmt. Alle unnötige Unruhe, jeder überflüssige Lärm, wie Türenknarren, Sprechen im Nebenzimmer muß vermieden werden (vgl. Abschnitt IV, C, 2). Das Licht muß abgeblendet, die Zimmerwärme auf der richtigen Höhe gehalten werden, da zu große Hitze und Kälte den Schlaf hindern (vgl. Abschnitt IV, C, 8 und 9). Die Lagerung des Kranken soll möglichst bequem sein, schmerzende Glieder müssen besonders sorgfältig gestützt werden (vgl. Abschnitt IV, C, 4 und 5). Der Kopf soll kühl und der Oberkörper etwas erhöht liegen, damit das Blut vom Gehirn abgeleitet wird. Diese Blutableitung kann durch warme Kompressen auf den Leib (Thermophor, Umschläge) wesentlich unterstützt werden, auch ein heißes Fußbad, eine feuchtwarme, mehrstündige Einwicklung des Leibes, der Beine oder Packungen des ganzen Körpers, vorherige Stuhl- und Urinentleerung begünstigen den Eintritt des Schlafes. Fiebernden legt man einen kalten Umschlag oder eine Eisblase auf den Kopf; stört unruhige Herztätigkeit den Schlaf, so kann man durch eine Eisblase die Herzaktion herabsetzen und die Herbeiführung des Schlafes fördern.

Arzneiliche Schlafmittel dürfen dem Kranken ohne Verordnung des Arztes unter keinen Umständen gegeben werden! In der Verabreichung der vom Arzt verordneten Schlafmittel halte sich die Pflegerin mit größter Pünktlichkeit an die ärztliche Vorschrift und sei besonders vorsichtig mit der Aufbewahrung derselben! Zum Essen und Trinken oder zum Einnehmen von Arznei sollen Kranke nicht aufgeweckt werden, wenn dies nicht vom Arzt aus besonderen Gründen ausdrücklich bestimmt ist. Umgekehrt müssen Patienten mit krankhafter Schlafsucht (Gehirnkranke, Kopfverletzte) zum Zwecke der Ernährung sowie auch zur Verrichtung der Leibesfunktionen ermuntert werden. Den Tagesschlaf des Kranken störe die Pflegerin nicht durch unerwünschtes Hereinkommen ins Krankenzimmer, sondern sie lege dem Patienten eine Klingel bequem erreichbar ans Bett.

Die Nachtwache erfordert besondere Kenntnis und Uebung in der Krankenbeobachtung, da hier das Pflegepersonal meist auf sich allein angewiesen ist. Diesen verantwortungsvollen Dienst sollten darum nur solche Pflegerinnen übernehmen, die bereits Erfahrungen in der Krankenpflege besitzen. Aus dem gleichen Grunde sollte in Krankenhäusern der Nachtdienst immer abwechselnd den Schwestern derselben Station übertragen werden, damit diese die Patienten bereits im Tagesdienst kennen gelernt haben. Vor Antritt der Nachtwache muß die Pflegerin hinreichend ausgeruht sein, da sie dafür ihre volle Kraft und Aufmerksamkeit nötig hat. Der Genuß geistiger Getränke vor und während der Nachtwache ist verboten, da er abspannt und ermüdet. Dagegen ist es zweckmäßig, zur Belebung Tee oder Kaffee und etwas leichte Nahrung zu sich zu nehmen. Damit sie jederzeit zu jeder Hilfeleistung bereit ist, soll die Pflegerin vollkommen angekleidet sein, sie versehe sich jedoch mit bequemem Schuhwerk! Nach Beendigung der Nachtwache bedarf sie einer ausreichend langen, ungestörten Bettruhe und Erholungszeit (vgl. Abschnitt IX, 3).

Uebernimmt die Schwester für eine längere Zeitdauer den Nachtwachendienst, so ist dafür Sorge zu tragen, daß sie den Tag auch wirklich zur Ruhe und Erholung benützt, und daß ihre Ernährung eine ausreichende ist. Länger als 3 Wochen den Nachtdienst durchzuführen, dürfte sich namentlich für jüngere Schwestern nicht empfehlen. Doch ist auch ein zu kurzfristiger Wechsel von Tag- und Nachtdienst nicht ratsam, da einerseits die Nachtschwester dann die Patienten und ihre Bedürfnisse nicht genügend kennen lernt, andererseits ihr eigener Körper dann nicht Zeit findet, sich auf die veränderte Lebens- und Ernährungsweise einzustellen und der Schlaf und die Erholung während des Tages unzureichend wird, wie mir viele erfahrene Schwestern bestätigt haben.

4. Temperaturmessung. Maßnahmen bei Fieber.

Eine sorgfältige und zuverlässige Messung der Körpertemperatur gehört zu den wichtigsten Obliegenheiten der Krankenpflege (Ueber Körpertemperatur und Fieber vgl. Abschnitt II, 3). Zur Messung benutzt man gewöhnlich sogenannte Maximalthermometer, die so eingerichtet sind, daß die Quecksilbersäule mittels einer oberhalb des Quecksilberbehälters angebrachten Hemmungsvorrichtung auf dem höchsten Stand, den sie erreicht hat, stehen bleibt. Nach dem Gebrauch eines derartigen Instrumentes muß das Quecksilber durch kräftiges Abwärtsschleudern des Thermometers wieder nach unten befördert werden.

Die Messung wird ausgeführt, indem man das Thermometer mit seinem unteren (das Quecksilber enthaltenden) Teil in die vorher gut ausgetrocknete Achselhöhle des Kranken einlegt und den Oberarm fest an den Körper andrücken, den Vorderarm über die Brust legen läßt. Dabei biete man dem Arm durch ein unter den Ellenbogen gelegtes Polster eine gute Stütze! Nach 8—10 Minuten erreicht das Quecksilber seinen höchsten Stand. Durch öfteres Nachsehen wird ermittelt, ob das Thermometer noch steigt; der Stand wird erst abgelesen, wenn das Quecksilber einige Minuten an derselben Stelle stehen bleibt. Sofort nach der Ablesung wird der ermittelte Temperaturgrad aufgeschrieben oder besser in eine sogenannte Fieberkurventafel eingetragen. Solche Fiebertafeln[1]), deren Benutzung in Krankenhäusern allgemein üblich ist, haben den großen Vorteil, daß ein einziger Blick genügt, um ein Urteil über den Gang der Temperatur während der betreffenden Krankheit zu gewinnen.

Die Messung kann auch im Mastdarm (Rektum) vorgenommen werden (Rektalmessung) z. B. bei unruhigen Kranken, bei Kindern und bei solchen Kranken, die den Verdacht erweckt haben, daß sie durch Hin- und Herreiben mit dem Oberarm das Thermometer künstlich in die Höhe treiben, um Fieber zu simulieren. Zur Rektalmessung wird der Quecksilberbehälter des Thermometers ein-

1) In der Fiebertafel können neben der Temperaturkurve, der Puls- und Atmungskurve auch die Angaben über das Körpergewicht des Kranken, die Harnmenge und andere Messungen, ferner über die Zahl der Stuhlgänge, die verabfolgten Bäder und die ärztlichen Verordnungen Platz finden. Darüber bestimmt der Arzt. Der Uebersichtlichkeit halber ist es zweckmäßig, die Kurven mit verschiedenen Farben einzuzeichnen.

geölt und vorsichtig in Seitenlage mehrere Zentimeter weit in den Mastdarm eingeführt. Die Messung ist nach 3—5 Minuten beendet, während derselben muß natürlich das Thermometer sowohl wie das Kind bezw. der Kranke gut festgehalten werden. Die auf diese Weise ermittelten Temperaturen sind etwa 0,5° C höher, als die in der Achselhöhle gemessenen.

Seltenere Anwendung findet die Temperaturmessung im Munde unter der Zunge.

Das Messen der Temperatur erfolgt im allgemeinen 2 mal täglich, morgens nach dem Aufwachen und abends zwischen 6 und 7 Uhr. Häufigere Messungen werden auf ärztliche Anordnung vorgenommen. Nach jeder Messung muß das Thermometer abgerieben werden. Nach Benutzung bei ansteckenden Kranken und nach Messungen im Mastdarm ist es abzuwaschen und mit Spiritus oder Kresol-Seifenlösung zu desinfizieren. Jeder Infektionskranke hat tunlichst sein eigenes Thermometer! Nach längerem Gebrauch geben die Thermometer vielfach unrichtig an, darum müssen sie öfter mit anderen verglichen werden.

Die Fieberkranke gehört ins Bett; gewöhnlich verlangt er schon von selbst danach. Nur auf besondere ärztliche Erlaubnis ist von diesem Grundsatz abzuweichen. Es ist aber keineswegs notwendig, den Fiebernden, wenn er nicht gerade schwitzt oder sich im Schüttelfrost befindet, warm zuzudecken, die Bedeckung sei vielmehr eher leicht und kühl. Die Besorgnis, daß die Erkältungsgefahr bei Fiebertemperatur erhöht sei, beruht auf Irrtum. Der Fiebernde bedarf reichlicher Zufuhr guter frischer Luft (vgl. Abschnitt IV, C, 7), grelles Licht ist ihm meistens unangenehm. Bilder und Figuren, die Sinnestäuschungen erwecken könnten, müssen aus seinem Gesichtskreis entfernt werden. Geräusche müssen vermieden werden, unbedingte körperliche und geistige Ruhe sind für den Fiebernden notwendig, Langeweile wünschenswert. Darum darf der Fiebernde weder lesen, noch darf ihm vorgelesen werden; Besuche sind zu untersagen. Bei bestehendem Kopfschmerz darf die Pflegerin dem Fiebernden ohne Weiteres kalte Umschläge auf den Kopf machen oder ihm eine Eisblase auflegen. Diese ist bei unruhigen Kranken am Kopfende des Bettes so aufzuhängen, daß sie nicht herunterfällt und den Kranken nicht auf den Kopf drückt. Bei hoher Fiebertemperatur ist ein kalter Umschlag um die Brust erlaubt; dagegen ist es verboten, ohne ärztliche Anordnung selbständig irgend welche Fiebermittel zu verabreichen!

Deliriert der Fieberkranke stark (z. B. bei Typhus, Scharlach, Rose, Lungenentzündung), so muß er scharf beobachtet und Tag und Nacht unausgesetzt überwacht werden, da er jeden unbeobachteten Moment benutzen kann, um aus dem Bett zu steigen oder sich sonst Schaden anzutun. Denn es ist keine Seltenheit, daß solche delirierende Kranke, welche von Sinnestäuschungen geängstigt werden, plötzlich aus dem Bett springen, an die Tür oder ans Fenster eilen, ja in unbehüteten Augenblicken auch zum Fenster hinausstürzen, in einen tobsüchtigen Zustand geraten und darin sich selbst verletzen oder Angriffe auf ihre Umgebung unternehmen. Um die krankhafte Reizbarkeit nicht zu vermehren, darf man dem Irreredenden nie widersprechen, sondern muß auf seine Ideen beschwichtigend einzugehen suchen. Ein derartiger Tobsuchtsanfall kann unter Umständen die Hilfe mehrerer, kräftiger männlicher Personen nötig machen (vgl. Abschnitt VII, 8, d).

Auf sorgfältige Mundpflege muß bei Fiebernden ganz besonders geachtet werden, vor allem bei hochfiebernden und benommenen Kranken (Typhus), bei denen es leicht zu Geschwürsbildungen und Ansiedelung des Soorpilzes in der Mundschleimhaut kommen kann, wenn die Mundpflege vernachlässigt wird. Aber auch des Allgemeinbefindens wegen ist dieselbe von Wichtigkeit, da der Kranke sich mit sauberem Munde wohler und frischer fühlt. Darum soll er von vornherein mindestens morgens und abends eine weiche Zahnbürste benutzen und mehrmals täglich zum Spülen und Gurgeln mit einem guten Mundwasser angehalten werden. Bei zunehmender Benommenheit muß der Mund wiederholt mit einem um den kleinen Finger gewickelten, mit reinem Wasser oder Borlösung getränkten Mullläppchen ausgewischt werden, um Trockenheit, Belag und Borkenbildung auf der Mundschleimhaut und der Zunge zu bekämpfen und nicht überhand nehmen zu lassen. Dabei muß man natürlich vorsichtig zu Werke gehen, weil die Mundschleimhaut in solchen Fällen stark zu Blutungen neigt. Die Zunge und die trockenen, rissigen Lippen müssen häufig angefeuchtet und gepinselt werden, wozu sich eine Mischung von Borglyzerin, Kognak und Wasser (zu gleichen Teilen) eignet, auch wird man die Lippen ab und zu mit etwas Borsalbe einfetten. Von einer schlecht gepflegten Mundhöhle, die einen ausgezeichneten Nährboden für Bakterien aller Art abgibt, kann sehr leicht eine Infektion und Entzündung des Mittelohrs ausgehen, eine unangenehme Komplikation, der durch eine sorgsame Mundpflege meistens vorgebeugt werden kann. Gerade die Beschaffenheit des

Mundes kann also in vielen Fällen ein Maßstab sein für die Sorgfältigkeit und Gewissenhaftigkeit der Pflegerin.

Tritt Schüttelfrost ein (vgl. Abschnitt II, 3), so ist sofort der Arzt zu benachrichtigen; bis zu dessen Eintreffen sucht die Pflegerin den Kranken zu beruhigen und durch warme Bedeckung, Wärmflaschen, Einflößung von heißen Getränken zu erwärmen (Temperatur messen!). Bei starken, warmen Schweißausbrüchen (Krisis! vgl. Abschnitt II, 3) muß der Kranke vor Zugluft und Abkühlung bewahrt werden. Der Schweißausbruch kann durch Zudecken und Darreichung heißer Getränke unterstützt werden. Eisblasen oder kalte Umschläge sind bei Ausbruch des kritischen Schweißes fortzunehmen, Gesicht, Achselhöhle und Oberschenkel sind mehrfach unter der Decke trocken zu reiben. Müssen Uringläser oder Bettschüsseln gereicht werden, so sind dieselben möglichst vorher anzuwärmen, Entblößung ist zu vermeiden. Nach dem Schweiß ist der Kranke unter der Bettdecke trocken zu reiben und mit trockener, gewärmter Wäsche zu versehen (vgl. Abschnitt IV, C, 5). Naßgewordene Kissen sind durch frische zu ersetzen oder wenigstens umzudrehen. Es ist darauf zu achten, daß gewöhnlich nach $^1/_2$—1 Stunde Nachschwitzen eintritt, was erneutes Abtrocknen und Wechseln der Wäsche nötig macht. Bei kalten oder schwächenden Schweißen dürfen schweißtreibende Getränke nicht gereicht werden, eher belebende. Darüber ist ebenso wie über die Bekämpfung solcher Schweiße der Arzt zu befragen. (Ueber die Ernährung der Fieberkranken und die Art der ihnen zu reichenden Getränke vgl. Abschnitt VI, C, 1.)

5. Beobachtung des Pulses und der Herztätigkeit. Hilfeleistung bei Herzstörungen, besonders bei Kollaps.

Jede Krankenpflegerin muß lernen, über den Puls ein Urteil abzugeben. Der Puls gibt uns Auskunft über die Tätigkeit des Herzens, über die Kraft und Regelmäßigkeit bzw. Unregelmäßigkeit seiner Zusammenziehungen (vgl. Abschnitt I, 4). Auch über die Beschaffenheit der Schlagaderwandungen läßt die Pulsuntersuchung ein Urteil gewinnen (Schlagaderverkalkung). Bei jeder Kontraktion des Herzens und mit jeder in die Arterien einströmenden Blutwelle erfahren diese eine deutlich fühlbare, teilweise auch sichtbare rhythmische Ausdehnung; letztere bezeichnen wir als Puls.

Das Fühlen des Pulses geschieht am zweckmäßigsten an der Speichenschlagader (Arteria radialis), und zwar an der Beugeseite des Vorderarms zwei Finger breit über dem Handgelenk an der

Daumenseite, indem man den Zeige- und Mittelfinger auf die hier oberflächlich liegende Speichenschlagader legt (sogenannte Pulsader). Das Zählen wird mit Hilfe einer Sekundenuhr ausgeführt, wobei die Pflegerin gut tut, immer eine ganze Minute zu zählen. Die gefundene Pulszahl wird neben der gemessenen Temperatur auf der Fiebertafel aufgezeichnet.

Beim *gesunden* Menschen ist der Puls kräftig, ruhig und gleichmäßig in der Schlagfolge und Füllung. Die Pulszahl beträgt beim Gesunden, je nach dem Alter, 70—80 Schläge in der Minute, beim neugeborenen Kind ungefähr 120—140. *Unregelmäßigkeit* des Pulses, d. h. seiner Schlagfolge, bei der bald zwischen 2 Schlägen eine längere Pause eintritt, bald wieder mehrere Schläge rasch aufeinander folgen, ist häufig — aber nicht immer — das Zeichen einer mehr oder minder schweren Schädigung des Herzens. Als *schlechten* Puls bezeichnet man einen schwachen oder kleinen, d. h. kaum fühlbaren Puls, der dabei gewöhnlich noch sehr beschleunigt ist. In solchen Fällen, wo der Puls an der Speichenschlagader nicht gefühlt werden kann, ist er am anderen Arm, an der Halsschlagader oder durch Auflegen der Hand auf die linke Brustwand (Herzspitzenstoß) zu zählen.

Jede Körperbewegung steigert entsprechend ihrer Heftigkeit die Pulszahl (Frequenz). Demgemäß ist dieselbe z. B. nach Laufen, Tanzen, Bergsteigen, sportlichen Uebungen stark gesteigert, andererseits des Morgens im Bett vor dem Aufstehen am niedrigsten. Nach dem Essen ist der Puls etwas beschleunigt, Gemütsbewegungen, heiße und alkoholische Getränke, Kaffee und Tee, Rauchen starker Zigarren erhöhen ebenfalls die Herztätigkeit und damit die Pulszahl. Fast ausnahmslos ist auch beim *Fieber* die Pulsfrequenz gesteigert. Am höchsten jedoch erhebt sich dieselbe bei gewissen nicht fieberhaften Erkrankungen des Herzens und des Nervensystems und kann hier über 200 Schläge in der Minute erreichen; doch sind Pulszahlen über 180 in der Minute nicht mehr deutlich zu zählen. Andererseits treffen wir nicht selten bei fieberhaften Gehirnerkrankungen trotz hoher Temperaturen Pulsverlangsamung an.

Die Pflege hat bei allen *Herzleiden*, bei denen es sich gewöhnlich um eine Erkrankung des sogenannten *Klappenapparates* oder der *Herzmuskulatur* oder um eine Folge der *Arterienverkalkung* (Arteriosklerose), häufig auch lediglich um *nervöse Störungen* handelt, darauf Rücksicht zu nehmen, daß körperliche Anstrengung dem Kranken nach Möglichkeit zu ersparen und seelische Erregungen ihm fern zu halten sind. (Ueber die Ernährung der Herzkranken vgl. Abschnitt VI, C, 5.) Bei stärkerem Herzklopfen, Druck in der Herzgegend, Beklemmungen und Herzkrämpfen finden die Kranken meistens in sitzender Stellung Erleichterung (Stellrahmen!). Bis zur Ankunft des Arztes kann man einen kalten Umschlag oder einen Eisbeutel auf die Herzgegend auflegen und ähnliche Hilfeleistungen anwenden, wie sie bei der Atemnot vorgeschrieben sind (vgl. Abschnitt VII, 6). Alles weitere fällt in den Bereich der ärztlichen Tätigkeit, insonderheit unterliegen bei schweren Störungen der Herzfunktion, die mit Stauungen in den Nachbarorganen (Stauungsbronchitis, Leberschwellung, Magenkatarrh) und wassersüchtigen Anschwellungen verbunden sind, alle notwendigen Maßnahmen der eingehenden, ärztlichen Vorschrift.

Ein bedrohliches Ereignis jedoch gibt es, welches die Pflegerin zu ruhigem, sachgemäßem, selbständigem Einschreiten veranlassen muß, ehe die eiligst herbeigerufene ärztliche Hilfe zur Stelle ist: der Kollaps. Dieser äußert sich in einem plötzlichen Kräfteverfall infolge plötzlichen Sinkens der Herztätigkeit (vgl. Abschnitt II, 3); der Kranke bekommt ein blasses, verfallenes Gesicht, zuweilen mit bläulicher Verfärbung (Zyanose), eingefallene Augen, kalte spitze Nase, kalte Hände und Füße, kalten Schweiß auf der Stirn. Er sinkt in sich zusammen und vermag nur mühsam zu sprechen. Der Puls wird fliegend und unregelmäßig, kaum fühlbar, die Atmung beschleunigt und oberflächlich, nach vorherigem Fieber fällt die Körpertemperatur plötzlich ab, der Kranke fühlt sich matt und elend, sein Bewußtsein schwindet. Einige der angedeuteten Züge gleichen denen einer gewöhnlichen Ohnmacht, die durch Blutleere des Gehirns hervorgerufen wird (vgl. Abschnitt VII, 8, a); für die Beurteilung der Situation ist die Pulsuntersuchung entscheidend. In solchen Fällen hängt das Leben zuweilen an einem Faden; und es gilt, die plötzlich sinkende Herzkraft durch Reizmittel vor dem völligen Erlahmen zu bewahren, wobei die Pflegerin durch Geistesgegenwart und besonnenes, energisches Handeln geradezu lebensrettend wirken kann. Hier handelt es sich auch um den einzigen Fall, der sie berechtigt und verpflichtet, selbständig Medikamente zu verabreichen (vgl. Abschnitt VII, 9).

Sie legt den vom Kollaps Befallenen schleunigst horizontal, entfernt eiligst die Kopfkissen, so daß der Kopf niedriger zu liegen kommt als der Rumpf. Dann macht sie sofort mehrere Einspritzungen von Kampferöl und Koffeïnlösung, welche

Mittel der vorsorgliche Arzt in derartigen Fällen in Bereitschaft gestellt hat, legt einen Senfteig auf das Herz und flößt dem Kranken, sobald er schlucken kann, heiße belebende, anregende Getränke ein, wie heißen Tee mit Kognak oder Rum, Glühwein, heißen starken Kaffee, die für derartige Vorkommnisse bei allen schweren Krankheitszuständen bereit gehalten werden sollten. Ferner werden die Extremitäten frottiert und mit heißen Tüchern und Wärmflaschen umgeben, die Hände können in heißes Wasser getaucht werden. Wenn die Gelegenheit dazu gegeben ist, läßt man Sauerstoff einatmen. Die erforderlichen Maßnahmen wird die erfahrene Pflegerin mit Bestimmtheit und Schnelligkeit, aber ohne hastige Ueberstürzung ausführen, durch ruhiges, zielbewußtes Handeln wird sie der besorgten Umgebung am ehesten Ruhe und Zuversicht geben und dem Kranken am besten nützen. Gelingt es, die Herzkraft wieder zu heben, so wird je nach Anordnung des Arztes gewöhnlich noch eine Zeitlang mit der regelmäßigen Verabfolgung von Reizmitteln für das Herz fortgefahren.

6. Beobachtung der Atmung. Hilfeleistung bei Atemnot und Husten.

Man beobachtet die Atmung des Kranken am sichersten an der Hebung und Senkung des Brustkorbs, bzw. (beim Mann) der Oberbauchgegend und zwar möglichst so, daß der Kranke nichts davon merkt; denn die Zahl der Atemzüge ändert sich sofort, wenn der Mensch auf seine Atemzüge aufmerksam wird. Normalerweise atmet der gesunde Erwachsene in der Ruhe ganz regelmäßig 16 bis 20 mal in der Minute (vgl. Abschnitt I, 3). Die Zahl der Atemzüge wird auf der Fiebertafel notiert. Die Beobachtung der Atmung beim Kranken hat abgesehen von dem Zählen der Atemzüge darauf zu achten, ob diese ruhig und tief oder beschleunigt und oberflächlich, regelmäßig oder unregelmäßig, leicht oder mühsam, durch die Nase oder durch den Mund vor sich gehen. Der Arzt bestimmt, ob die Zahl der Atemzüge nach der Uhr regelmäßig festgestellt und aufgeschrieben werden soll.

Im Fieber nimmt die Zahl der Atemzüge zu, dementsprechend wird ihre Tiefe geringer. Oberflächliche Atmung mit kaum wahrnehmbarer Hebung des Brustkorbs kommt bei Ohnmächtigen vor. Sehr unregelmäßiges langsames Atmen, das zunächst immer flacher werdend längere Zeit völlig aussetzt, dann mit einem tiefen angestrengten Atemzug wiederkehrt und wieder in gleicher Weise aussetzt (sog. Cheyne-Stokes'sches Atmen) sieht man bei Gehirnverletzten, bei Halberstickten, Vergifteten. Es ist meist ein kurz vor dem Tode auftretendes, stets bedenkliches Krankheitszeichen, das Anlaß gibt, sogleich den Arzt zu benachrichtigen. In Fällen, wo der Tod nahe bevorsteht, wird die Atmung außerdem noch rasselnd durch Ansammlung von Flüssigkeit und Schleim in den Luftwegen, der nicht mehr ausgehustet werden kann.

Einer der quälendsten Zustände, welche Kranke befallen können, ist die Atemnot, die häufig mit Beklemmung und Angstgefühlen verbunden ist und bei stärkeren Graden stets mit einer Blaufärbung des Gesichts und der Lippen (Zyanose) infolge mangelhaften Rückflusses des kohlensäurehaltigen Blutes nach dem Brustkorb einherzugehen pflegt. Sie tritt häufig bei Lungen-, Herz- und Nierenkrankheiten auf.

Aufsitzen im Bett und Aufstützen der Arme schafft dem Kranken Erleichterung, weil der Brustkorb dabei durch das Abheben des Schultergürtels entlastet wird (Stellrahmen!). Wenn es erlaubt erscheint, kann man bei heftiger Atemnot den Kranken eine sitzende Stellung auf dem Bettrand einnehmen lassen, wobei aber der Oberkörper und die Füße gut unterstützt werden müssen und für ausreichende Bedeckung, auch an der Rückseite der Beine zu sorgen ist. Gelegentlich bettet man einen solchen Kranken auch zweckmäßig auf einen bequemen Lehnstuhl mit breiten, hohen Armlehnen. Bei allen Fällen von Atemnot sorge man für Zufuhr von guter Luft; bis zur Ankunft des Arztes lege man auf die Brust und zwischen die Schulterblätter ein Senfpflaster (in heißem Wasser angefeuchtet) für etwa 10 Minuten, bis Rötung der Haut eintritt; oft kann man auch durch heiße Hand- und Fußbäder, warme Fußwickel, Frottieren der Füße und Beine, heiße Umschläge auf Brust und Leib und heiße Getränke Linderung bringen. Bei anfallsweise auftretender Atemnot (Asthma) sorge man stets für reichlich frische Luft, womöglich durch Oeffnen der Fenster, achte dabei aber auf hinreichende Bekleidung!

Tritt die Atemnot als Erstickungserscheinung infolge einer Verstopfung der oberen Luftwege (z. B. bei Diphtherie oder durch Fremdkörper) auf, zeigen sich dabei die sog. inspiratorischen Einziehungen (vgl. Abschnitt I, 3), so ist meistens unmittelbare Lebensgefahr vorhanden und ärztliches Einschreiten eiligst nötig. Bis zur Ankunft des Arztes wird der Kranke aufgesetzt und der Rücken beklopft, kalte Abgießungen des Rückens und der Brust, kalte oder heiße Umschläge um den Hals, Einatmung von Wasserdämpfen können versucht werden. Ein verschluckter Fremdkörper sitzt oft am Kehlkopfeingang hinter dem Kehldeckel eingezwängt und kann mit zwei Fingern erreicht werden. Dabei gebrauche man aber stets die Vorsicht, zwischen die Zahnreihen einen Keil, einen Korkstopfen oder ein zusammengewickeltes Taschentuch zu schieben, da der Kranke in der Angst zubeißen kann! Erregung von Erbrechen durch Einführen der Finger kann auch Erleichterung schaffen.

Beim Husten ist darauf zu achten, welchen Klang er hat, ob er bellend und keuchend (Keuchhusten), hohl und trocken klingt, ob er mit Auswurf verbunden ist, ob er anfallsweise vor sich geht, wie sich Dauer und Stärke der einzelnen Anfälle verhalten, ob er von Erbrechen (Keuchhusten), von Schweißausbruch, Erschöpfungszuständen, Atemnot und Blausucht (Zyanose) begleitet ist. Der Husten kann mit heftigen und quälenden Schmerzen verbunden sein, nach heftigen anhaltenden Hustenstößen stellt sich meistens starker Schmerz am ganzen unteren Rippenrande ein (Zwerchfellschmerz).

Mit einfachen Hilfeleistungen, Aufsitzen im Bett, mit einem Schluck kalten Wassers oder warmer Milch, mit warmem Tee (Brusttee) oder Schleimsuppe, mit hydropathischen Umschlägen auf die schmerzende Brust kann man oft große Linderung und schnelle Beruhigung herbeiführen. Bei anstrengendem Husten kann das Aushusten durch einen mäßigen Druck der flachen Hand gegen den Leib sehr erleichtert werden. Bei trockenem Husten, d. h. bei häufig wiederkehrendem Hustenreiz mit wenig Auswurf, empfiehlt es sich im allgemeinen, die Luft im Krankenzimmer feucht zu halten und solche Speisen und Getränke zu vermeiden, die im Halse Kratzen und Brennen verursachen.

Beim Keuchhusten kommt es am Schluß des Hustenanfalls oft zu einem Krampf der Brust- und Zwerchfellmuskulatur, so daß die Kranken nur noch Ausatmungsbewegungen machen, keine Luft mehr bekommen und infolgedessen im Gesicht blau werden. In solchem Zustand faßt man den Kranken von rückwärts bei den Schultern und Oberarmen, drückt ihm ein Knie zwischen die Schulterblätter und zieht die Schultern stark nach hinten. Dadurch hebt und erweitert man den Brustkorb und bringt denselben künstlich in Einatmungsstellung, was dem Kranken sofort Linderung verschafft.

Um das Abwerfen des Auswurfs zu erleichtern, müssen schwache Kranke durch Anheben von Kopf und Schultern oder völliges Aufrichten unterstützt werden; kann der Schleim aus dem

Munde nicht hervorgebracht werden, so ist er durch Austupfen zu entfernen. Kinder bis zum Alter von 4—5 Jahren sind nicht imstande, den Schleim auszuwerfen. Der Kranke soll den Auswurf (das Sputum) nicht herunterschlucken; denn ganz abgesehen von der Unappetitlichkeit ist der verschluckte Auswurf an sich für die Tätigkeit des Magens und für den Appetit nicht gleichgültig. Ganz besonders aber in Fällen, wo der Auswurf infektiöse Bestandteile enthält, wie in erster Linie bei der Tuberkulose, kann durch das Verschlucken desselben eine Infektion der Verdauungsorgane (Darmtuberkulose) entstehen. Darum soll bei jedem Hustenakt der Kranke aufgefordert werden, das Sputum auszuspeien; das Speigefäß soll ihm dabei stets mundgerecht hingehalten werden oder wenigstens für ihn leicht erreichbar stehen. Dadurch wird die für die Heilung notwendige Expektoration gefördert und das unsaubere und gesundheitswidrige Auffangen des Auswurfs im Taschentuch eingeschränkt.

Der Auswurf soll gesammelt und für den Arzt aufgehoben werden: man reiche aber einem empfindlichen Kranken, dem der Anblick des Auswurfs unangenehm und ekelhaft ist, immer wieder ein frisches, sauberes Speiglas, oder gebe ihm ein undurchsichtiges Speigefäß. Was das Aussehen des Auswurfs angeht, so beachte man, ob er geballt oder schaumig, schleimig oder eiterig ist; blutige und rostfarbene Beimengungen sind stets von ernster Bedeutung! Man achte auch darauf, zu welchen Tageszeiten der Auswurf hauptsächlich entleert wird. (Ueber Bluthusten s. Abschnitt VII, 7: über Desinfektion des Auswurfs s. Abschnitt VIII, C, 4 und 5.)

7. Lungen- und Magenblutungen.

Lungen- und Magenblutungen pflegen den Kranken und seine Umgebung mehr als andere Blutungen in größte Angst und Bestürzung zu versetzen; sie gehören zu denjenigen meist plötzlich eintretenden Zufällen, in denen die Krankenpflegerin, auch in scheinbar beängstigenden Fällen, möglichste Ruhe und Gelassenheit zur Schau tragen muß, um durch ihr sicheres Auftreten und zielbewußtes Handeln die verständliche Aufregung des Kranken und seiner Angehörigen zu beruhigen. Wie bei jeder äußeren blutenden Wunde die Blutung durch körperliche Bewegung, Angst und Unruhe infolge der dadurch verursachten lebhafteren Herztätigkeit nur verstärkt wird (vgl. Abschnitt III, 1), so auch bei den inneren Blutungen, zu denen ja Lungen- und Magenblutungen zu rechnen sind. Darum ist möglichste Ruhe, körperliche und seelische

Ruhe, das Erste und Wichtigste, wofür die Umgebung des Erkrankten Sorge zu tragen hat, bis der Arzt, der in allen solchen Fällen sofort zu Rate zu ziehen ist, diejenigen Maßnahmen und Verordnungen trifft, die weiterhin im Interesse des Kranken notwendig sind.

Lungenblutungen sind in den meisten Fällen — aber nicht in allen — eine Folge von Lungentuberkulose. Sie kommen dadurch zustande, daß durch den tuberkulösen Krankheitsprozeß Zerstörungen des Lungengewebes herbeigeführt werden, durch welche es gelegentlich auch zu einer Zerstörung von Blutgefäßen kommt. Wenn auch jedes Bluthusten stets von ernster Bedeutung ist, so erlaubt es doch niemals einen Rückschluß auf die Schwere der Erkrankung. Denn wie es einerseits vorkommt, daß Tuberkulöse selbst bei vorgeschrittener Schwindsucht niemals Blut ausgeworfen haben, so gehört andererseits Blutauswurf zu den alarmierenden Frühsymptomen der beginnenden Krankheit, die bis dahin keine oder fast keine besonderen Erscheinungen hervorgebracht hat. Erfahrungsgemäß gereicht eine solche sog. „initiale" Blutung den betreffenden Kranken, die den Keim der Krankheit in sich tragen, sich aber für gesund halten, manchmal geradezu zum Segen. Sie wissen nun wenigstens, daß sie in der Tat krank sind, gehen rechtzeitig zum Arzt, befleißigen sich einer gesundheitsgemäßen Lebensweise und können von ihrer Tuberkulose geheilt werden, die nach unseren jetzigen Kenntnissen durchaus heilungsfähig ist, wenn der Kranke möglichst frühzeitig in ärztliche Beobachtung und sachgemäße Behandlung kommt. Je nach der Schwere der Blutung unterscheidet man Blutspuren im Auswurf, Blutspucken, Bluthusten und Blutsturz (Haemoptoë).

Magenblutungen haben in den meisten Fällen — wenn auch nicht immer — ihre Ursache in der Bildung von Magengeschwüren, welche gelegentlich kleinere oder größere Blutgefäße der Magenschleimhaut zerstören, wodurch es zu Bluterbrechen von verschiedener Stärke kommen kann. Auch diese Erkrankung ist bei richtiger Behandlung und genauer Befolgung der vom Arzt gegebenen Vorschriften erfolgreich zu bekämpfen.

Bei Blutungen aus dem Magen wird das Blut in der Menge von wenigen Eßlöffeln bis zu einem Liter und noch mehr durch Erbrechen entleert, im Gegensatz zu den Lungenblutungen, bei denen es durch Husten, Hüsteln oder Räuspern herausbefördert wird. Bei Lungenblutungen ist das Blut hellrot und schaumig, bei Blutungen aus dem Magen dagegen hat es eine dicke, dunkelschwarzrote klumpige Beschaffenheit und enthält geronnene Stücke; oft ist es auch von saurem Geruch, herrührend von dem beigemengten, sauren Mageninhalt. Bei jedem Bluthusten oder Blutbrechen, das unerwartet eintritt, achte die Pflegerin auf diese Unterscheidungsmerkmale, wenngleich dieselben oft nur einen bedingten Wert haben. Denn es kann bei Lungenblutungen infolge des starken Hustenreizes sehr wohl auch zu Erbrechen, und umgekehrt bei Magenblutungen durch Hineingelangen von Blut in den Kehlkopf zu Husten kommen. Daher muß unter allen Umständen das herausbeförderte Blut bis zur Ankunft des Arztes aufgehoben werden, da die Besichtigung des Blutes durch diesen für die zu ergreifenden Maßnahmen von ausschlaggebender Bedeutung ist.

In jedem Fall von Bluthusten oder Blutbrechen besteht, wie schon gesagt, bis zum Eintreffen des Arztes die wichtigste Maßnahme darin, für absolute Ruhe Sorge zu tragen. Der Kranke gehört ins Bett! Man lagere ihn bei Bluthusten bequem mit erhöhtem Oberkörper, damit er ohne Anstrengung auswerfen kann und stelle ihm ein Speigefäß, möglichst mit Hilfe eines Bett-Tisches, in erreichbare Nähe, so daß er sich beim Abwerfen möglichst wenig zu bewegen braucht! Durch tröstenden Zuspruch suche man ihn zu beruhigen, wozu man um so mehr mit gutem Gewissen in der Lage ist, als solche Blutungen in den seltensten Fällen so stark werden, daß sie eine Lebensgefahr herbeiführen. Von großer Wichtigkeit ist natürlich, daß die Angehörigen ihre eigene Unruhe bezwingen und sich bemühen, durch ihre Haltung die Wirkung eines beruhigenden Zuspruchs zu unterstützen. Man ermahne den Kranken, möglichst regungslos zu liegen, da die Blutung um so eher aufhört, je ruhiger er sich verhält. Vor allem soll er nicht sprechen, seine Wünsche muß er durch Zeichen oder auf schriftlichem Wege — man reiche ihm daher Schreibgerät! — vermerken, höchstens durch die Flüstersprache zu erkennen geben. Bezeichnet er eine Stelle der Brust als schmerzhaft, so lege man auf diese sowohl wie auf die Herzgegend einen kalten Umschlag oder eine Eisblase. Der Genuß warmer Speisen oder Getränke ist zu vermeiden. Bei starkem Durst darf in geringer Menge kaltes Wasser oder kalte Milch gereicht werden, auch kann der Kranke Eispillen langsam auf der Zunge zergehen lassen. Die Aufnahme größerer Mengen Flüssigkeit muß aber unterbleiben, weil dadurch der Blutdruck erhöht und die Blutung vermehrt wird. Aus dem gleichen Grunde müssen aufregende Getränke, wie Kaffee und Alkohol, vermieden werden, es sei denn, daß bei profusem Blutsturz, der selten ist, bedrohliche Herzschwäche und Kollapserscheinungen auftreten, welche Reizmittel erforderlich machen (vgl. Abschnitt VII, 5). In vielen Fällen soll das althergebrachte Volksmittel, einen Eßlöffel Kochsalz, in wenig Wasser gelöst, in kleinen Schlucken nehmen zu lassen, vortreffliche Dienste geleistet haben. Bei starkem Blutsturz ist auch zu empfehlen, die Oberarme und Oberschenkel mit festen Bändern (Gummibinden) zu umschnüren, da hierdurch das Blut in diesen Körperteilen zurückgehalten und so die Lunge blutarm gemacht wird. Diese Umschnürung mit Binden, die für die Dauer von $^1/_2$—1 Stunde angelegt werden, darf aber nicht so stark sein, daß der Puls verschwindet; beim Abnehmen der Binden muß das Lösen allmählich erfolgen!

Ganz ähnlich ist im allgemeinen bei Magenblutung zu verfahren: unbedingte Bettruhe, kalte Umschläge bzw. Eisblase auf die Magengegend, am besten an einem Bügel hängend, damit sie keinen Druck ausübt; zur Ernährung, bis der Arzt weitere Anordnungen trifft, nur teelöffelweise eisgekühlte Milch, daneben Schlucken von Eisstückchen. Hierdurch wird einmal günstig gegen die bestehende Brechneigung eingewirkt, zum anderen auch die Blutung bekämpft, da Kälte bekanntlich eine zusammenziehende Wirkung auf die Gefäße ausübt. Kochsalz wie bei Lungenblutungen zu verabreichen, ist nicht zweckmäßig, da hierdurch der ohnehin gereizte Magen zu stärkerem Erbrechen veranlaßt werden kann.

8. Bewußtseinsstörungen.

Zu den Ereignissen, welche die Angehörigen des Kranken in die größte Sorge und Unruhe versetzen, gehören auch die Bewußtseinsstörungen. Bei Unglücksfällen und schweren Verletzungen, z. B. bei gewaltsamer Verletzung des Kopfes oder starkem Blutverlust (vgl. Abschnitt III, 1 und 5), ferner im Verlauf schwerer Krankheiten, aber auch ohne nachweisbare, äußere Veranlassung und nach vorhergehendem völligem Wohlbefinden kann ein Zustand der Betäubung und Bewußtlosigkeit, d. h. eine Störung des Bewußtseins eintreten, bei der Puls und Atmung meistens ungestört weitergehen, aber der Kranke keine Empfindung und keine Vorstellung mehr von sich und seiner Umgebung hat und die Fähigkeit zu willkürlichen Bewegungen verliert.

Für einen plötzlichen Verlust des Bewußtseins gibt es eine ganze Anzahl Ursachen: da diese sich aber der Erkenntnis der Pflegerin und der Umgebung des Kranken entziehen, so kann hier nicht auf sämtliche Möglichkeiten eingegangen werden. In den meisten Fällen handelt es sich, wenn jemand plötzlich ohne vorherige Krankheit oder erkennbare Veranlassung das Bewußtsein verliert, entweder um eine Ohnmacht oder um einen sogen. Schlaganfall.

a) Ohnmacht.

Die Ohnmacht ist ein recht häufiges Ereignis: sie beruht im wesentlichen darauf, daß das Gehirn nicht diejenige Menge von Blut erhält, welches für seine Tätigkeit — und dazu gehört auch das, was wir als „Bewußtsein" bezeichnen — notwendig ist. Ihren Grund hat sie also in einer plötzlich eintretenden Blutleere des Gehirns, die ihrerseits wieder bedingt ist durch einen Anfall von Herzschwäche oder durch einen Krampf der kleinen Blutgefäße des Gehirns.

Genesende, schwache, blutleere Menschen werden öfter von Ohnmacht befallen als andere, obwohl auch durchaus kräftige Personen gar nicht selten gelegentlich ohnmächtig werden. Aber auch durch psychische Erregungen, wie Angst, Schreck, Schmerz und Freude, ferner durch Ueberanstrengung, Erschöpfung, langes Stehen, Hunger, ungenügende Ernährung, schlechten Schlaf, drückende Hitze, Aufenthalt in schlecht ventilierten, überheizten Räumen, weiterhin durch Erkrankungen des Herzens und des Stoffwechsels, auch infolge plötzlicher Entleerung des Stuhls nach längerer Stuhlverhaltung kann Ohnmacht hervorgerufen werden.

Diese kennzeichnet sich durch folgende Erscheinungen: der Ohnmächtige verändert seine Gesichtsfarbe, er wird plötzlich blaß und sinkt um, sieht verfallen aus, die Nase wird spitz, um die Augen treten tiefe Schatten, die Atmung wird oberflächlich; dabei bleibt der Herzschlag und der Puls meistens regelmässig, er wird nur etwas schwach. Mitunter klagt der Kranke vorher über plötzlichen Schwindel, Uebelkeit und Ohrensausen; zuweilen tritt auffallendes Gähnen ein. Bei heftigen Anfällen kann unter kaltem Schweiß Erbrechen sich einstellen, auch Zuckungen in den Gesichts-, Arm- und Beinmuskeln können ausgelöst werden.

Gewöhnlich geht der Ohnmachtsanfall bei geeigneten Maßnahmen schnell vorüber. Da es sich bei der Ohnmacht um eine Blutleere des Gehirns handelt, so ist das beste Gegenmittel gegen sie die wagerechte Lage des Ohnmächtigen unter Tieferlagerung des Kopfes. Dadurch wird wieder mehr Blut nach dem

Halsmark und Gehirn getrieben, wodurch meistens das Bewußtsein von selbst wiederkehrt. Bis zur Ankunft des Arztes legt man daher den Ohnmächtigen ganz flach auf den Boden, löst eng anliegende Kleidungsstücke und sorgt für Zufuhr frischer Luft. Außerdem wendet man verschiedene Mittel an, welche die Gefühlsnerven der Haut oder die Geruchsnerven reizen: man besprengt das Gesicht mit kaltem Wasser, reibt Stirn und Schläfen mit Kölnischem Wasser oder Essig, läßt an Salmiakgeist, Kölnischem Wasser oder Riechsalz riechen, kitzelt die Nasenschleimhaut mit einem Federbart. Bei länger dauernder Ohnmacht werden Fußsohlen und Hände mit Bürsten, der Körper mit warmen Tüchern gerieben, auf den Kopf macht man bei starker Blässe des Gesichts heiße Umschläge. Tritt Erbrechen ein, so ist der Kopf tief und auf die Seite zu wenden, wenn möglich muß die Zunge hervorgeholt und der Rachen von erbrochenen Massen gereinigt werden. Sobald der Ohnmächtige nach dem Erwachen selbständig schlucken kann (nicht früher!), wird ihm frisches Wasser oder löffelweise Kaffee, Tee oder Kognak eingeflößt. Wird der Kopf, besonders die Stirn, nach dem Erwachen auffällig rot und heiß, so werden kalte Kompressen aufgelegt und der Kopf wird höher gelagert.

In den allermeisten Fällen kehrt bei einem derartigen Verfahren das Bewußtsein bald zurück, und der Kranke erholt sich schnell. Immerhin kommen, wenn auch selten, schwere Ohnmachten vor, die sich über Stunden erstrecken und bedrohlich werden können; ihre Behandlung gehört in das Gebiet des Arztes. In jedem Fall muß die Pflegerin bei einem ohnmachtsähnlichen Zustand, aus welchem sich der Kranke nicht spätestens nach 5 Minuten erholt hat, die Berufung des Arztes veranlassen. Nicht zu verwechseln ist die gewöhnliche Ohnmacht mit dem Kollaps, für dessen Beurteilung das Verhalten des Pulses maßgebend ist. (Vgl. Abschnitt VII, 5.)

b) Gehirnschlag.

Von ernsterer Bedeutung ist die Bewußtlosigkeit, welche durch einen Gehirnschlag oder einen sogen. Schlagfluß verursacht wird. Sie beruht auf einer durch Bersten eines Blutgefäßes entstandenen Blutung im Innern der Gehirnsubstanz. Durch das austretende Blut wird ein größerer oder kleinerer Teil des Gehirns zertrümmert.

Dieses Ereignis sehen wir vorwiegend bei älteren Personen, namentlich Männern eintreten, bei denen durch Ablagerung von Kalksalzen die Gefäßwandungen der Arterien brüchig geworden sind, ein Zustand, den wir mit dem Namen Arterienverkalkung bezeichnen. Für solche Leute können natürlich alle Momente, welche den Blutdruck erhöhen, besonders gefährlich werden. Darum sehen wir ja auch bei ihnen den Gehirnschlag nicht selten im Anschluß an eine körperliche Anstrengung, eine psychische Erregung oder nach einer reichlichen Mahlzeit eintreten.

Zuweilen verspüren die Kranken eine Reihe von Vorboten, die z. T. denen der Ohnmacht ähnlich sehen, gelegentlich sich durch kribbelnde Empfindungen oder Zuckungen in einem Bein oder in einem Arm äußern, meistens jedoch tritt der Schlaganfall ziemlich überraschend und plötzlich ein; der vom Gehirnschlag Betroffene stürzt wie vom Blitz getroffen zusammen und liegt dann tief bewußtlos da mit gerötetem Gesicht, mit schnarchender Atmung unter Aufblasung der Lippen, mit vollem starkem Pulse; meistens ist eine Körperseite gelähmt. Bemerkt man, daß das Gesicht schief steht und nach einer Seite verzogen ist, daß der Kopf und die Augen starr nach einer Seite gedreht sind, daß das eine Bein oder der eine Arm nach Anheben viel plumper herabsinkt, als auf der anderen Seite, dann kann man einen Schlaganfall vermuten. Die Pflegerin hat dann zunächst nichts weiter zu tun, als für äußerste Ruhe des Kranken zu sorgen, wie bei allen Blutungen, den Kranken mit erhöhtem Oberkörper zu lagern, kalte Umschläge oder eine Eisblase auf den Kopf zu legen und schleunigst den Arzt rufen zu lassen. Verzögert sich dessen Ankunft, so kann sie bei einem schweren, bedrohlichen Anfalle versuchen, durch eine eröffnende Mastdarmeingießung ableitend auf den Darm zu wirken.

Der vom Schlaganfall getroffene Kranke kommt nicht so schnell wieder zum vollen Bewußtsein, wie der Ohnmächtige. Häufig ererweist sich auch die Sprache als gelähmt, dann gebe man dem Kranken, wenn er das Bewußtsein wiedererlangt, ein Schreibzeug, denn es quält ihn meistens sehr, daß er sich nicht verständigen kann; aber man dränge ihn nicht zu schreiben. Die gelähmten Glieder müssen vorsichtig auf zweckmäßiger Unterpolsterung gelagert werden. Da bei Lähmungen besonders leicht Wundliegen eintritt, so müssen dagegen rechtzeitig Vorbeugungsmaßregeln getroffen werden. (Vgl. Abschnitt IV, C, 5.)

Genau das gleiche Bild des Schlaganfalls, wie wir es als Folge einer Gehirnblutung soeben kennen gelernt haben, kann durch die plötzliche Verstopfung von Gehirngefäßen verursacht werden, indem die von diesen Gefäßen versorgten Gehirnteile infolge des aufgehobenen Blutzuflusses ihre Tätigkeit einstellen.

c) Epilepsie.

Zustände von plötzlicher Bewußtlosigkeit sehen wir ferner bei der sogen. Fallsucht, der Epilepsie. Dabei ist der plötzliche Bewußtseinsverlust unbedingt erforderlich zur Kennzeichnung des epileptischen Anfalls und unterscheidet diesen von ähnlichen Zuständen andern Charakters. Krämpfe können gelegentlich bei dem epileptischen Anfall ganz fehlen oder nur als leichtes Verziehen des Gesichts oder Verdrehen der Augen in die Erscheinung treten. In solchen Fällen besteht der Anfall fast ausschließlich in dem Verlust des Bewußtseins. Diese Formen können dann einer gewöhnlichen Ohnmacht täuschend ähnlich sehen und nur durch die ärztliche Beobachtung an bestimmten Merkmalen erkannt werden. Bei manchen Epileptikern treten die Anfälle nur im Schlaf auf.

Bei dem typischen epileptischen Anfall wird der Kranke bei vollständigem Verlust des Bewußtseins von heftigen Krämpfen befallen. Bisweilen fühlt er das Herannahen des epileptischen Anfalls an gewissen Vorboten, die durch Uebelsein, Verstimmung, Mattigkeit und Schwindel den Anfall ankündigen. In solchen Fällen ist es gut, den Kranken sofort hinzulegen, ihm kalte Umschläge auf den Kopf zu machen und das Zimmer zu verdunkeln. Zuweilen gelingt es dann, den Ausbruch des Anfalls zu verhüten, unter Berücksichtigung von Maßnahmen, die der Arzt für den speziellen Fall verordnen wird. In anderen Fällen tritt der Anfall ganz unvermittelt auf, und der Kranke stürzt unter lautem Schrei bewußtlos zu Boden, der ganze Körper wird starr und steif, das Gesicht verzerrt sich und färbt sich blaurot, die Reflexe sind erloschen, die Pupillen weit und starr. Alsbald wird der Körper von heftigen Zuckungen, welche alle Muskeln ergreifen können, hin und her geworfen. Die Hände sind geballt, die Daumen eingeschlagen; vor den Mund tritt Schaum, der oft infolge von Bißverletzungen der Zunge blutig gefärbt ist. Zuweilen kommt es zu unwillkürlicher Urin- und Stuhlentleerung. Nach dem Krampfanfall, der $^1/_4$ bis 5 Minuten dauert, liegt der Kranke schnarchend und bewußtlos da und wacht nach einigen Minuten oder erst nach einigen Stunden benommen und verwirrt auf. Hinterher klagt er gewöhnlich über eingenommenen Kopf, fühlt sich müde und zeigt großes Schlafbedürfnis. Die Häufigkeit der epileptischen Anfälle ist je nach der Schwere des Krankheitsfalles außerordentlich verschieden. Bei häufigem Auftreten kann es schließlich zu völliger Verblödung kommen, auch macht sich bisweilen nach dem Anfall eine ausgesprochene Geistesstörung bemerkbar, so daß die Kranken unter Umständen für ihre Umgebung außerordentlich gefährlich werden können. Darum müssen sie nach dem Anfall sorgfältig bewacht werden.

Diese epileptischen Anfälle bilden entweder eine selbständige Krankheit, und dann sind die Leidenden in der Zwischenzeit zwischen den Anfällen ziemlich wohl und bieten gar keine Krankheitserscheinungen dar; oder sie treten im Verlauf und als Folge anderer Krankheitsprozesse auf: so bei gewissen Nierenkrankheiten, bei heftigen Fieberzuständen, insbesondere kleiner Kinder, deren Krämpfe im Fieber (Fraisen, Gichter) den Schüttelfrösten der Erwachsenen entsprechen, ferner bei schweren Blutverlusten usw.

Ist der Anfall ausgebrochen, so kann man nichts mehr zur Unterbrechung desselben tun; unsere Aufgabe während des Anfalls beschränkt sich in der Hauptsache darauf, Sorge zu tragen, daß der Kranke sich bei dem Hin- und Herwerfen des Körpers keine Verletzungen zuzieht. Liegt er im Bett, so muß man sein Herausfallen verhüten; liegt er am Boden, so entferne man alle Gegenstände, an denen er sich verletzen könnte, und suche die heftigen Schläge — besonders die des Hinterkopfes — durch eine weiche Unterlage oder mit den untergehaltenen Händen aufzufangen. Mit Hilfe eines Taschentuches suche man zu verhüten, daß der Kranke sich in die Zunge beißt, allerdings mit Vorsicht, um nicht selbst gebissen zu werden. Das im Laienpublikum vielfach geübte Aufbrechen des Daumens, mit dem man den Anfall zu unterbrechen hofft, beruht auf Aberglauben und ist ein ganz nutzloses Verfahren. Trotz des furchtbaren Anblicks, den der Epileptiker im Anfall der Umgebung darbietet, tritt kaum jemals im Anfall der Tod ein. Diese Erfahrung darf die Pflegerin mit sicherer Zuversicht erfüllen und sie veranlassen, selber ihre Ruhe zu bewahren und durch ihre Haltung beruhigend auf die Umgebung einzuwirken. Man lasse den Kranken nach dem Anfall ausschlafen und suche ihn den Blicken Neugieriger zu entziehen. Ist er erwacht, so gebe man ihm etwas zu trinken und lasse ihn den Mund ausspülen, wenn er sich etwa die Zunge oder die Lippen zerbissen hat, und man verlasse ihn nicht eher, als bis er ganz klar und sich seines Zustandes bewußt ist. Bei allen epileptischen oder ähnlichen Krampfzuständen ist stets der Urin zur Untersuchung für den Arzt aufzuheben!

In den Krampf irgendwie aktiv einzugreifen, ist also gänzlich nutzlos. Doch gibt es eine Ausnahme: wenn der epileptische Anfall unglücklicherweise beim Essen auftritt, während der Patient eben einen Bissen im Munde hat. Der Erstickungsgefahr wegen muß in diesem Falle der Mund mit Hilfe eines umwickelten (unzerbrechlichen) Spatels oder Löffelstiels, den man seitwärts zwischen die Zahnreihen stemmt, geöffnet werden, um den Bissen mit dem Zeigefinger zu entfernen. Uebrigens darf ein Epileptiker kein künstliches Gebiß tragen!

Zu bemerken ist, daß hysterische Krampfanfälle unter Umständen den epileptischen außerordentlich ähnlich sehen können; doch ist bei jenen das Bewußtsein nicht erloschen, wir beobachten gewöhnlich kein jähes Zusammenstürzen, keinen Zungenbiß; die Pupillen reagieren im Anfall, die Reflexe sind erhalten, der Anfall pflegt nicht von Schlafsucht gefolgt zu sein. Eine Entscheidung zwischen beiden Zuständen wird aber nur der Arzt treffen können, dem man durch möglichst genaue Beobachtung der Kranken, durch Schilderung der Art und Weise der Anfälle sein Urteil wesentlich erleichtern kann. (Ueber den Umgang mit Hysterischen und ihre psychische Beeinflussung vgl. Abschnitt V, 2.)

d) Bewußtseinsstörungen bei verschiedenen Erkrankungen.

Zustände von länger dauernder Trübung oder gänzlichem Verlust des Bewußtseins werden auch im Verlauf verschiedener schwerer Krankheiten beobachtet, besonders bei Gehirnkrankheiten, wie z. B. bei Gehirnhautentzündung, bei schweren, fieberhaften Infektionskrankheiten (Typhus), ferner bei schweren Erkrankungen des Stoffwechsels, z. B. bei Zuckerkrankheit (diabetisches Koma), sowie bei Kranken mit Nierenentzündung. Im letzteren Fall kommt es häufig zu Krämpfen bei den betreffenden Patienten; es handelt sich alsdann um die sog. Urämie, d. h. um eine Vergiftung des Blutes durch Harnbestandteile, die infolge des krankhaften Zustandes der Nieren nicht zur Ausscheidung gelangen. Die leichteren Grade solcher Bewußtseinsstörungen nennt man Schlummersucht (Somnolenz), die schwereren Sopor, die vollkommene Bewußtlosigkeit, in welcher der Kranke auf Sinnesreize, wie Rufen, Kneifen, Stechen usw., gar nicht antwortet und keine Empfindungsäußerungen macht, bezeichnet man als Koma. In allen diesen Zuständen rührt die Bewußtseinsstörung in letzter Linie immer von einer Beeinträchtigung der Gehirntätigkeit her.

Das Gleiche gilt für eine ganze Reihe von Vergiftungen, bei denen wir die verschiedenen Grade der Bewußtseinsstörung auftreten sehen; so bei der Vergiftung durch Opium, Morphium, Aether, Chloroform, giftige Gase (Leuchtgas, Schwefelwasserstoffgas), sowie durch Alkohol. Besonders häufig bekommen wir bei dem so verbreiteten Laster der Trunksucht die akute Alkoholvergiftung zu Gesicht: hier liefert oft der Geruch der Ausatmungsluft die richtige Diagnose.

In allen diesen Zuständen von Bewußtseinsstörung ist für möglichst eilige ärztliche Hilfe Sorge zu tragen. Die Hilfeleistung des Pflegepersonals beschränkt sich bis zum Eintreffen des Arztes hauptsächlich darauf, die Herztätigkeit zu überwachen und bei drohender Gefahr nach den im Abschnitt VII, 5 angegebenen Grundsätzen zu verfahren. Der Urin ist stets für den Arzt aufzuheben!

Bei manchen Krankheiten zeigen sich als Ausdruck einer Bewußtseinsstörung Delirien (Aufregungszustände mit Wahnvorstellungen), die gewöhnlich mit Phantasieren (Irrereden) und mit krankhaften Sinnestäuschungen (Halluzinationen) verbunden sind. Dieselben erscheinen, abgesehen von den eigentlichen Geisteskrankheiten, hauptsächlich bei verschiedenen Vergiftungen, namentlich bei der mit Alkohol, dem sog. Säuferwahnsinn (Delirium tremens); ferner bei akuten fieberhaften Krankheiten (Typhus, Scharlach, Rose, Lungenentzündung; vgl. Abschnitt VII, 4), sowie bei Hungernden, bei erschöpften und heruntergekommenen Fieberkranken, bei Schwindsüchtigen. Unter dem Eindruck der Sinnestäuschungen, von denen solche Kranken sehr gepeinigt werden können, glauben diese Stimmen zu hören, Personen und Dinge zu sehen, zu fühlen und zu riechen, die gar nicht vorhanden sind. Getrieben von ihren Wahnvorstellungen wollen derartige Kranke das Bett verlassen, weil sie z. B. eine Menge Ratten und Mäuse darin zu sehen glauben; im Verfolgungswahn können sie selbst mit gebrochenem Unterschenkel zum Fenster hinausspringen; von „inneren Stimmen" getrieben, können sie gefährliche Handlungen begehen und gewalttätig werden, so z. B. zum Anzünden des Hauses, zum Stehlen, zu tätlichen Angriffen und Vergewaltigungen oder auch zum Selbstmord veranlaßt werden.

Solche Kranken müssen daher unablässig überwacht werden, verletzende Werkzeuge müssen aus ihrer Nähe entfernt werden. Solange der Kranke noch für freundlichen Zuspruch zugänglich ist, wird es oft zweckmäßig sein, auf seine Wahnvorstellungen beschwichtigend einzugehen und in der Unterhaltung allmählich auf einen anderen Gesprächsstoff überzuleiten. Jedenfalls ist aller Widerspruch gegen die sonderbaren Einfälle und gegen das unaufhörliche sinnlose Schwatzen zwecklos und reizt den Kranken nur zu Tobsuchtsausbrüchen. Kommt es zu einem derartigen Tobsuchtsanfall, so bedarf es manchmal großer Kaltblütigkeit und des Beistandes mehrerer Personen, um demselben entgegenzutreten. Man isoliert am besten den Kranken in einem sicheren Raum, in dem er sich und anderen keinen Schaden zufügen kann. Der Arzt wird in einem solchen Falle die notwendigen Maßregeln anordnen. Zwangsmittel ohne ärztliche Anordnung und Ueberwachung anzuwenden, ist nicht erlaubt.

9. Grenzen der Hilfeleistung.

Der Arzt merkt am Krankenbett sehr bald, ob ihm mit der Pflegerin geschickte Hände und eine gute Beobachtungsgabe zur Verfügung stehen, und er wird sich ihrer in den meisten Fällen gern und in weitem Umfang bedienen. Aber die Pflegerin muß sich in jedem einzelnen Falle bewußt bleiben, wo die Grenzen ihrer Befugnisse, ihrer Fähigkeiten und ihres Könnens liegen (vgl. Abschnitt IX, 5); sie hüte sich vor der Versuchung, ihre Ausbildung in der Krankenpflege zum Sprungbrett in das Kurpfuschertum zu mißbrauchen. Jederzeit muß sie wissen, daß sie in jedem Falle ihre Hilfeleistung auf die ihr vorgeschriebenen Maßnahmen und Handreichungen zu beschränken hat und vor allem immer darauf bedacht sein muß, daß durch dieselben kein Schaden verursacht wird (vgl. Abschnitt III, 1, 5, 6). Sie zögere darum nie, den Arzt zu rufen, wenn sie sieht, daß ihre Erfahrung und Kenntnis nicht ausreicht; sie vermeide aber auch, den vielbeschäftigten Arzt unnötig zu holen, wenn sie selbst die richtige Hilfe leisten kann! Arzneimittel, deren Verordnung ausschließlich Sache des Arztes ist, dürfen selbständig nicht verabreicht werden, es seien denn harmlose sog. Hausmittel, über deren Anwendung und Wirkung kein Zweifel besteht, wie Teeaufgüsse, Hoffmannstropfen, doppelkohlensaures Natron, Baldriantropfen.

Eine Ausnahme von dieser Vorschrift erlaubt allein das Auftreten des Kollapses, der die Pflegerin in die Lage versetzt, selbständig einzugreifen, ehe ärztliche Hilfe zur Stelle ist. Da hier wegen drohender Lebensgefahr keine Zeit zu verlieren ist, so ist die Pflegerin nicht allein berechtigt, sondern auch verpflichtet, durch selbständige Anwendung der Medikamente die plötzlich eintretende Herzschwäche zu bekämpfen (vgl. Abschnitt VII, 5).

Im übrigen muß sie sich stets der auf ihr ruhenden Verantwortung bewußt sein (vgl. Abschnitt IX, 7) und sich immer vor Augen halten, daß ein Ueberschreiten der Befugnisse, welche den Krankenpflegepersonen durch die Lehre und durch das Gesetz vorgezeichnet sind, schwere Schädigungen der hilfsbedürftigen Pflegebefohlenen nach sich ziehen kann, für welche die Pflegerin zur Rechenschaft gezogen werden kann. „Eine Pflegeperson, welche die Ueberzeugung gewonnen hat, daß sie etwas von der Medizin versteht, wird in demselben Augenblick für die Ausübung ihres eigentlichen Berufes ungeeignet; denn diese Ueberzeugung wird sie leicht dazu veranlassen, in ärztlichen Fragen mitsprechen zu wollen und damit die ihr zukommenden Befugnisse zu überschreiten. Wenn jemand in sich den Drang fühlt und sich die nötigen intellektuellen Fähigkeiten zutraut, sich ein ausgebreiteteres medizinisches Wissen anzueignen, so wäre dem Betreffenden eher anzuraten, sich auf ein ordnungsgemäßes Studium der Heilkunde zu verlegen und den Eintritt in den ärztlichen Beruf zu erstreben, als in der praktischen Ausübung der Krankenpflege seinen Lebenszweck zu suchen; denn sonst könnte es sich leicht ereignen, daß er sein Lebtag weder ein guter Arzt noch ein guter Krankenpfleger wird" (P. Jacobsohn).

Abschnitt VIII.

Grundsätze für die Pflege bei übertragbaren Krankheiten.

A. Die soziale Bedeutung der Infektionskrankheiten.

Solange man vor den Errungenschaften der Bakteriologie über die Entstehung und Weiterverbreitung der übertragbaren Krankheiten noch gänzlich unklare Vorstellungen hatte (vgl. Abschnitt II, 5), stand die Menschheit diesen mächtigen Feinden fast vollständig machtlos gegenüber. Um von der furchtbaren Bedeutung der Volksseuchen und Epidemien in früheren Zeiten ein Bild zu geben, sei nur erinnert an die attische Seuche während des peloponnesischen Krieges in Athen, die Perikles hinraffte und dadurch den Fall der athenischen Herrschaft verursachte; an den schwarzen Tod, jene furchtbare Epidemie von Lungenpest, die im Mittelalter etwa 24 Millionen Menschen wegraffte und 20000 Ortschaften entvölkerte; an die fürchterliche Ausdehnung des Aussatzes im Mittelalter, die in Westeuropa die Errichtung von 19000 Aussatzhäusern notwendig machte; an den Kriegs- und Lagertyphus, der in den letzten 400 Jahren in allen Kriegen furchtbare Verheerungen anrichtete, z. B. im Krimkriege 16000 Engländern, 80000 Franzosen und 800000 Russen das Leben kostete.

Aber auch noch heute beobachten wir, trotz der in den letzten Jahrzehnten mit wachsendem Erfolg eingesetzten Seuchenbekämpfung, einen gewaltigen Einfluß der Volksseuchen auf die allgemeine Sterblichkeit; sie lichten die Reihen aller Altersklassen, bringen Leid und Sorge in zahlreiche Familien, verschlingen fast unberechenbare Summen und untergraben zahllose Existenzen. Regelmäßig und ununterbrochen machen die Opfer der Volksseuchen einen erschreckend großen Bruchteil der Gesamtsterblichkeit aus.

In Preußen betrug im Jahre 1875 die Sterblichkeit an Infektionskrankheiten 27,6 pCt. der Gesamtsterblichkeit, d. h. jeder dritte bis vierte Todesfall war die Folge einer ansteckenden Krankheit. 25 Jahre später, also im Jahre 1900, betrug diese Zahl noch 17,2 pCt., es war also noch jeder fünfte bis sechste Todesfall, den diese Krankheiten verursachten. 1900 starben in Preußen 162254 Personen allein an Infektionskrankheiten, davon 70602 an Tuberkulose, an Ruhr 718, an Kindbettfieber 4074, an Unterleibstyphus 4617, an Masern und Röteln 6803, an Scharlach 12039, an Keuchhusten 13313, an Diphtherie 16138, an Brechdurchfall 33523. Dabei zeigte sich, daß nicht weniger als jedes zwanzigste Kind bereits im ersten Lebensjahr an einer Infektionskrankheit zugrunde geht. Das sind Zahlen, die eine beredte Sprache führen.

Man gewinnt ein Urteil über die Bedeutung der Infektionskrankheiten und die Opfer, die sie fordern, wenn man sie mit den Verlusten an Menschenleben im Kriege vergleicht. Gewiß raffen die Kriege zahllose Menschen im blühenden Mannesalter dahin und bringen Tränen und Sorgen über viele Familien. Und doch sind die Opfer der Kriege an Menschenleben geringfügig gegenüber den Opfern, welche die Volksseuchen fordern. Die deutschen Heere verloren im Kriege 1870/71 43182 Offiziere und Mannschaften, eine Zahl, die immerhin klein erscheint gegenüber den Opfern der Pockenepidemie, die, durch französische Kriegsgefangene eingeschleppt, in derselben Zeit allein in Preußen 129148 Menschen dahinraffte, also dreimal soviel, als der Krieg an Menschenleben erforderte. Dabei starben von den 43182 deutschen Kriegern nur 28278 auf dem Schlachtfeld oder nachträglich an ihren Wunden; die übrigen 14904 gingen an Krankheiten zugrunde, und zwar von diesen wiederum 11660, also nahezu $^1/_4$ der Gesamtkriegsverluste, an Infektionskrankheiten.

Welche Bedeutung die ansteckenden Krankheiten für die ganze Volkswirtschaft haben, welch ungeheure Kosten durch diese Krankheiten, die Ausgaben für Arzt, Apotheke, Pflegepersonal, Krankenhaus, ferner durch die Verminderung der Erwerbsfähigkeit und den Ausfall an Arbeitsverdienst entstehen, sei an der Hand folgender Zahlen erläutert. Im Jahre 1900 erkrankten in Preußen 14170 Personen an Unterleibstyphus. Rechnen wir die durchschnittliche Dauer des Typhus nur 5 Wochen, den durchschnittlichen Wochenverdienst eines Kranken nur 20 Mark, die durch Behandlung und Pflege entstehenden Kosten wöchentlich nur 14 Mark, so kostet ein Typhuskranker aus dem Volke 170 Mark. Die 46170 Typhuskranken des Jahres 1900 bedeuten demnach eine Mindereinnahme und Mehrausgabe von über $9^1/_2$ Millionen Mark. Setzt man dazu die Begräbniskosten der 4617 an Typhus Gestorbenen mit durchschnittlich nur 50 Mark an, so erhöht sich die Summe der Gesamtkosten auf die enorme Zahl von nahezu 10 Millionen Mark, eine Summe, die in Wirklichkeit zweifellos größer gewesen ist.

Weit tiefer noch schneidet in die Volkswohlfahrt die Tuberkulose ein, welche auch heute noch ganz enorme Opfer erfordert, wenn auch in den letzten 25 Jahren, seitdem Robert Koch für eine wirksame Tuberkulosebekämpfung Wege und Ziele gewiesen hat, die Ausdehnung und Sterblichkeit der Tuberkulose ständig im Zurückgehen begriffen ist und seitdem um mehr als die Hälfte abgenommen hat. Immerhin starben im Jahre 1911 nach den amtlichen Meldungen in Preußen noch 61219 Personen an Tuberkulose, d. h. also auf 1 Million Einwohner rund 1500 Personen. Berücksichtigt man dabei, daß die Tuberkulose eine ausgesprochen chronische Krankheit ist, die jahrelanges Siechtum bedingt, dessen Dauer auf durchschnittlich 6—7 Jahre berechnet wird, so ist schwer abzuschätzen, wieviel mehr Kranke außerdem vorhanden sind und wie stark die Gesundheit und Leistungsfähigkeit der Gesamtbevölkerung darunter leidet. Man hat berechnet, daß in Deutschland ständig etwa 1 Million Kranke an Tuberkulose leiden, darunter etwa der vierte Teil in einem so weit vorgeschrittenen Stadium, daß Erwerbsunfähigkeit vorliegt und Krankenhauspflege notwendig wäre. Man bedenke weiter, daß die Tuberkulose die größte Zahl von Opfern nicht unter den Kindern und Greisen, sondern in der Zeit der Reife und des Mannesalters fordert, also in einem Alter, wo der Mensch auf der Höhe seiner Arbeitsfähigkeit das für seine Ausbildung und Erziehung ausgegebene Kapital verzinsen könnte. Man berücksichtige, daß bei dem chronischen Verlauf der Krankheit noch erhebliche Unkosten entstehen für Arzt, Apotheke, Verpflegung, Krankenhaus und Kuraufenthalt in Heilstätten; man denke ferner an den Ausfall von Arbeitsverdienst durch die Verminderung der Erwerbsfähigkeit und an die infolgedessen notwendig werdenden Unterstützungen! Und wenn man weiterhin bedenkt, daß auch die Angehörigen, welche den Kranken pflegen, dadurch selbst in ihrer Erwerbsfähigkeit beeinträchtigt werden, so kann man sich eine Vorstellung davon machen, wie tief die Tuberkulose, vom nationalökonomischen Standpunkt aus betrachtet, in die Volkswohlfahrt eingreift. Die Kosten, welche die Tuberkulose in Preußen allein verursacht, hat man jährlich auf mindestens 120 Millionen veranschlagt, ganz abgesehen von der Not und dem namenlosen Elend, in dem ein Familienvater, der in den besten Jahren durch die tückische Krankheit erwerbsunfähig gemacht und dahingerafft wird, in so vielen Fällen Frau und Kinder zurückläßt.

Und was die Geschlechtskranken betrifft, so kann man die Zahl derselben in Preußen auf täglich 100000 und die durch sie erzeugten Kosten auf jährlich mindestens 90 Millionen Mark veranschlagen.

Das sind auf wohlbegründeten Rechnungen beruhende Zahlen, welche die soziale Bedeutung der Volksseuchen in ein grelles Licht setzen. Dabei sind mit dem Ausfall an Erwerb und mit den Ausgaben für die Behandlung die Kosten, welche die Volksseuchen verursachen, keineswegs erschöpft. Vielmehr entstehen durch eine Epidemie noch andere, manchmal beträchtlich höhere Ausgaben. Als Beispiel sei nur die Hamburger Cholera-Epidemie des Jahres 1892 erwähnt. Dort waren es nicht nur die Kosten für die Kranken selbst, auch nicht die recht beträchtlichen Ausgaben für den Bau einer neuen Wasserleitung und für die Beseitigung zahlreicher ungesunder Häuserquartiere allein, welche schwer empfunden wurden; viel schlimmer war der Rückgang von Handel und Wandel, welcher infolge der Epidemie eintrat und die Stadt Hamburg und ihre Einwohner mehrere Jahre lang viele Millionen gekostet hat. Welche Wunden unser deutscher Handel erleiden würde, wenn in eine unserer großen Handelsstädte die Pest eingeschleppt würde, braucht nur angedeutet zu werden.

Diese Angaben mögen genügen, um einen Begriff davon zu geben, welche enorme und vielgestaltige Bedeutung den Infektionskrankheiten zukommt und wie wichtig es für unser Volksleben ist, denselben wirksam entgegen zu treten und sie nach Möglichkeit zu bekämpfen. Welche bedeutungsvolle Aufgabe in diesem Kampf gerade der Krankenpflege zufällt, darauf werden wir noch eingehend zurückzukommen haben.

B. Natürliche und künstliche Schutz- und Abwehrmittel. Schutzimpfung und Serumbehandlung.

Ein erfolgreicher Kampf gegen die übertragbaren Krankheiten konnte, wie gesagt, erst einsetzen, nachdem man durch die epochemachenden Entdeckungen, welche wir einem Louis Pasteur, einem Robert Koch und ihren Schülern verdanken, die Krankheitskeime als die wirklichen Feinde kennengelernt und erfahren hatte, wo sie hausen, wie sie sich verbreiten und durch welche Mittel sie zu vernichten sind (vgl. Abschnitt II, 6). Seitdem sind wir erst in den Stand gesetzt, die Schutz- und Abwehrmittel, welche uns die Natur liefert, richtig zu deuten und zu verwerten, ihre Wirksamkeit zu unterstützen und zu fördern.

Die Natur hat den menschlichen Körper mit einer ganzen Reihe natürlicher Schutzmittel ausgerüstet, die angeboren sind und unwillkürlich in Wirksamkeit treten, ohne daß uns dies zum Bewußtsein kommt. So signalisieren uns die Sinnesorgane eine drohende Gefahr; übler Geruch, schlechter Geschmack, unreines Aussehen warnt vor dem Genuß gesundheitsschädlicher Speisen und Getränke, das Schmerzgefühl macht auf eine verletzte Hautstelle aufmerksam, das Gehör zeigt die Annäherung eines Insektes an. Die äußere Haut dient im unverletzten Zustande als sichere Schutzdecke gegen das Eindringen von Krankheitsstoffen, besonders stark an Stellen, die einer Verletzung am ehesten ausgesetzt sind, wie Hand- und Fußsohlen. Wird die Haut irgendwie lädiert, so bildet der durch Eintrocknen des Blutes entstehende Wundschorf den besten Schutz gegen das Eindringen von Infektionskeimen (vgl. Abschnitt III, 1); diesen Vorgang soll man also nicht durch unzweckmäßige Maßnahmen stören. Der von den Schleimhäuten der Atmungs- und Verdauungsorgane abgesonderte Schleim sorgt für Einhüllung und Entfernung von eingedrungenen Keimen. Die Nase hält in ihren gewundenen Gängen Verunreinigungen fest, die Rachenmandeln dienen gewissermaßen als Filterorgane, empfindliche Nervenendigungen lösen Niesen und Hustenstöße aus zur Beseitigung unreiner Stoffe. Der Magensaft vermag manche Infektionsstoffe zu vernichten. Die Lymphdrüsen halten Wundinfektionskeime auf, wenn solche durch eine Hautverletzung in die Lymphbahnen eingedrungen sind.

Nach unseren heutigen Anschauungen haben wir auch das Fieber, eines der häufigsten Begleiterscheinungen der meisten Infektionskrankheiten, als ein Abwehrmittel, eine Reaktion des Körpers gegen die Infektion anzusehen, es bildet in manchen Fällen ein Hilfsmittel der Natur zur Bekämpfung der eingedrungenen Krankheitskeime und zur Vernichtung ihrer Giftstoffe (vgl. Abschnitt II, 3). Wir werden also in solchen Fällen nicht, wie es früher vielfach geschah, unter allen Umständen das Fieber bekämpfen, solange es nicht bedrohliche Grade erreicht, denn wir würden damit den Körper einer seiner wichtigsten Schutzwaffen berauben.

Ferner ist das Blut des menschlichen Körpers mit sehr wirksamen Schutzmitteln ausgestattet, es besitzt in den weißen Blutkörperchen, den Leukozyten, Abwehrorgane gegen eindringende Bakterien. Wird z. B. eine verletzte Hautstelle infiziert, so beobachten wir an ihr bald eine vermehrte Blutzufuhr, die sich durch Rötung, Hitze und Anschwellung (Symptome der Entzündung) zu erkennen gibt (vgl. Abschnitt II, 4). Diese erhöhte Blutzufuhr zu einer infizierten Körperstelle dient zur Verteidigung. Aus den Blutgefäßen treten teils flüssige Bestandteile des Blutes, teils jene Leukozyten in die Gewebe aus; es kommt dadurch zu Schwellung, Spannungsgefühl, oft zu Schmerzen, die sehr heftig werden können. Die Leukozyten, welche auch Wanderzellen genannt werden, weil sie im ganzen Körper innerhalb und außerhalb der Blutgefäße umherwandern können, sind befähigt, die eingedrungenen feindlichen Bakterien in ihr Inneres aufzunehmen, sie zu verzehren (Freßzellen) und schließlich in ihrem Inneren zu verdauen und zu vernichten. Sehr kleine Bakterien, z. B. Mikrokokken, vermögen sie in größerer Zahl „aufzufressen", größere Bakterien oder Verbände von Bakterienzellen umklammern sie nur, wobei sich oft mehrere Leukozyten vereinigen, ein Vorgang, den man unter dem Mikroskop beobachten kann. Kommt es zu sehr massenhafter Auswanderung weißer Blutkörperchen, so entsteht das Bild der Eiterung. Die weißliche und gelbliche Flüssigkeit, die wir als Eiter bezeichnen, besteht zum größten Teil aus diesen kleinen mit Eigenbewegung ausgestatteten weißen Blutzellen. Mit dem Eiter werden die Bakterien samt ihren Giftstoffen aus dem Körper entfernt; daher ist der Eiter giftig, weil er die vergifteten Körper der weißen Blutzellen samt den Bakterien enthält.

Bei vielen Infektionskrankheiten reagiert der Körper durch eine Zunahme der Gesamtzahl der im Blut vorhandenen weißen Blutkörperchen, die sich durch Zählung feststellen läßt; in der Beobachtung ihrer Zahlenverhältnisse besitzen wir bei manchen Krankheiten ein wertvolles Hilfsmittel für deren Beurteilung.

Das Heilbestreben der Natur, das sich in der vermehrten Blutzufuhr zu dem Orte einer Infektion äußert, können wir in geeigneten Fällen durch unterstützende Maßnahmen fördern, indem wir z. B. durch Wärmeanwendung oder Saugwirkung viel frisches Blut an die gewünschte Stelle hinziehen oder durch Anlegung einer Stauungsbinde dort eine Stauung des Blutstroms ins Werk setzen.

Auch das Blutserum übt auf manche krankheitserregende Bakterien eine abtötende Wirkung aus. Wir haben gelernt, daß sich im menschlichen und tierischen Körper, der von einer Infektionskrankheit befallen ist, als Reaktion gegen die eingedrungenen Giftstoffe gewisse Gegengifte im Blutserum bilden, welche die Wirkung der Bakteriengifte abzuschwächen und den Körper schließlich immun zu machen imstande sind (vgl. Abschnitt II, 6). Damit erklärt sich auch unsere Erfahrung, daß das Ueberstehen einer ansteckenden Krankheit, wie z. B. Masern, Scharlach, Pocken, einen gewissen Grad von Immunität verleiht, daß also Personen, die eine dieser Krankheiten glücklich überstanden haben, daran selten zum zweiten Mal und dann gewöhnlich nur in leichter Form zu erkranken pflegen.

Diese Beobachtung hat die Wissenschaft nutzbringend verwertet und Methoden ersonnen, um Menschen und Tiere künstlich gegen ansteckende Krankheiten durch Einverleibung von Gegengiften immun zu machen. Man übertrug die Erreger einer bestimmten Infektionskrankheit auf Tiere (Mäuse, Ratten, Meerschweinchen, Kaninchen, Schweine, Hammel, Rinder, Esel, Pferde, Affen) und erzeugte bei diesen künstlich dieselbe Krankheit. Wenn man nun mit dem Blutserum der erkrankten Tiere andere Tiere vorbehandelte und sie dann gleichfalls mit denselben Bakterien infizierte, so sah man, daß sie weniger schwer oder auch gar nicht erkrankten, so daß sie also künstlich weniger empfänglich, bzw. immun gemacht worden waren durch Einführung der in dem Blutserum enthaltenen Gegengifte. Durch Verarbeitung des auf solche Weise gewonnenen Blutserums, in dem sich Gegengifte gegen bestimmte Infektionskrankheiten gebildet haben, gelang es Schutzimpfstoffe und Heilsera herzustellen, durch deren Anwendung der menschliche Körper oder das Tier gegen die betreffende Krankheit geschützt bzw. von derselben geheilt werden konnte. Dieses Verfahren stellt eine passive Immunisierung dar, d. h. der kranke Körper bekommt in dem eingespritzten Serum das Gegengift fertig geliefert, welches den Infektionsstoff unschädlich macht.

Dasselbe Ziel erreichte man aber auch noch auf andere Weise, indem man nicht das fertige Serum mit den vorgebildeten Gegengiftstoffen dem Körper einverleibte, sondern indem man abgeschwächte Bakterienkulturen in denselben einführte, durch die keine schwere Erkrankung des Körpers verursacht, wohl aber die Bildung von Gegengiften in demselben angeregt wurde. Hierbei erzeugt also der Körper selbst das Gegengift, ein Verfahren, welches man aktive Immunisierung genannt hat.

Die unendlichen Schwierigkeiten, welche sich den Gelehrten auf dem Gebiete der Immunitätsforschung bei dem Bestreben, Klarheit in diese äußerst komplizierten Lebensvorgänge zu bringen, entgegenstellten, nötigten zwingend zu einer Spezialisierung der bakteriologischen Wissenschaft auf dem Gebiete der Serologie, die zu übersehen allein die ganze Arbeitskraft eines Menschen erfordert. Ein ganzes Heer von Forschern ist heute in großen, glänzend eingerichteten Instituten an der Arbeit, um die Ergebnisse ihrer mühevollen Tätigkeit zum Nutzen kranker Menschen und Tiere verwertbar zu machen.

Was auf diesem Gebiete der Immunitätsforschung gearbeitet und erreicht worden ist, das sagen uns die Erfolge des Tuberkulins und der Schutzimpfung gegen die Tollwut, ferner die ausgezeichneten Ergebnisse der Schutzimpfungen gegen Typhus, Cholera und Wundstarrkrampf (Tetanus), die ihre Wirksamkeit während des Weltkrieges aufs Glänzendste bewiesen haben (vgl. Abschnitt III, 3); ganz besonders lehrt uns dies auch die Entdeckung des Heilserums gegen die Diphtherie durch v. Behring, deren segensreiche Folgen sich bald in einem Sinken der Diphtheriesterblichkeit zeigten.

Während in Deutschland im Jahre 1893 vor der allgemeinen Einführung der Heilserumbehandlung (1894) in zehn Staaten 65 384 Todesfälle an Diphtherie und Krupp bei Kindern im Alter von 1—15 Jahren gezählt wurden, betrug zehn Jahre später in 24 deutschen Staaten die Ziffer in der gleichen Altersklasse 15 712 und 1913 in 26 deutschen Staaten trotz der erheblichen Bevölkerungszunahme nur noch 12 129. Die Sterblichkeit war also in 20 Jahren auf den fünften bis sechsten Teil gesunken; und dies gilt nicht nur für Deutschland, sondern auch für die anderen Länder.

Besondere Bedeutung hat die Errungenschaft Behrings aber noch dadurch gewonnen, daß wir in der Lage sind, durch eine zuverlässige Schutzimpfung gegen Diphtherie — entsprechend der Schutzpockenimpfung — gesunde Personen, die der Ansteckung durch Diphtheriekranke ausgesetzt sind, z. B. die Geschwister kranker Kinder, vorbeugend zu behandeln, d. h. vor der Infektion zu schützen. Bedenkt man, daß allein bei uns alljährlich Zehntausende von Kindern von dem Tode an Diphtherie gerettet werden, so kann man ermessen, was die Behringsche Entdeckung für die ganze Menschheit bedeutet.

Die schönsten und schlagendsten Erfolge hatte bereits lange vorher die Schutzpockenimpfung gezeitigt, durch deren Erfindung sich Edward Jenner (1798) unsterbliches Verdienst um die Menschheit erworben hat. Von der furchtbaren Bedeutung, welche die Pocken früher hatten, kann man sich heute auch nicht annähernd einen Begriff machen. Bis zum Anfang des vorigen Jahrhunderts sind sie die häufigste, verbreitetste und mörderischste Volksseuche gewesen, durch ihre in kurzen Zwischenräumen sich wiederholenden, alle Länder durchziehenden Epidemien übertrafen sie an Wichtigkeit alle anderen Infektionskrankheiten und forderten Tausende und Abertausende von Opfern. In den Jahren 1794/96 starben in Preußen an Pocken 40000 Personen und in der letzten großen Epidemie von 1870/72 sogar 129 148. Daneben waren viel Erkrankte, die zwar am Leben blieben, aber durch entstellende Narben für immer gezeichnet waren, wenn sie nicht gar unheilbar erblindeten. Erst seit der Einführung der Impfung haben die Pocken wenigstens für uns in Deutschland einen großen Teil ihrer Schrecken verloren, die Erkrankungen sind bei uns außerordentlich selten geworden; der größte Teil der wenigen Erkrankungsfälle bezieht sich auf ungeimpfte Ausländer, welche die Krankheit einschleppen, nachdem sie sich im Auslande, d. h. in einem Staate, in dem kein Impfzwang besteht, angesteckt haben.

Der Nutzen der Impfung und Wiederimpfung besteht darin, daß sie den Geimpften gegen die Aufnahme und Weiterentwicklung des Pockenansteckungsstoffs unempfänglich machen und den Organismus in denselben Zustand der Immunität versetzen, in den ihn das Ueberstehen der echten natürlichen Pockenkrankheit versetzt haben würde. Die nach der Impfung eintretende Unempfänglichkeit dauert durchschnittlich 10 Jahre, oft kürzere, oft auch viel längere Zeit; es wird daher nach Ablauf von 10 Jahren eine Wiederholung der Impfung notwendig. Wenn bei früher Geimpften nach Ablauf langer Zeit der Impfschutz stark abgeschwächt ist, so erkranken sie zwar manchmal an Pocken, aber die Schutzwirkung der früheren Impfung macht sich doch noch durch einen sehr milden Verlauf der Krankheit geltend. Die Schutzpockenimpfung kann also nur nützen, wenn sie eine allgemeine ist und an Jedermann in entsprechenden Zeitabschnitten wiederholt wird. Seitdem nur tierische Lymphe verwendet werden darf, die von Kälbern gewonnen und in den Zentralimpfanstalten unter Kontrolle des Staates hergestellt wird, bildet das Impfen ein ungefährliches Verfahren, gegen das die von fanatischen Impfgegnern vorgebrachten Gründe nicht mehr stichhaltig sind.

Die Wirksamkeit der Impfung zeigte sich glänzend im Verlauf des Feldzuges von 1870/71: Während die französische Armee und die Bevölkerung von Frankreich furchtbar unter den Pocken litt und mehr als dezimiert wurde, hatte die deutsche Armee nicht mehr als 278 Todesfälle zu verzeichnen; und darunter waren zum größten Teil Bayern, bei denen bis dahin die Impfung nicht so streng durchgeführt worden war.

Seitdem die Schutzimpfung infolge des Reichsimpfgesetzes vom Jahre 1874 im ganzen Deutschen Reich zwangsweise durchgeführt wird, sind die Pocken nur noch verschwindend in Deutschland aufgetreten, während andere Länder noch unter schweren Epidemien zu leiden hatten. Frankreich hatte 1887/89 noch 42000 Todesfälle zu verzeichnen, Deutschland nur 110. In Preußen sind im Jahre 1900 nicht mehr als 40 Personen an Pocken gestorben, im Jahre 1911 nur 30. Dabei waren sämtliche 230 Erkrankungsfälle des Jahres 1911 vom Ausland, namentlich von Rußland eingeschleppt oder durch Ansteckung an solchen Fällen entstanden.

Die glänzendste Probe hat der durch den gesetzlichen Impfzwang gewährleistete Impfschutz während des gegenwärtigen Weltkrieges bestanden. In den russischen Weichselgebieten (Russisch-Polen) hatten sich in den Jahren 1902 bis 1911 94162 Erkrankungen mit 31499 Todesfällen an Pocken ereignet; auf jedes Berichtsjahr entfielen somit durchschnittlich 9916 Erkrankungen mit 3148 Todesfällen bei einer Bevölkerung von rund 13 Millionen Einwohnern. In dem derartig durchseuchten Polen fehlte es den deutschen und österreichischen Truppen wahrlich nicht an Ansteckungsstoff, der bei dem regen Verkehr von Verwundeten und Gefangenen mit dem Heimatsgebiet eine Zunahme der Pockenerkrankungen gewärtigen ließ. Trotzdem zählte das Deutsche Reich vom 2. August 1914 bis 31. Juli 1915 nur 140 Pockenfälle, von denen auf Heeresangehörige lediglich 17 entfielen. Oesterreich dagegen, in dem die Impfung seitens der Behörden zwar nach Möglichkeit gefördert wird, ein allgemeiner Impfzwang aber nicht besteht, hatte in der gleichen Zeit mehr als das Hundertfache davon zu verzeichnen. So rächte sich dort die Nichteinführung des gesetzlichen Impfzwanges.

Nachdem Deutschland noch in den ersten beiden Kriegsjahren fast völlig frei von Pocken war, wurden diese im Herbst 1916 durch wolhynische Rückwanderer nach Schleswig-Holstein eingeschleppt und verbreiteten sich von da aus weiter. Trotz der räumlich weiten Verschleppung und der Möglichkeit für einen großen Teil der Einwohner Preußens, sich mit Pocken zu infizieren, kam es nicht zu einer Epidemie, sondern im Laufe der 12 Monate vom 1. September 1916 bis zu der gleichen Zeit 1917 nur zu etwa 2000 Erkrankungen mit ungefähr 200 Todesfällen. Seit Juli 1917 sind die Pocken schon wieder verschwunden. Die Tatsache, daß sich keine ausgedehnte Epidemie entwickelte, und das rasche Verschwinden der Pocken lieferte einen sicheren Beweis für die Wirksamkeit der allgemeinen Impfung und den Wert der Bekämpfungsmaßregeln.

Der Wert der Schutzimpfung wird noch besonders klar erwiesen durch die Beteiligung der verschiedenen Altersklassen an den Pockenerkrankungen. Denn weit mehr als $^2/_3$ aller Erkrankten war mehr als 40 Jahre alt, und unter den Gestorbenen findet sich fast keiner unter 40 Jahren.

Gegen die in Russisch-Polen herrschenden Pocken, die früher jährlich Tausende von Erkrankungen und Todesfällen verursachten, sind die deutschen Behörden energisch vorgegangen, indem sie eine allgemeine Impfung der polnischen Bevölkerung zur Durchführung brachten. Der hervorragende Erfolg widerlegte aufs Gländzendste eines der Hauptargumente der Impfgegner, welche behaupten, daß der Rückgang der Pocken in Deutschland nicht auf die Impfung, sondern lediglich auf die Verbesserung der allgemeinen sanitären und hygienischen Verhältnisse zurückzuführen sei. Obwohl es nicht möglich war, die hygienischen Mißstände in Polen im Laufe eines Jahres abzustellen, hat die im Jahre 1916 durchgeführte Impfung der Bevölkerung im kaiserlichen General-Gouvernement Warschau innerhalb eines Jahres zu einem fast völligen Verschwinden der Pocken geführt — ein hervorragender Beweis dafür, daß man die Pocken *mit der Impfung allein selbst unter den denkbar ungünstigsten sanitären Verhältnissen* wirksam bekämpfen kann. Diesen Beweis lieferten bereits früher die polnischen Juden, die auf sachgemäße Impfung ihrer Kinder großen Wert legten und fast keine Pockenfälle lieferten, dagegen entsprechend dem Schmutz, in dem sie hausen, von Typhus und Fleckfieber am meisten heimgesucht wurden.

Dies alles sind schlagende Beweise, die nur ein blinder Unverstand oder böswilliger verbohrter Fanatismus ableugnen kann. „Die Impfzwangsgegner, welche unbeeinflußt durch die Zahlen der Statistik und die Gründe der Vernunft und Erfahrung an der traurigen Arbeit sind, womöglich die Aufhebung des Impfgesetzes herbeizuführen und uns das herrliche Geschenk *Jenners* wieder zu nehmen, laden eine schwere Verantwortung auf sich. Hoffentlich findet sich niemals ein Reichstag, der ihrem verhängnisvollen Rate folgt“ (*Kirchner*).

C. Vorschriften zur Verhütung der Krankheitsübertragung.

Neben der Fürsorge für den Kranken liegt die Hauptaufgabe des Pflegepersonals während der Pflege ansteckender Kranken darin, die *Uebertragung* von Kränkheitskeimen zu *verhüten*. Diese können von Kranken auf das Pflegepersonal und auf andere Personen übertragen werden (vgl. Abschnitt II, 6). Um einer Weiterverbreitung vorzubeugen, hat das Pflegepersonal vor allem auf peinlichste Reinlichkeit bei der Pflege, sorgfältigste Unschädlichmachung der Ansteckungsstoffe durch gewissenhafte Befolgung der Desinfektionsvorschriften, ferner auf Absonderung der Erkrankten von den Gesunden und Erfüllung der Anzeigepflicht zu achten.

1. Selbstschutz.

Von Wichtigkeit ist von vorneherein, daß das Pflegepersonal sich selbst gesund erhält durch äußerste Reinlichkeit am eigenen Körper, durch häufige Bäder und Wäschewechsel, durch Vorsicht vor dem Angehustetwerden, ferner dadurch, daß es durch reichlichen Aufenthalt in frischer Luft, ausreichenden Schlaf, zweckmäßige Ernährung und verständige Lebensweise die Widerstandsfähigkeit des eigenen Körpers zu kräftigen und zu erhöhen sucht. Dies ist das beste Mittel, sich selbst vor Ansteckung zu schützen, damit bewahrt man in seinem Körper die natürlichen Schutzkräfte gegen eine Infektion wirksam (vgl. Abschnitt II, 6). Ist doch die größere Reinlichkeit eine Hauptursache, weshalb sich ansteckende Krankheiten in wohlhabenden Familien selten so ausbreiten wie in den Wohnungen armer Leute; ebenso ist die bessere Ernährung und Kräftigung des Körpers in den bemittelten Ständen eine Hauptursache dafür, daß die ansteckenden Krankheiten dort meist leichter und günstiger verlaufen. Daß wir imstande sind, die Widerstandsfähigkeit des Körpers gegenüber einigen übertragbaren Krankheiten, z. B. Pocken, Diphtherie, Wundstarrkrampf, Typhus und Cholera, durch Schutzimpfung zu erhöhen, wurde im vorhergehenden Kapitel besprochen.

2. Reinlichkeit.

Verlangt das eigene Interesse schon von der Krankenpflegerin die peinlichste Sauberkeit am eigenen Körper sowohl wie bei Ausübung der Pflege, so verlangt das Interesse der ihr anvertrauten Kranken diese erst recht von ihr gebieterisch. Dabei muß sich die Reinlichkeit auf den Kranken und alle mit ihm in Berührung kommenden Gegenstände erstrecken. Wenn es auch im Privathaus selten möglich sein wird, solche günstigen hygienischen Vorbedingungen für die Pflege bei ansteckenden Kranken zu schaffen, wie sie nur in einem modern eingerichteten Krankenhaus denkbar sind, so soll man doch solche günstigen

Verhältnisse nach Möglichkeit anstreben. Luft, Licht, Sonne sind die natürlichen Gegner der Krankheitskeime; wo wir es können, wollen wir sie also stets als unentbehrliche Bundesgenossen gegen die feindlichen Bakterien heranziehen!

Von wesentlicher Bedeutung für den Krankenpfleger ist die Kleidungsfrage. Sehr zu empfehlen ist eine leicht zu reinigende waschbare Kleidung, über der eine weiße, auskochbare, die ganze Kleidung umschließende Aermelschürze zu tragen ist, auf der jede Verunreinigung sichtbar wird und die oft gewechselt werden muß und beim Verlassen der Pflege im Krankenzimmer bleibt. Denn noch so sorgfältig gereinigte Hände können durch Hinstreifen über infizierte Kleidung von neuem mit Ansteckungsstoffen beschmutzt werden. Jede unnötige Berührung des Schmutzes und der Ansteckungsstoffe mit den Händen ist zu vermeiden, ohne natürlich dabei notwendige Hilfeleistungen zu versäumen. Der Pflegerin ist es sehr zu empfehlen, daß sie bei der Pflege infektiöser Kranker ihr Kopfhaar gänzlich mit einem Häubchen dicht bedeckt, weil dadurch eine Desinfektion der Haare, die schwer und lästig auszuführen ist, vermieden werden kann. Das Gesicht sollte sich die Pflegerin vor der Aufnahme von Speise und Trank und beim Verlassen des Kranken mit Wasser und Seife waschen, den Mund vor dem Essen gründlich ausspülen; häufige warme Vollbäder sind für sie von Notwendigkeit.

3. Mundpflege.

Auf ein nicht zu unterschätzendes Schutzmittel gegen Ansteckungsgefahr sei an dieser Stelle noch besonders aufmerksam gemacht: die Mundpflege. Wir wissen, daß einerseits Kranke die etwa an Lungen- oder Kehlkopfschwindsucht, an Influenza, Diphtherie, Masern, Scharlach, Genickstarre, Schnupfen, Bronchitis usw. leiden, durch Sprechen, Husten und Niesen feine Schleimteilchen und mit diesen Ansteckungsstoffe in die Luft zerstreuen, daß andererseits gerade für derartige Infektionskrankheiten der Mund und die Rachenorgane die vornehmsten Eingangspforten der Infektion darstellen. In einer gewissenhaften Pflege und Desinfektion des Mundes besitzen wir also ein wirksames Mittel, um uns selbst vor Ansteckung zu schützen und eine Weiterverbreitung derselben zu verhüten, indem wir sowohl den Mund des Kranken sauber halten, als auch uns selbst sowie die Umgebung des Kranken an häufiges regelmäßiges Mundspülen und Gurgeln mit guten Mundwässern (Lösungen von Perhydrol, Wasserstoffsuperoxyd, essigsaurer Tonerde, chlorsaurem Kali, Salol usw.) gewöhnen. Ueberhaupt wird es gut sein, wenn jeder in Zeiten von Epidemien häufige Mundspülungen vornimmt und die Kinder dazu anhält, die jede Mutter rechtzeitig das Gurgeln lehren müßte.

4. Das Krankenzimmer des Infektionskranken.

Im Krankenzimmer eines ansteckenden Kranken muß auf äußerste Ordnung und Reinlichkeit gehalten werden (vgl. Abschnitt IV, B u. C); überflüssige Gegenstände und Möbel, speziell Polstermöbel, Teppiche, Tischdecken, Türvorhänge, Kleiderschränke und Bücherregale sind zu entfernen, denn diese für den Kranken ganz unnötigen Sachen dienen nur als Staubfänger und müßten später wieder desinfiziert werden. Die Wände sollen womöglich nicht tapeziert sein, weil Tapeten sich schlecht desinfizieren lassen.

Alle Entleerungen und Auswurfstoffe, die, wie wir wissen, die gefährlichsten Infektionsquellen darstellen, sind in festen Gefäßen (Stechbecken, Gläsern) aufzufangen und zusammenzuhalten, Verschütten und Verschmieren ist zu vermeiden. Diese Ausscheidungen durch eine peinliche Desinfektion unschädlich zu machen und bis zu ihrer sicheren Beseitigung zu verfolgen, ist eine der wichtigsten Aufgaben. Jeder Kranke soll sein eigenes Stechbecken, sein eigenes Uringlas und Speiglas haben, diese Gefäße dürfen von keiner anderen Person benutzt werden. Für sofortige Reinigung und Desinfektion besudelter Bettstellen, Stühle, Fußböden, Badewannen usw. muß Sorge getragen werden.

Der Kranke soll auch seine eigene, nur von ihm zu benutzende Wäsche haben, die von der übrigen Wäsche gesondert bleibt. Beschmutzte Wäsche soll in feste Behältnisse verschlossen oder in dichte Ueberzüge eingewickelt sofort entfernt werden. Für Vernichtung der Krankheitskeime muß durch zuverlässige Desinfektion der Wäsche Sorge getragen werden, auf die noch besonders eingegangen wird.

Der Pflegende soll hustende Kranke nicht in Taschentücher spucken lassen, sondern sie anhalten, mit Deckeln versehene Speigläser zu benutzen, sie auch dazu erziehen, Niemanden anzuhusten und sich selbst so zu stellen suchen, daß die Schleimteilchen des hustenden Kranken ihn nicht treffen können. In einem Krankenzimmer, in dem ein infektiös Kranker liegt, darf der Pflegende nicht essen, sondern er muß seine Nahrung außerhalb des Krankenraumes einnehmen, nachdem er sich vorher vorschriftsmäßig gereinigt hat. Niemals gehe er ohne gründliche Desinfektion seiner Hände zu Tisch!

Wiederholt sind ja während der Pflege von Typhuskranken Pfleger und Pflegerinnen, seltener Aerzte, an der gleichen Krankheit erkrankt und zugrunde gegangen. Zur Beruhigung läßt sich aber sagen, daß in solchen Fällen fast immer Unkenntnis oder Unvorsichtigkeit die Ursache der Ansteckung war; durch sorgfältig ausgeführte Vorsichtsmaßregeln läßt sich eine Uebertragung fast mit Sicherheit verhüten.

Von Speisen, die im Krankenraum gestanden haben, soll der Pflegende nicht selbst essen oder andere davon genießen lassen, bevor sie nicht noch einmal gründlich aufgekocht worden sind. Der Kranke bekommt am besten sein eigenes Eß- und Trinkgeschirr, das besonders gekennzeichnet (Siegellack, Heftpflasterstreifen) und getrennt von anderem Geschirr abgewaschen und ausgekocht wird. Ueberhaupt muß die Benutzung aller seiner Krankengerätschaften durch andere Personen verhütet werden. Alle Gegenstände, die der Kranke im Gebrauch hatte, Eß- und Trinkgeschirre, Bücher, Spielzeug usw. müssen vorher besonders desinfiziert werden, ehe sie anderen zum Gebrauch überlassen werden. Wertlose Dinge, wie Zeitungen, Briefe, gebrauchte Verbandstoffe usw., werden am besten sofort nach Benutzung vernichtet. Alle sonstigen Gegenstände bleiben zweckmäßig im Krankenzimmer bis zum Schluß der Krankheit, um dann gemeinschaftlich desinfiziert zu werden. Zeitschriften und Bücher aus Lesezirkeln und Leihbibliotheken dürfen bei ansteckenden Krankheiten nicht Verwendung finden. Vor dem Verlassen des Krankenzimmers muß der Pflegende sich selbst desinfizieren und auch andere Personen, die das Zimmer betreten haben, dazu veranlassen. Diesen sind Anleitungen zu Vorsichtsmaßregeln zu geben, ihre nähere Berührung mit dem Kranken (Händegeben, Umarmen, Küssen usw.) tunlichst zu vermeiden. Besuche solcher Personen, die nicht zur Pflege nötig sind, sollen überhaupt möglichst eingeschränkt werden, vor allem müssen Kinder ferngehalten werden.

Diese Vorschriften konsequent durchzuführen, mag im Anfang manchmal unbequem sein, aber es muß dies für das Pflegepersonal eine Frage der persönlichen Gewissenhaftigkeit sein; und zwingt man sich dazu, so wird es bald zur Gewohnheit werden. Das Pflegepersonal hat ja zudem selbst den größten Nutzen davon, denn alles, was es zur Verhütung der Weiterverbreitung der ansteckenden Krankheit tut, bildet gleichzeitig das wirksamste Mittel, welches es zu seinem eigenen Schutz anzuwenden vermag.

5. Desinfektionslehre.

a) Allgemeine Regeln.

Wie wir gesehen haben, gehört sorgfältige und richtig ausgeführte Desinfektion zu den wichtigsten Maßregeln, um die Uebertragung von ansteckenden Krankheiten zu verhüten. Die gewöhnlichen Reinigungsmethoden, Abwischen, Waschen, Scheuern, noch so peinlich ausgeführt, genügen nicht, um die Bakterien unschädlich zu machen, die auch an den bereits gereinigten Dingen haften können, ohne dem Auge bemerkbar zu sein. Eine vollständige Desinfektion, d. h. eine Unschädlichmachung, Abtötung der Bakterien, wird erst erreicht durch Anwendung hoher Hitzegrade und durch Einwirkung chemischer Gifte (Desinfektionsmittel). Damit diese Maßregeln ausreichend wirken, bedarf es gewisser Vorbereitungen, so daß Hitze und chemische Desinfektionsmittel mit genügender Kraft an die zu desinfizierenden Dinge herankommen können. Diese müssen darum möglichst gelockert, zerkleinert, verdünnt werden, dabei können die gewöhnlichen Reinigungsmethoden, wie Abreiben, Waschen, Scheuern, Einweichen, nur als Vorbereitung für die eigentliche Desinfektion dienen. Es kommt nicht nur darauf an, daß desinfiziert wird, sondern wie desinfiziert wird; man muß daher auch in jedem einzelnen Falle wissen, welches Mittel anzuwenden ist, in welcher Form, wie stark und wie lange man die Desinfektionsmittel (Hitze und Gifte) einwirken lassen muß.

Alle Desinfektionsmittel haben je nach der Stärke, in der man sie einwirken läßt, eine mehr oder weniger zerstörende Wirkung. Bei wertlosen Dingen braucht man ja darauf keine Rücksicht zu nehmen, sie werden einfach vernichtet, am besten verbrannt. Handelt es sich aber um noch brauchbare oder wertvolle Dinge, so hat es keinen Sinn, dieselben zu vernichten, wie dies früher vielfach geschah, wenn wir die Möglichkeit haben, bei ihnen eine wirksame und sichere Desinfektion zu erreichen, ohne sie zu schädigen oder ihre Gebrauchsfähigkeit zu beeinträchtigen. Am schwierigsten ist zweifellos die Desinfektion des lebenden Körpers. Die Anwendung hoher Hitzegrade ist hier nicht möglich, und die Gifte, welche Bakterien töten, sind alle auch gleichzeitig Gifte und Aetzmittel für den Menschen, daher können sie nur mit Vorsicht und meistens in Verdünnung gebraucht werden: wir müssen darum die geringere Stärke durch gute Vorbereitung und längere Dauer der Einwirkung ersetzen.

Die größte Rolle spielt in der Krankenpflege die peinliche Reinhaltung und Desinfektion der Hände, wie wir sie erzielen durch gründliche Heißwasser-Seifenwaschung mit besonderer Berücksichtigung der Nägelreinigung, durch Bürsten und Abreiben mit Alkohol, Sublimatlösung oder Kresollösung, ferner durch eine sorgfältige Pflege der Hände, um Rauhigkeiten und Risse zu vermeiden, in denen sich Infektionskeime festsetzen können. Dies gilt natürlich ganz besonders für die Wundpflege und für die Pflege der ansteckenden Kranken. Denn gerade die unreine Hand ist es ja, welche die Uebertragung von Ansteckungsstoffen vermittelt (vgl. Abschnitt III, 3 u. 4).

b) Die Anwendung der Hitze.

Die Hitze findet zur Desinfektion in folgender Weise Verwendung: Wie schon gesagt, werden wertlose Dinge, gebrauchte Verbandstoffe, Kehricht, Lumpen, Spielzeug, unbrauchbare Kleidungsstücke, Zeitungen, Briefe und wertlose Schriften usw. am zweckmäßigsten einfach verbrannt. Einige Instrumente, wie Nadeln, Sonden, Dinge, die nicht darunter leiden, können wir durch Ausglühen desinfizieren und keimfrei machen. Eine weitgehende Anwendung findet das Auskochen von Dingen, welche diese Behandlung vertragen. Dazu gehören vor allem Bettwäsche, Leibwäsche, manche Kleidungsstücke, metallene und irdene Geschirre und Gebrauchsgegenstände, gewisse Verbandmaterialien und Tücher. Das gesamte chirurgische Instrumentarium des Arztes wird durch Auskochen in Sodalösung desinfiziert und vor jeder Operation sterilisiert, d. h. keimfrei gemacht. Die Ausleerungen der Kranken, Auswurf, Urin und Stuhlgang, werden zweckmäßig auch durch Kochen desinfiziert; in größeren Krankenhäusern gibt es dazu besondere Dampfkochapparate. Speisen und Getränke, soweit sie nicht schon verdorben oder übelriechend waren, können durch erneutes Aufkochen für andere wieder genießbar gemacht werden.

Ebenso sicher wie Auskochen wirkt strömender heißer Wasserdampf, welcher zur Sterilisation von Verbandstoffen und manchen Instrumenten, zur Desinfektion von Wäsche, Kleidungsstücken, Betten, Matratzen, Polstermöbeln und Hausgeräten die ausgedehnteste Verwendung findet. Dazu dienen besondere Dampfsterilisatoren und Dampfdesinfektionsapparate verschiedener Größe und Konstruktion. Für größere Betriebe werden Desinfektionsanstalten eingerichtet, die aus zwei voneinander völlig getrennten Räumen bestehen, in deren Trennungswand der Dampfdesinfektionsapparat eingebaut ist, so daß diesem die mit Ansteckungsstoffen verunreinigten Gegenstände an der einen Seite zugeführt, an der anderen Seite nach geschehener Desinfektion entnommen werden können. Ueberdies wird durch Trennung des Personals und Badegelegenheit für dasselbe eine sichere Keimfreiheit gewährleistet.

Ausgeschlossen sind von dieser Desinfektion durch strömenden Dampf alle geleimten und fournierten, leicht auseinanderweichenden Möbel und Gegenstände, ferner Ledersachen, Schuhwerk, Felle, Pelze und Bücher, da sie durch den Dampf ruiniert werden. Diese müssen daher mittels chemischer Gifte desinfiziert werden, die überhaupt im praktischen Fall überall einzutreten haben, wo die Anwendung des Auskochens oder des strömenden Dampfes sich verbietet oder nicht verfügbar ist.

Gegenstände aus Glas oder Porzellan, besonders zu bakteriologischen Zwecken dienende Gefäße, werden am besten mit Hilfe besonderer Apparate durch trockene heiße Luft desinfiziert bzw. sterilisiert, die auf 150—200° erhitzt ist.

c) Die chemischen Desinfektionsmittel.

Dieselben werden in Lösungen, in Brei- und Pulverform, sowie in gasförmigem Zustand angewendet, bei allen ist immer eine innige Berührung bzw. Mischung mit den zu desinfizierenden Dingen notwendig. Ihre Zahl ist eine ziemlich große und erfährt in neuerer Zeit ständigen Zuwachs, indem immer wieder neue Mittel angegeben und angepriesen werden. Es seien darum nur die für den praktischen Gebrauch am meisten in Betracht kommenden Desinfektionsmittel erwähnt.

1. Die Karbolsäurelösung (3proz.), die hergestellt wird, indem man 30 ccm verflüssigter Karbolsäure mit Wasser zu einem Liter Desinfektionsflüssigkeit auflöst. Sie ist als starkes Gift unter Verschluß zu halten!
2. Verdünntes Kresolwasser ($2^1/_2$proz.), eine Lösung von 50 ccm Kresolseifenlösung (3—4 Eßlöffel voll) oder $^1/_2$ Liter Kresolwasser in einem Liter Wasser; man erhält so eine $2^1/_2$proz. Kresollösung. Die Kresolseifenlösung ist ebenso wirksam, aber viel billiger als das sogen. Lysol. Die Kresollösung ist seifig und ein gutes Desinfiziens, welches wegen seiner seifigen Eigenschaft Schmutz, Auswurfstoffe, Krusten von Eiter usw. gut in Lösung bringt. Sie ist der Karbolsäure im allgemeinen vorzuziehen, aber ebenso wie diese ein starkes Gift.
3. Die Quecksilbersublimatlösung ($^1/_{10}$proz.), die dadurch hergestellt wird, daß man eine käufliche rotgefärbte Sublimatpastille von 1 g oder 2 Pastillen von $^1/_2$ g in einem Liter Wasser löst und gut durchmischt. Sie ist ein außerordentlich starkes Gift und als solches mit äußerster Vorsicht zu gebrauchen und stets verschlossen aufzubewahren!
4. Die Kalkmilch, die frisch bereitet wird, indem man zu je 1 Liter Kalkpulver (frisch gebrannter Kalk in geräumigem Gefäß mit Wasser besprengt

zerfällt zu Kalkpulver) allmählich unter Rühren 3 Liter Wasser hinzusetzt. Falls frisch gebrannter Kalk nicht zur Verfügung steht, kann die Kalkmilch auch durch Anrühren von je 1 Liter gelöschtem Kalk (aus einer Kalkgrube) mit 3 Liter Wasser hergestellt werden. Vor dem Gebrauch ist sie stark umzurühren.

5. Die Chlorkalkmilch, die bereitet wird, indem man 1 Liter Chlorkalk mit 5 Liter Wasser mischt. Sie muß jedesmal vor Gebrauch frisch hergestellt und umgerührt werden. Der Chlorkalk ist leicht zersetzlich und muß darum in gut verschlossenen, vor Licht schützenden Gefäßen aufbewahrt und öfter neu beschafft werden; er muß einen stechenden Geruch nach Chlor besitzen, sonst ist er unbrauchbar.
6. Formaldehyd in Dampfform und wässeriger Lösung (1proz.) angewandt. 30 ccm der käuflichen Formaldehydlösung (= Formalin, 35pCt. Formaldehyd enthaltend) löst man mit Wasser zu einem Liter Desinfektionsflüssigkeit.
7. Weingeist (70proz. Spiritus). Als Ersatz für den ziemlich teuren Weingeist kann man auch Seifenspiritus sowie den gewöhnlichen Brennspiritus (denaturierten Spiritus) verwenden. Doch muß der Brennspiritus mit $1/4$ der Menge Wasser verdünnt werden. Seifenspiritus dient zum Abreiben der Hände und der Haut.
8. Schwefeläther, Petroleumäther, Benzin, Terpentinöl sind fettlösende Stoffe zum Abwischen des Schmutzes von der Haut, sowie der Pflaster und Salbenreste (Schwefeläther ist teuer!). Alle vier Flüssigkeiten verdunsten leicht, auch sind sie, besonders Aether und Benzin, sehr leicht brennbar und explosiv und dürfen daher nicht bei offenem Licht oder in der Nähe eines Feuers gebraucht werden!
9. Die essigsaure Tonerdelösung, etwa 1 Eßlöffel der käuflichen Tonerdeflüssigkeit (Liquor Aluminii acetici) auf ein Wasserglas voll Wasser, das gebräuchlichste Mittel zu antiseptischen Verbänden und Umschlägen.
10. Die Borsäurelösung, in 2—4proz. Lösung als Borwasser im Apothekenhandverkauf erhältlich; sie wird hauptsächlich zu Spülungen und Umschlägen verwandt.
11. Die Jodtinktur, eine 5—10proz. Lösung von Jod in Weingeist, wird zum Desinfizieren der Wundumgebung und solcher Körperstellen gebraucht, an denen operiert werden soll.
12. Der Höllenstein, eine vom Silber sich ableitende chemische Verbindung, kommt in Anwendung als Lösung und als Höllensteinstift. Seine keimtötende Kraft wird hauptsächlich bei Infektionserkrankungen von Wunden und Schleimhäuten angewandt. Die Höllensteinlösung ist lichtempfindlich und daher nur in braunen Flaschen am besten mit Glasstöpsel aufzubewahren. Zu Verdünnungen ist nur destilliertes Wasser zu verwenden, da sich sonst eine weiße Trübung bildet.

d) Ausführung der Desinfektion während der Pflege.

Die Desinfektion am Krankenbett, die fortlaufend während der ganzen Dauer der Krankheit stattzufinden hat, ist von ganz besonderer Wichtigkeit. Hierbei kommen hauptsächlich die nachstehenden Vorschriften in Betracht.

1. Zum Abreiben von Bettstellen, Nachttischen und anderen Möbeln, von Wänden, Ledersachen und Schuhwerk verwendet man verdünntes Kresolwasser.

2. Der Fußboden wird täglich einmal mit verdünntem Kresolwasser aufgewischt; außerdem ist aber jede Beschmutzung sofort mit einer der Desinfektionslösungen gründlich zu reinigen.
3. Infizierte Bett- und Leibwäsche kommt sofort in ein Gefäß mit verdünntem Kresolwasser oder Karbolsäurelösung; sie muß von der Flüssigkeit bedeckt sein und mindestens 2 Stunden darin stehen bleiben, bevor sie zum Waschen (Kochen!) gegeben wird.
4. Die Auswurfstoffe des Kranken werden desinfiziert, indem man sie mit verdünntem Kresolwasser oder Sublimatlösung 2 Stunden stehen läßt. Der Giftigkeit dieser Flüssigkeiten wegen gibt man diese aber nicht von vorneherein in die Speigläser, sondern läßt die Kranken in Wasser oder Sodalösung aushusten, dann müssen aber nachher die ganzen Gefäße mit dem Inhalt desinfiziert werden.
5. Zur Desinfektion von Stuhlgang, Urin und Erbrochenem füllt man das Stechbecken oder Nachtgeschirr sofort mit gleicher Menge Kalkmilch, Chlorkalkmilch oder verdünntem Kresolwasser auf, rührt um und läßt es 2 Stunden stehen. Nach der Entleerung in das Klosett schüttet man auch in dieses die gleichen Desinfektionslösungen nach und spült den Sitztrichter damit ab.
6. Verbandstoffe, mit denen blutige, wässerige oder eiterige Wund- und Geschwürsausscheidungen aufgefangen worden sind, werden am besten sofort verbrannt oder, wenn dies nicht angängig ist, in Gefäße mit verdünntem Kresolwasser gelegt, in denen sie 2 Stunden stehen müssen.
7. Waschwässer, Badewässer, Schmutzwässer läßt man mit Kalkmilch oder Chlorkalkmilch 2 Stunden lang stehen: von der Kalkmilch ist so viel zuzusetzen, daß das Gemisch rotgefärbtes Lackmuspapier blau färbt, von der Chlorkalkmilch so viel, daß das Gemisch stark nach Chlor riecht.
8. Waschbecken, Speigefäße, Nachtgeschirre, Stechbecken, Uringläser, Badewannen u. dergl. werden nach Desinfektion des Inhalts gründlich mit verdünntem Kresolwasser ausgescheuert. Angesetzte Ränder in den Nachtgeschirren sind mit verdünnter Salzsäure leicht zu entfernen.
9. Eß- und Trinkgeschirre werden 15 Minuten lang in Sodawasser gekocht und dann gründlich gespült. Messer, Gabeln und sonstige Eßgeräte, die das Kochen nicht vertragen, sind

1 Stunde lang in 1 proz. Formaldehydlösung zu legen und dann gründlich trocken zu reiben.

10. Hände und sonstige Körperteile, die infiziert worden sind, werden alsbald in einer der Desinfektionslösungen gebürstet und danach 5 Minuten mit Heißwasser, Seife und Bürste energisch gereinigt. Zu diesem Zwecke muß in dem Krankenzimmer stets eine Schüssel mit Desinfektionsflüssigkeit bereitstehen.

e) Schlußdesinfektion.

Ist ein Kranker von einer ansteckenden Krankheit genesen, so muß sein ganzer Körper einer Desinfektion unterworfen werden, bevor er wieder mit anderen Menschen in Berührung tritt. Dazu dienen wiederholte warme Reinigungsbäder mit gründlichem Abseifen, Abreiben von Gesicht, Haar und Bart mit Sublimat oder Spiritus, danach Anlegen reiner Wäsche und Kleidung. Das Gleiche gilt für das Pflegepersonal. Alle von dem Genesenden seit Beginn der Krankheit getragenen Kleider und Wäschestücke müssen natürlich vor dem Wiedergebrauch desinfiziert werden.

Das Zimmer, in dem der Kranke sich aufgehalten hat oder gestorben ist, muß gleichfalls einer gründlichen Desinfektion unterzogen werden. Diejenigen Gegenstände, die durch Auskochen, strömenden Dampf oder durch chemische Desinfektionsmittel von anhaftenden Krankheitskeimen zu befreien sind, werden nach den besprochenen Grundsätzen desinfiziert. Für die übrigen Gegenstände und für das Zimmer selbst kommt, abgesehen von der Abseifung und Kresolabwaschung der Möbel, Fußböden und Wände, die vorher zu geschehen hat, die Desinfektion mit Formaldehydgas zur Anwendung, zu dessen Entwicklung der Scheringsche Apparat „Aeskulap", der sogenannte „Breslauer Apparat" (Flügge) oder der „Dresdener Apparat" (Lingner) unter Beobachtung besonderer Vorschriften benutzt wird.

In dem möglichst abgedichteten Raum wird mit Hilfe eines der genannten Apparate Formaldehyd zur Verdampfung gebracht, zur Bestimmung der erforderlichen Mengen für die jeweilige Größe des Raumes sind den Apparaten genaue Tabellen beigegeben. Die Formalinverdampfungsapparate können hierbei entweder in dem zu desinfizierenden Raum selber (beim Flüggeschen System) oder außerhalb im Vorraum Aufstellung finden; im letzteren Falle wird das Formaldehydgas durch das Schlüsselloch eingeleitet. Da das Formaldehydgas nur eine Wirkung auf die Oberflächen ausübt, so müssen vorher alle im Zimmer befindlichen und zu desinfizierenden Gegenstände so aufgestellt werden, daß sie möglichst viel Oberfläche bieten, damit die zu entwickelnden Dämpfe leicht überall herangelangen können. Deshalb sind die Möbel von den Wänden abzurücken, die Schränke und Kommoden zu öffnen, die Betten, Decken und

Kleider lose aufzuhängen. Die Ausführung des Desinfektionsverfahrens wird meistens von geprüften Desinfektoren vorgenommen. Nach einer Einwirkungsdauer von mindestens 4 Stunden, möglichst erst nach 7 Stunden, wird der Raum von dem Formaldehydgas, das einen außerordentlich stechenden Geruch hat, dadurch wieder befreit, daß Ammoniakgas durch das Schlüsselloch eingeleitet wird. Nach gründlicher Lüftung kann dann der Raum bald wieder in Benutzung genommen werden.

Die Leichen der an ansteckenden Krankheiten Gestorbenen sind gefährlich, so lange sie sich außerhalb des geschlossenen Sarges befinden; sie sollen daher nicht unnötiger Weise berührt werden, von der Sitte der Leichenwäsche ist darum abzusehen. Die Leichen sind in ein mit Kresollösung getränktes Tuch einzuhüllen und bald in den Sarg zu legen, der mit einer Schicht aufsaugenden Materials gefüllt ist. Im geschlossenen Sarge sind die Leichen für die Umgebung so gut wie ungefährlich. Leichenfeierlichkeiten sollen daher bei geschlossenem Sarge abgehalten werden, das Trauergefolge soll sich nicht im Sterbehause, sondern in der Leichenhalle oder auf dem Friedhof versammeln, weniger wegen der Infektionsgefahr durch die Leiche, als wegen der infizierten Räumlichkeiten. Ob die Leichen begraben oder verbrannt werden, ist vom hygienischen Standpunkt aus gleichgültig.

6. Absonderung. Quarantäne.

Ein wirksames und unentbehrliches Mittel, um die Verschleppung und Weiterverbreitung von ansteckenden Krankheiten zu verhüten, besitzen wir in der Absonderung (Isolierung) des Kranken, auf die mit besonderem Nachdruck hingewiesen werden muß. Denn der Kranke soll nicht nur in Verhältnisse gebracht werden, in denen er gut verpflegt und wiederhergestellt werden kann, sondern es muß auch dafür gesorgt werden, daß er seine Umgebung nicht gefährdet. Dies gilt im Privathaus namentlich für den Typhus und für die gefährlichen Kinderseuchen, Scharlach und Diphtherie, auch für Masern und Keuchhusten. Der Kranke muß in einem von den Wohnräumen getrennten Zimmer untergebracht werden, das möglichst groß und sonnig sein soll und nach den besprochenen Grundsätzen hergerichtet wird, von den Angehörigen, zumal von den gesunden Kindern gesondert. Ist eine sichere Absonderung im eigenen Heim nicht durchführbar, so wird der Kranke am zweckmäßigsten in ein geeignetes Krankenhaus gebracht, in dem auch Personen aus besseren Ständen eine sachgemäßere Pflege und Wartung finden, als im eigenen Hause (vergl. Abschnitt IV, A und B). Die größeren Krankenhäuser besitzen Isolierabteilungen für Masern, Scharlach und Diphtherie; die hier beschäftigten Schwestern dürfen andere Stationen, besonders Kinderstationen nicht betreten, der Besuch von Angehörigen auf diesen Stationen wird gewöhnlich untersagt oder möglichst beschränkt.

Die Geschwister der erkrankten Kinder müssen von diesen ferngehalten werden und so lange den Umgang mit gesunden Kindern vermeiden, wie die Entwicklungszeit [Inkubationszeit[1])] für die betreffende Krankheit dauert, sie müssen auch so lange vom Schulbesuch zurückgehalten werden. Zweckmäßig sucht man gesund gebliebene Kinder dadurch zu isolieren, daß man sie zu Verwandten oder in einen anderen Ort schickt. Natürlich muß dabei eine Verschleppung der Krankheit durch entsprechende Vorbeugungsmittel verhütet werden. Wo die Absonderung der gesunden Kinder in ärmlichen Verhältnissen nicht durchführbar sein sollte, ist wenigstens dafür zu sorgen, daß diese durch gesunde Luft in der Wohnung und gute Ernährung möglichst gekräftigt werden, um der Ansteckung eher zu widerstehen. Gesunde Kinder mit den erkrankten zusammenzulegen, wie es vielfach absichtlich geschieht, damit sie „der Einfachheit und Bequemlichkeit halber" die Masern und den Scharlach gleich mit durchmachen, ist eine bedenkliche Maßregel, die nicht zu verantworten ist und sich oft genug schon bitter gerächt hat.

Das krank gewesene Kind darf erst nach voller Genesung und nach energischen wiederholten Abwaschungen und Bädern in desinfizierten Kleidern zur Schule geschickt werden. Auch der Verkehr mit den Geschwistern ist möglichst lange hinauszuschieben und den Genesenen erst nach wiederholten Bädern zu gestatten. Nach allgemeiner Annahme ist beim Scharlach nicht früher als 6 Wochen, bei Masern und Diphtherie nicht früher als 3 Wochen nach Beginn der Genesung die Gefahr einer Ansteckung geschwunden.

Eine besonders strenge Isolierung ist natürlich bei vorkommenden Fällen von Pocken, Cholera und Pest zu verlangen, die besonders gefährlich und ansteckend sind; sie wird in diesen Fällen stets durch sanitätspolizeiliche Isolierungsmaßregeln und Unterbringung in einem Isolierkrankenhaus geregelt.

In einem solchen Isolierhause ist eine strenge Absonderung der Kranken von jeglichem Verkehr mit Gesunden und von jeder Berührung mit anderen Kranken, die nicht an derselben Krankheit leiden, am besten durchführbar, und zwar wird nicht nur der

1) Inkubationszeit = Zeit der versteckten Entwicklung einer Ansteckung, die noch keine Krankheitserscheinungen erkennen läßt.

Kranke, sondern mit ihm auch Pflegepersoual und Arzt abgesondert. Speisen und sonstige Bedürfnisse werden durch kleine Oeffnungen in den absperrenden Türen oder Wänden hineingereicht. Jeder Gegenstand, der herauskommt (Eßgeschirr, Wäsche), muß in Desinfektionslösungen eingeweicht oder in Kresoltücher verpackt sein.

In derartigen Krankheitsfällen von Pocken, Cholera, Pest, Flecktyphus usw., die bei uns ja regelmäßig aus dem Auslande eingeschleppt sind, kommt es darauf an, nach Möglichkeit den ersten Fall sofort zu fassen und zu isolieren, um das Ausbrechen einer Epidemie zu verhüten. Dabei müssen auch die Krankheitsverdächtigen sowie alle diejenigen Personen, die mit dem Erkrankten kurz vor Ausbruch der Krankheit in Berührung kamen oder in Verkehr standen, durch besondere Absperrungsmaßregeln [Quarantäne[1])] als ansteckungsverdächtig isoliert bzw. gesundheitlich beobachtet werden, und zwar mindestens so lange Zeit, als erfahrungsgemäß die betreffende Krankheit zu ihrer Entwicklung gebraucht. Erst dann darf man annehmen, daß diese Leute nicht angesteckt und daher für ihre Umgebung nicht gefährlich sind.

7. Anzeigepflicht.

Um die Durchführung der sanitätspolizeilichen Maßnahmen zu erleichtern, unterliegen die wichtigsten ansteckenden gemeingefährlichen Krankheiten der gesetzlichen Anzeigepflicht. Denn die Vorbedingung für eine erfolgreiche Seuchenbekämpfung ist eine

1) Der Begriff „Quarantäne“, d. h. Absperrung bei Seuchengefahr, beschränkte sich ursprünglich nur auf die sanitätspolizeiliche Kontrolle des Seeschiffahrtsverkehrs. Zur Verhütung der Einschleppung von Seuchen aus dem Auslande sind internationale Vereinbarungen getroffen, nach denen das Auftreten von Seuchen bekannt gegeben werden muß, damit Grenzsperrmaßregeln rechtzeitig durchgeführt werden können. Besonders in Hafenorten ist eine Sperre der Schiffe, die aus verdächtigen Ländern kommen, notwendig und mit Erfolg durchführbar. Allerdings gibt es heute nicht mehr Quarantänen im Sinne des Mittelalters, wo man alle Schiffe, welche aus anderen Häfen einliefen, ohne Ausnahme 40 Tage auf der Reede liegen ließ (daher der Name Quarantäne), bis man ihnen den Weg frei gab. Aber alle Schiffe, welche aus verdächtigen Häfen kommen, in denen nachweislich Pest, Cholera oder Gelbfieber herrscht, werden einer sanitätspolizeilichen Behandlung unterworfen: sowohl Passagiere und Bemannung wie auch die Frachtgüter werden gesundheitspolizeilich untersucht. In den großen Häfen gibt es zu diesem Zweck Quarantäne-Anstalten: werden Kranke oder verdächtige Waren angetroffen, so muß das Schiff bis zum Ablauf der Ansteckungsgefahr in Quarantäne liegen bleiben, d. h. es darf kein Verkehr von und nach dem Schiff stattfinden, die Kranken und Krankheitsverdächtigen werden abgesondert, die Ansteckungsverdächtigen werden überwacht und das Schiff selbst wird desinfiziert.

genaue Kenntnis der einzelnen Krankheits- und Todesfälle. Die Anzeigepflicht ist geregelt durch das Reichsseuchengesetz vom Jahre 1900 „betreffend die Bekämpfung der gemeingefährlichen Krankheiten“, außerdem in Preußen durch das Landesseuchengesetz vom Jahre 1905.

Danach sind im deutschen Reiche anzeigepflichtig:

Aussatz, Cholera, Fleckfieber, Gelbfieber, Pest, Pocken und **Verdacht** auf diese Krankheiten.

Außerdem im Königreich Preußen (und in den Bundesstaaten ähnlich):

Diphtherie, Genickstarre, Kindbettfieber, Körnerkrankheit der **Augen, Rückfallfieber, übertragbare Ruhr (Dysenterie), Scharlach, Typhus, Milzbrand, Rotz, Tollwut, Bissverletzung** durch ein tolles oder tollwutverdächtiges Tier, **Fleisch-, Fisch-** und **Wurstvergiftung, Trichinose,** und **jeder Todesfall** an **Lungen-Kehlkopfschwindsucht** sowie an **spinaler Kinderlähmung.**

Aber nicht nur die ausgesprochenen Krankheitsfälle, sondern auch die der Krankheit Verdächtigen müßten der Behörde gemeldet werden, damit rechtzeitig die sanitätspolizeilichen Maßregeln einsetzen können, welche der Entstehung einer Epidemie vorbeugen sollen. Die Anzeige hat schriftlich (Meldekarten!) oder mündlich (auch telephonisch) an die Ortspolizeibehörde zu erfolgen. Dem Pflegepersonal liegt die Anzeigepflicht ob, wenn die Anzeige nicht durch den Arzt oder den Haushaltungsvorstand erstattet ist. Dem beamteten Arzt muß der Zutritt zu dem Kranken gestattet werden.

Aus dem Vorstehenden geht wohl zur Genüge hervor, welch bedeutsame Aufgaben der Krankenpflege in dem Kampfe gegen die Infektionskrankheiten zukommen und auf welche Weise das Pflegepersonal der Lösung dieser Aufgaben gerecht zu werden hat, die eine hochgradige Verantwortlichkeit in sich bergen und darum ein besonderes Maß von Berufsfreudigkeit, Berufstreue und Verantwortlichkeitsgefühl erfordern. Wir haben auch gesehen, daß wir wirksame Mittel besitzen, um die Infektionskrankheiten nicht nur mit Sicherheit zu verhüten, sondern auch mit Erfolg zu bekämpfen. Wissenschaft und Erfahrung werden uns immer mehr die Waffen schärfen, um diesen Kampf mit wachsendem Erfolg aufzunehmen. Zu einer ängstlichen Bazillenfurcht, wie sie seit dem Bekanntwerden der Infektionserreger viele Gemüter ergriffen hat, liegt jedenfalls kein Anlaß vor.

Die Wirksamkeit unserer Schutz- und Abwehrmaßnahmen erwies sich aufs Glänzendste während dieses Weltkrieges. Nach einer Veröffentlichung der deutschen Heeresleitung „ist infolge der hygienischen Maßnahmen, besonders infolge der streng durchgeführten Schutzimpfungen die Gesamtzahl der Erkrankungen an Seuchen im Heere verschwindend gering geblieben. Stets hat es sich nur um einzelne Erkrankungen gehandelt, und niemals sind die militärischen Maßnahmen durch Seuchen gestört worden". Dieser Erfolg der deutschen medizinischen Wissenschaft, welche dem Vaterlande in seiner schwersten, aber auch ruhmreichsten Zeit so hervorragende Dienste geleistet hat, tritt um so deutlicher und ehrenvoller in die Erscheinung, wenn man bedenkt, welch ungeheure Opfer an Menschenleben und Gesundheit die Infektionskrankheiten in früheren Kriegen gefordert haben.

Abschnitt IX.

Unsere weibliche Krankenpflege, ihre berufliche und soziale Entwicklung.

1. Das weibliche Krankenpflegewesen der Gegenwart.

Unser weibliches Pflegepersonal, das aus allen Schichten der Bevölkerung sich rekrutiert, gewährt schon ganz äußerlich betrachtet ein recht buntes Bild. Wir sehen unsere Krankenpflegerinnen sowohl in streng konfessionell-kirchlichem, wie in außerkonfessionellem und weltlichem Gewande. Selbstverständlich pflegen die den verschiedenen religiösen Verbänden zugehörigen Schwestern auch die Angehörigen jeder anderen Konfession.

Von vornherein stoßen wir da gleich auf die Frage: Wer hat eigentlich Anspruch auf den Titel „Schwester"? Bald nennt man die Pflegerin „Schwester", bald „Krankenpflegerin". Das große Publikum unterscheidet im allgemeinen wohl die evangelischen Diakonissen, die katholischen Ordensschwestern und die Rote-Kreuz-Schwestern, damit sind aber meistens die Vorstellungen erschöpft und alles übrige wird unter dem Sammelbegriff „Schwester" untergebracht. Demgegenüber wird nicht mit Unrecht im Interesse des Standesansehens der Wunsch geltend gemacht, den Schwesterntitel von einer moralischen und wissenschaftlichen Qualifikation abhängig zu machen. Denn wenn der Titel auch nichts zur Sache tut, so ist er doch von Wichtigkeit, um durch eine genaue Präzisierung das Ansehen des Standes vor Schädlingen zu schützen, die sich leicht einschleichen können. In diesem Bestreben stößt man freilich auf allerlei Schwierigkeiten; vor allem erweist es sich als ein Mangel, daß bisher eine staatlich angestellte, bzw. konzessionierte Schwester in den meisten Staaten fehlt. Selbst die staatlichen Krankenhäuser sind fast alle mit weltlichen oder religiösen Schwesternverbänden besetzt. Auch die städtischen Schwesternschaften erwerben durch ihre Anstellung keine Beamteneigenschaft, wenn auch einige bereits pensionsberechtigt sind, wie die Berliner städtische Schwesternschaft. Eine Besserung ist ja seit dem Jahre 1906 eingetreten, seitdem eine staatliche Prüfung für Krankenpflegepersonen vorgeschrieben ist (aber auch hier vermeidet die Prüfungsordnung den Ausdruck „Schwester"), und seitdem durch das Gesetz vom Jahre 1902 ein Schutz des Roten Kreuzes eingetreten ist. Aber man konnte trotzdem bisher niemanden hindern, eine hübsche phantasievolle Schwesterntracht anzulegen, mit der das Publikum, das darüber nicht Bescheid weiß, sehr leicht getäuscht wurde.

Umsomehr war es zu begrüßen, als am 7. September 1917 von Reichswegen ein Trachtenschutzgesetz erlassen wurde, um die Trachten der anerkannten Schwesternschaften gegen Mißbrauch zu schützen. Dieses Gesetz stellt das unbefugte Tragen von in Deutschland staatlich anerkannten Trachten und Abzeichen für Betätigung in der Krankenpflege unter Strafe und ist so abgefaßt, daß Umgehungen, die zur Straffreiheit führen könnten, tunlichst ausgeschlossen werden.

Nach fachmännischer Auffassung versteht man heute unter „Schwestern“ diejenigen Krankenpflegerinnen, die nach einer gründlichen Ausbildung in technischer, wissenschaftlicher und ethischer Beziehung in einem Mutterhaus oder einer Schwesternschaft organisiert sind, die ihnen nach außen Ansehen und Schutz, nach innen Zusammenhang und Sicherheit geben soll. Unter „Pflegerinnen“ versteht man dagegen solche Krankenpflegepersonen, die, ohne einem Mutterhaus anzugehören, auf eigene Rechnung pflegen. Als dritte Kategorie kommen noch hinzu die „Wärterinnen“, die meistens nur eine praktische, mehr zufällige Ausbildung erhalten haben, indem Frauen und Mädchen der unteren Stände als Hilfen für die Stationsschwestern in Krankenhäusern beschäftigt werden und dabei allerlei Handgriffe und das Nötigste für den Krankenpflegedienst erlernen. Manche Krankenhäuser haben auch Wärterinnenschulen eingerichtet, wie die Charité in Berlin. Wir kommen auch heute kaum ohne solche Lohnwärterinnen aus, ja für manche Zwecke und für manche Anstalten, z. B. Irrenhäuser, Siechenhäuser, sind sie ganz unentbehrlich, und es muß anerkannt werden, daß sich viele dieser Wärterinnen durch große Geschicklichkeit, natürliche Begabung und Zuverlässigkeit auszeichnen und sich für ihren Beruf durchaus geeignet erweisen. Die Tüchtigsten pflegen, zumal in Irrenanstalten, zu Oberwärterinnen aufzusteigen, und wenn solche Wärterinnen sich später Schwestern nennen, so kann ihnen das natürlich niemand verwehren. Es handelt sich eben um einen Begriff, der, wie der ganze Stand noch im Werden begriffen ist.

Aber der Wunsch, den Schwesterntitel von moralischer und wissenschaftlicher Qualifikation abhängig zu machen, erscheint durchaus berechtigt und durchführbar. Darum dürfte es als ein erstrebenswertes Ziel zu betrachten sein, den Titel „Schwester“, abgesehen von der Zugehörigkeit zu einem staatlich anerkannten Schwesternverband, abhängig zu machen von der Erlangung einer an die Ableistung einer staatlichen Prüfung gebundenen Konzession, welche allein die Berechtigung gibt, bestimmte, gesetzlich zu schützende Schwesterntrachten und Berufsabzeichen anzulegen, die von vornherein jeden Zweifel ausschließen.

Von den im Krankenpflegedienst tätigen weiblichen Personen hat der bei weitem größere Teil die Krankenpflege zur ausschließlichen Lebensaufgabe gemacht. Vor Ausbruch des Krieges übten etwa 80000 weibliche Personen im deutschen Reiche die Krankenpflege berufsmäßig aus, darunter als die größten Gruppen etwa 26000 katholische Ordensschwestern, etwa 16000 evangelische Diakonissen, etwa 6000 Rote-Kreuz-Schwestern, etwa 1600 Schwestern des evangelischen Diakonievereins (Berlin-Zehlendorf), etwa 3600 zu der „Berufsorganisation der Krankenpflegerinnen Deutschlands“ zusammengeschlossene freie Schwestern. Dazu kommen einige weitere weltliche evangelische Schwesternverbände, wie der Hessische Diakonie-Verein in Darmstadt, die Schwesternschaft Deutscher Frauendienst, das Schlesische Haus für Krankenpflege in Breslau, das Brandenburgische Haus für Krankenpflege in Charlottenburg, ferner eine Reihe weltlicher katholischer Schwesternverbände, wie die Schwestern vom Blauen Kreuz in München, die Caritas-Schwestern in Breslau, der Verband katholischer Krankenhausschwestern in Berlin und eine Anzahl jüdischer Krankenpflegegenossenschaften. Weiterhin sind von den interkonfessionellen Verbänden (also solchen, die Angehörige aller Religionsgemeinschaften umschließen) zu erwähnen: die großen Verbände der Städtischen Schwesternschaften und Krankenhausschwestern in den großen Städten, ferner die Kreisschwestern,

Vereinsschwestern und privaten Schwesternverbände. Etwa 30000 Krankenpflegerinnen haben sich an keinerlei Organisationen angeschlossen, wozu vor allem das Personal der Irrenanstalten sowie vieler öffentlicher Krankenhäuser gehören dürfte, neben einer großen Zahl von Privatpflegerinnen.

Neben den berufsmäßigen Krankenpflegerinnen beschäftigt sich eine verhältnismäßig geringe Zahl nur vorübergehend mit Krankenpflege in freiwilliger Hilfstätigkeit. Während des Krieges ist die Zahl der Krankenschwestern wesentlich gestiegen und durch zahlreiche freiwillige Hilfskräfte (Helferinnen, Hilfsschwestern) vermehrt worden.

Noch vor einem Vierteljahrhundert war das Gesamtbild der weiblichen Krankenpflege ein weit weniger vielgestaltiges wie heute. Aus der Menge der ungelernten Krankenpflegerinnen hoben sich damals die 3 Aristokratien der bewährten Genossenschaften für Schwesternpflege heraus: Die katholischen barmherzigen Schwestern mit ihrem anerkannten weltabgewandten Opfersinn, die infolge ihrer langen Lehrzeit meist eine gute Ausbildung haben und durch ihre strenge Disziplin Vorzügliches leisten, die evangelischen Diakonissenanstalten, deren Verdienste um die Hebung der Krankenpflege gar nicht hoch genug anzuschlagen sind, und die Vereine vom Roten Kreuz mit ihrer wichtigen und segensreichen Kriegs- und Friedensarbeit. Seitdem haben sich weitgehende Wandlungen innerhalb des weiblichen Krankenpflegewesens vollzogen, die das Gesamtbild wesentlich verändert haben.

Seit der zweiten Hälfte des vergangenen Jahrhunderts erforderten die gewaltigen Fortschritte der medizinischen Wissenschaft auf allen Gebieten und das brennende Bedürfnis, die neuen Forschungsergebnisse praktisch zu verwerten, gebieterisch tiefgreifende Umwälzungen in dem gesamten Krankenpflegewesen und stellten erhöhte Anforderungen an das Krankenpflegepersonal, dessen wissenschaftliche und technische Ausbildung bis dahin seit Jahrhunderten auf dem Standpunkt des Mittelalters stehen geblieben war. Namentlich war es die rasch fortschreitende Entwicklung der Chirurgie, Bakteriologie und Hygiene, die Erforschung der Infektionskrankheiten und die zunehmende Kenntnis ihrer medizinischen und sozialen Bedeutung sowie der Mittel zu ihrer erfolgreichen Bekämpfung, die durch vermehrte Ansprüche an die Krankenpflege und an den ärztlichen Hifsdienst in wachsendem Maße das Bedürfnis nach einem zuverlässigen Pflegepersonal rege machte, dem eine möglichst eingehende Fachausbildung zuteil geworden ist. Zahlreiche Krankheiten, die früher als unheilbar galten, konnten jetzt durch Operationen oder andere neue Behandlungsmethoden zur Heilung gebracht werden. Infolgedessen vermehrte sich sehr schnell die Zahl der Krankenhäuser, Kliniken und Institute, die in Verbindung mit Krankenanstalten zu Lehrzwecken errichtet wurden (vgl. Abschnitt IV, A. u. B. 2), und überall wurde immer von neuem geübtes Pflegepersonal erforderlich. Zahlreiche neue klinische Untersuchungs- und Behandlungsmethoden — ich erinnere nur an die chemische, bakteriologische, anatomische und physiologische Laboratoriumstätigkeit des Arztes, an die immer zunehmende Verwertung der Röntgenkunde, an den Ausbau der physikalischen Therapie — stellten in steigendem Grade erhöhte Anforderungen an die spezialistische ärztliche Technik, an die Arbeitskraft und Zeit des einzelnen Arztes und ließ das Bedürfnis nach gut durchgebildetem ärztlichen Hilfspersonal fühlbar werden. Mit der weitergehenden Aufhellung der Krankheitsursachen, mit der zunehmenden Spezialisierung der ärztlichen Wissenschaft kam die Erkenntnis, daß auch die Krankenpflege als ein wichtiger Teil der Krankenbehandlung für die eine Gruppe von Krankheiten anders gehandhabt werden müsse, als für die andere Gruppe von Erkrankungen. Infolgedessen ging man dazu über, in größerem Umfang Spezialkrankenanstalten neben den bisher üblichen allgemeinen Krankenhäusern zu errichten; dadurch wurde auch spezialistisch ausgebildetes Pflegepersonal erforderlich, um die Pflege den besonderen Erfordernissen der betreffenden Erkrankungen anzupassen. Aber auch zu der häuslichen Krankenpflege suchte man mehr und mehr Berufskrankenpfleger heranzuziehen.

Dazu kam noch, daß man immer mehr die Ueberzeugung gewann, daß einer rechtzeitigen, sachgemäßen und gewissenhaften Krankenversorgung, Krankenbeobachtung und Krankenwartung an sich eine sehr hohe Bedeutung als wichtiger und unentbehrlicher Heilfaktor zukommt, der bei manchen Krankheiten für den Verlauf, Ausgang und Heilerfolg geradezu ausschlaggebend sein kann. Mit der Entwicklung der Krankenpflege zu einem unentbehrlichen selbstständigen Spezialfach der wissenschaftlichen Medizin, mit der steigenden Kultur und Wohlhabenheit, mit der zunehmenden Erkenntnis von dem Werte des Menschenlebens und der Gesundheit, konnten die zur Verfügung stehenden christlichen und andern konfessionellen männlichen und weiblichen Krankenpflegeverbände, die bisher fast ausschließlich das geübte Pflegepersonal lieferten, trotz enormer Zunahme der Zahl ihrer Mitglieder den rasch anwachsenden Bedarf nicht mehr decken. Viele Gemeinden und Krankenhäuser wären in eine sehr schlechte Lage geraten, wenn sie auf die Dauer nur auf die religiösen Verbände angewiesen geblieben wären, die so gewaltigen Anforderungen gar nicht genügen konnten. Zu dem fühlbaren Mangel an gutgeschultem Pflegepersonal kam als großer Nachteil die Gepflogenheit der religiösen Gemeinschaften, ihre Schwestern aus Gründen der Ordensdisziplin sehr häufig in andere Stellen zu versetzen, ein Vorgehen, das sich nach den berechtigten Ansprüchen der Neuzeit mit den Interessen der Krankenhäuser und der Aerzte nicht verträgt, die sehr ungern plötzlich gut eingearbeitete Schwestern vermissen, besonders Oberinnen und Operationsschwestern, von deren exakter Arbeit und Zuverlässigkeit unter Umständen sehr viel für ein gedeihliches und erfolgreiches Zusammenwirken aller Kräfte in einem Krankenhaus und für Leben und Gesundheit der Kranken abhängen kann. Der ausgesprochen kirchlich-konfessionelle Charakter der religiösen Genossenschaften mit ihren strengen Ordensregeln und Gelübden hielt natürlich viele Kräfte, die für den Krankenpflegeberuf geeignet waren, von dem Eintritt in denselben ab.

Von Jahr zu Jahr machte sich daher ein zunehmender Mangel an zuverlässigen, ausgebildeten männlichen und weiblichen Krankenpflegern fühlbar; aus einem unabweisbaren Bedürfnis heraus mußte darum auch weltliches Pflegepersonal herangezogen werden, und es entstanden so eine Anzahl außerkonfessioneller und weltlicher Vereinigungen, die von ihren Mitgliedern kein bestimmtes kirchliches Bekenntnis, keine Ordensgelübde verlangen: es entwickelte sich eine organisierte freie Krankenpflege. Dazu trat noch als weiterer recht bedeutungsvoller Punkt die zunehmende Heranziehung des weiblichen Geschlechtes zur Ausübung des praktischen Krankenpflegedienstes.

2. Die Krankenpflege als weiblicher Beruf.

In den letzten Jahrzehnten ist in immer steigendem Grade ein wichtiger Faktor in der Entwicklung des Krankenpflegewesens hervorgetreten: das berechtigte Streben und Ringen der gebildeten Frau nach eigener Selbständigkeit, das Suchen nach immer neuen Gebieten fruchtbringender Betätigung. Gerade in dem Krankenpflegeberuf bietet sich ja der Frau, die das Verlangen in sich trägt, ihrem Dasein einen Inhalt zu geben, ihre Kräfte in sozialer Arbeit in den Dienst der Allgemeinheit zu stellen und sich selbständig und unabhängig im Leben zu behaupten, ein weites, reiches Arbeitsfeld, auf dem sie als zuverlässige, unentbehrliche Gehilfin des Arztes Hervorragendes zu leisten imstande ist; hier findet sie eine überaus segensreiche und dankbare Tätigkeit, die überdies ihrem innersten Wesen durchaus entspricht. Bricht sich doch immer mehr die Ueberzeugung Bahn, daß die Frau gemäß ihrer natürlichen Veranlagung sich weit besser zu diesem Berufe eignet als der Mann. Hierfür sprechen die Erfahrungen der Jahrhunderte besser als, alle theoretischen Beweise. Ist doch die Gattin, die Mutter, die Schwester die von Natur gegebene Krankenpflegerin. Mitgefühl, Güte, Nachsicht, Geduld, Sanftmut, Zartgefühl, Fügsamkeit, Sinn für Sauberkeit und Ordnung, Geschicklichkeit und Gewandtheit, vor allem aber — Takt und Verantwortlichkeitsgefühl, das sind persönliche Eigenschaften, die für die Krankenpflege in erster Linie erforderlich sind, und wir finden sie beim weiblichen Geschlecht weit häufiger vereint als beim männlichen. Darum dürfen wir mit Recht die Frau die geborene Krankenpflegerin nennen[1]). Wir beobachten daher auch in zunehmendem Maße eine Bevorzugung der weiblichen Krankenpflegepersonen, soweit diese gut ausgebildet und als zuverlässig erprobt sind. Damit ist natürlich nicht gesagt, daß man auf männliche Hilfe bei der Krankenpflege verzichten könne, vielmehr wird diese niemals ganz zu entbehren sein, wir bedürfen sogar dringend männlicher, wohl geschulter Pflege bei gewissen Erkrankungen, z. B. zur Pflege männlicher Geisteskranker und zu solchen Pflegearbeiten, bei denen es sich um Aufbietung größerer Körperkraft (z. B. beim Krankentransport) oder um einzelne Hilfeleistungen bei männlichen Kranken handelt.

Wie wir gesehen haben, vollzog sich also aus dem fühlbaren Mangel an Krankenpflegepersonal heraus allmählich der Uebergang von der rein kirchlichen und charitativen Krankenpflege zur beruflichen, und es hat sich mit der Zeit ein neuer Stand, der der außerkonfessionellen berufsmäßigen Krankenpflegerinnen, gebildet. Die Krankenpflege ist also bei ihrer riesigen Ausdehnung heutzutage ein Beruf wie jeder andere geworden. Nur unterscheidet sich dieser Beruf von anderen weiblichen Erwerbszweigen dadurch, daß er neben einer außerordentlich vielseitigen Fachausbildung ein ungewöhnlich reiches Maß körperlicher Arbeit verlangt, wenig freie Zeit bietet und auch an die moralische Leistungsfähigkeit, an Takt, Pflichtbewußtsein und Verantwortlichkeitsgefühl die allerhöchsten Anforderungen stellt, ohne in den meisten Fällen eine diesen gewaltigen Ansprüchen auch nur annähernd entsprechende Entschädigung und wirtschaftliche Sicherung zu garantieren. Nur die bewunderungswerte Opferfreudigkeit und Be-

1) Vergl. M. Berg: Der Beruf der Krankenpflege und seine ethischen Anforderungen. Zeitschr. f. Krankenpfl. u. klin. Ther. 1907. Nr. 10—11. 1908. Nr. 1. — Weibliche Krankenpflege. Therapie d. Gegenwart. 1918. Nr. 9.

geisterungsfähigkeit für den Beruf, wie wir sie bei der großen Mehrzahl unserer deutschen Krankenschwestern zu sehen gewohnt sind, hat es möglich gemacht, daß sich derartige Widersprüche so lange behaupten konnten. Daß auch das Krankenpublikum diese Widersprüche so lange duldet, unter deren Folgen es doch schließlich selbst einmal wird am meisten leiden müssen, wenn sie nicht rechtzeitig ausgeglichen werden, das hat wohl noch seine besonderen Ursachen.

Die gesamte Organisation der deutschen Krankenpflege und die ganze deutsche Auffassung dieses Berufes wurzelt ursprünglich doch durchaus in einem religiös-kirchlichen bzw. rein charitativen Boden, der durch viele Jahrhunderte alte Tradition sanktioniert und historisch geworden ist und darum auch zweifellos dauernd seine Bedeutung behalten wird. Bekanntlich lag ja bis zum Ende des Mittelalters die gesamte Krankenpflege in den Händen der Orden und Klöster unter Oberaufsicht der Kirche, und bis in die letzten Jahrzehnte des vergangenen Jahrhunderts hinein lieferten die religiösen männlichen und weiblichen Krankenpflegevereinigungen fast ausschließlich das brauchbare ausgebildete Pflegepersonal. Dabei bildete beinahe jegliche Krankenpflegetätigkeit mehr oder weniger eine Aeußerung der Frömmigkeit und des Gottesdienstes, die — eine Frucht des Christentums — das ganze Leben ausfüllte, auf jeden irdischen Lohn für die geleisteten Dienste verzichtete und in selbstloser Betätigung aufopfernder Nächstenliebe ihre Befriedigung fand. Dafür gewährten allerdings andererseits die Orden und Mutterhäuser schon immer ihren Mitgliedern völlige Sicherheit der Existenz, sie boten ihnen den vollen Lebensunterhalt und übernahmen für sie die Sorge im Alter und für den Fall der Arbeitsunfähigkeit und Krankheit. Daß die Krankenpflege als selbstloses Werk der Nächstenliebe unter opferwilliger Hingabe der ganzen Person ganz oder nahezu unentgeltlich zu leisten sei, diese althergebrachte Tradition wurzelt aber noch tief im deutschen Volksempfinden. Diese Auffassung, in der die große Menge sehr häufig hohe, unvergängliche ethische Werte von den praktischen Anforderungen des Tages nicht zu trennen versteht, sie mag dem einen oder anderen mehr oder weniger zum Bewußtsein kommen, je nachdem er über diese Dinge nachgedacht hat, sie mag manchen sehr ideal vorkommen und vor allem — weniger kostspielig sein, aber sie entspricht doch nicht mehr ganz unserer neuzeitlichen Kulturentwicklung. Kein Einsichtiger wird jemals den hohen sittlichen Wert der Tradition verkennen wollen, daß die Ausübung der Krankenpflege ebenso wie die Tätigkeit des Arztes Betätigung eines uneigennützigen opferfreudigen Liebeswerkes bedeutet, welche für den zu einem Quell reiner Freude und tiefer innerer Befriedigung wird, der sich diesem Beruf aus innerem Bedürfnis heraus mit ganzer Seele hingibt. Wer wäre nicht jedesmal ergriffen worden von der Macht dieser Tradition, der Gelegenheit hatte, katholische Ordensschwestern oder evangelische Diakonissen in ihrem stillen Wirken zu beobachten, in ihrer Aufopferungsfähigkeit und restlosen Hingabe an ihre Pflicht, die oft geradezu an Selbstentäußerung grenzt? Nein, diese Tradition ist nach unserem deutschen Empfinden niemals von dem Begriffe der Krankenpflegetätigkeit und ihren ethischen Anforderungen zu trennen. Diese Tradition eines uneigennützigen, opferwilligen Liebeswerkes wird auch der berufsmäßig ausgeübten Krankenpflege stets den moralischen Wert und Rückhalt verleihen, der diesen dem Dienste der Humanität geweihten Beruf, in dem das materielle Interesse immer erst in zweiter Linie in Betracht kommt, bei richtigem Erfassen und Erfüllen seiner Aufgaben über andere Erwerbszweige hinaushebt und ihn vor der Gefahr bewahren muß, zu einer handwerksmäßigen Tätigkeit herabzusinken. Die Krankenpflege ist eben kein Geschäft, auch kein Sport, sondern ein Beruf!

3. Die soziale Lage der Krankenschwestern.

Die Arbeit der Krankenpflegerinnen ist demnach freilich eine ganz eigenartige und läßt keinen Vergleich mit anderen Berufsarten zu. Aber gibt die stillschweigend als selbstverständlich vorausgesetzte berufsfreudige Opferwilligkeit und Selbstlosigkeit etwa auf der anderen Seite die Berechtigung zu willkürlicher, rücksichtsloser Ausnutzung wertvollen Menschenmaterials? Berechtigt sie dazu, ohne annähernd entsprechende Gegenleistung der körperlichen und moralischen Leistungsfähigkeit ein Uebermaß von Anforderungen zuzumuten, wie wir es leider immer noch allzuoft, namentlich in manchen Krankenhausbetrieben beobachten müssen? Was soll man dazu sagen, wenn immer wieder Schwestern trotz aller mahnenden Vorstellungen, die gegen diesen Unfug erhoben werden, zu den schwersten und niedrigsten Arbeiten herangezogen werden! Gewiß ist es ganz in der Ordnung, daß die Schülerinnen während ihrer Lehrzeit jede Hausarbeit, selbst niedrige, verrichten lernen, mit der sie ja durchaus vertraut sein müssen: davor wird sich auch keine scheuen, die es ernst mit ihrem Beruf meint. Aber es ist ganz ungehörig und bedeutet eine unverantwortliche Kraftvergeudung, wenn die Schwestern dauernd und ausschließlich mit grober Arbeit beschäftigt werden und wenn sie nach erfolgreich absolvierter Lehrzeit auch weiterhin zum Aufwischen der Stuben, zum Fensterputzen, Scheuern der Treppen, Korridore und Klosetts, zum Putzen der Türklinken, Abwaschen des Geschirrs, Waschen der Wäsche, zum Schleppen schwerer Speisekessel und der Wäschekörbe benutzt werden, nur aus dem einzigen Grunde, um Löhne für Reinigungspersonal zu sparen. Harte, schwielige und rissige Hände, die sich niemals gründlich reinigen lassen, eignen sich nun einmal nicht zum Pflegedienst, überdies bedeutet es einen unverzeihlichen Mißbrauch viel zu edler Kräfte, und wenn hierin kein Wandel geschaffen wird, so werden sich Frauen und Mädchen der gebildeten Stände, welche doch das wertvollste Material darstellen, immer seltener dem Krankenpflegeberuf widmen. Denn sie sind meist nicht an so schwere körperliche Arbeit gewöhnt, wie sie ihnen nach ihrem Eintritt oft in der unverständigsten Weise zugemutet wird. Infolgedessen sind sie bald dauernd müde und abgespannt, bis sie schließlich trotz aller aufgewandten Energie versagen und zusammenbrechen. Amtliche Statistiken lassen erkennen, wie ungünstig im allgemeinen der Gesundheitszustand der Krankenschwestern gegenüber den anderen weiblichen Berufen und der übrigen weiblichen Gesamtbevölkerung sich darstellt (die Sterblichkeit unter den Krankenpflegerinnen ist $2^3/_4$ mal höher als bei den übrigen weiblichen Personen) und in welch erschreckendem Umfang ein Zusammenbruch der Kräfte vorkommt. Demgegenüber ist es unbegreiflich, wie in manchen Krankenhausbetrieben die Aerzte blind an der Tatsache vorüberzugehen scheinen, daß sich ihre besten Hilfskräfte, die doch eine Vorbedingung ihrer ärztlichen Erfolge bilden, schnellstens restlos aufbrauchen.

Die Ansprüche an die Körperkraft der Schwestern, die durch die Heranziehung zu grober Dienstbotenarbeit zu der eigentlichen Pflegetätigkeit häufig genug fast gänzlich unfähig und unbrauchbar gemacht werden, sind durchweg ganz unvernünftig hohe. Nach amtlichen Erhebungen findet durchgehends eine Ueberanstrengung des weiblichen Pflegepersonals statt. Ist doch festgestellt worden, daß an den preußischen Krankenanstalten über 81 pCt. der Pflegerinnen mehr als 13 Stunden Tagesdienst haben und daß nach Abzug der Pausen für Erholung und Einnehmen der Mahlzeiten die reine Arbeitszeit im Durchschnitt 11 Stunden beträgt. Eine hohe Zahl der Pflegerinnen (33 pCt.) hat aber mehr als 11 Stunden reine Arbeitszeit und zwar bis 15 Stunden. Vollkommen im Argen liegt noch die Regelung des Nachtwachendienstes; ganz zu verwerfen sind die sogenannten „halben“ Nachtwachen, welche die Kräfte der Schwestern in hohem Maße erschöpfen. Und doch glaubt man in vielen Anstalten, in denen nach einer ganz durchwachten Nacht den Schwestern Ruhe gegönnt wird, daß dies nach „halben“ Nachtwachen überflüssig sei. Daß eine Schwester nach einer ganz durchwachten Nacht am folgenden Tage keinerlei Ruhepause erhält, das dürfte eigentlich heutzutage nicht mehr vorkommen! Und doch wird, wie nachgewiesen ist, nur in den wenigsten Anstalten mit weiblicher Pflege der Nachtdienst durch gesondertes Pflegepersonal versehen, was doch als dringendste Forderung zu bezeichnen ist; ja, es ist keine Seltenheit, daß die Pflegerinnen in Krankenhäusern noch außer der täglichen, bereits übermäßig hohen Arbeitszeit wöchentlich zwei bis vier Mal 6 bis 10 Stunden Nachtdienst zu leisten haben, in vielen Fällen sogar ohne auf eine Ruhezeit nach Ausübung des Nachtdienstes rechnen zu können, selbst nicht bei dessen zwölfstündiger Dauer. Auf diese Weise kommen im einzelnen Falle ganz ungeheuer lange, ununterbrochene Arbeitszeiten heraus. Dabei ist zu bedenken, daß auch Sonn- und Festtage für die Krankenpflegerinnen nur in Ausnahmefällen Ruhetage bedeuten, daß ein großer Prozentsatz der Schwestern gar keinen oder nur einen ganz ungenügenden Urlaub erhält.

Das alles sind Zumutungen an die körperliche Leistungsfähigkeit, die man dem männlichen Pflegepersonal kaum zu stellen wagen würde. Es dürfte auch kaum einen anderen weiblichen Beruf geben, in dem man sich eine derartige Ausnutzung der Arbeitskraft bieten lassen würde. Für die weiblichen Angestellten im Bureaudienst, in Fabriken, Warenhäusern und Geschäften aller Art ist eine Maximalarbeitszeit festgesetzt, um sie vor Ueberlastung zu schützen. Die Krankenpflegerinnen dagegen, die „Stiefkinder" der sozialen Fürsorge, sind in dieser Richtung schutzlos sich selbst überlassen geblieben und der Segnungen der modernen Gesetzgebung nicht teilhaftig geworden. Daß in Deutschland, dem klassischen Lande der sozialen Fürsorge, in unserem weiblichen Krankenpflegewesen noch solche Rückständigkeiten zu beseitigen sind, das dürften außer den Eingeweihten nur wenige ahnen.

Hier könnte am besten durch eine *gesetzliche, einheitliche Regelung der Arbeitszeit* Wandel geschaffen werden. Als Hauptgrundsätze für eine solche einheitliche Regelung müßten gelten:

1. *getrenntes Pflegepersonal für Tag- und Nachtdienst.*

2. *eine Maximal-Arbeitszeit von 9 Stunden nach Abzug der Pausen für Erholung und Einnahme der Mahlzeiten.*

3. *Abschaffung der Verpflichtung zu groben, niederen Arbeiten, die nicht unbedingt mit der Krankenpflege verbunden sind und ebenso gut oder besser von niederem Dienstpersonal geleistet werden können.*

Diese Forderungen sind natürlich ohne besondere Vermehrung der allgemein üblichen Anzahl der Pflege- und Arbeitskräfte nur dann zu erfüllen, wenn in dem Pflegedienst eine *Arbeitsteilung* systematisch durchgeführt wird, was im einzelnen Fall lediglich eine Frage der Organisation sein dürfte[1]. Sollte in großen Be-

1) Daß sich eine solche Arbeitseinteilung, die den genannten Erfordernissen entspricht, durchführen läßt, glaube ich nachgewiesen zu haben, indem ich ein „System einer Diensteinteilung für Krankenhausschwestern zur Vermeidung von Ueberbürdung" in dem meiner Leitung unterstehenden Lazarett in Frohnau i. d. Mark eingerichtet und während des Krieges erprobt habe. Voraussetzung für eine dauernde nutzbringende Durchführung dieser Arbeitsein-

trieben eine derartige Arbeitsregelung ohne Vermehrung des Pflegepersonals nicht durchführbar sein, so dürfte die Behebung dieser Schwierigkeit lediglich eine Kostenfrage, bzw. mit Rücksicht auf die Unterbringung der Schwestern eine Raumfrage sein. Und diese sollte doch wenigstens in unseren modernen großen Krankenanstalten, die mit dem bekannten Luxus in technischer Ausgestaltung erbaut und mit allem erdenklichen Komfort eingerichtet und betrieben werden, keine nennenswerte Rolle spielen, wenn es sich darum handelt, einen integrierenden Bestandteil ihrer Betriebskraft, das Pflegepersonal, leistungsfähig zu erhalten, von dessen exakter Arbeit doch schließlich sehr viel für Leben und Gesundheit unserer Kranken und für den Erfolg unserer ärztlichen Tätigkeit abhängig ist.

Aber nicht allein hinsichtlich der häufig zu beobachtenden rücksichtslosen Ausnutzung und Ueberbürdung der Kräfte unserer Krankenpflegerinnen und hinsichtlich des Mangels an einheitlicher Arbeitseinteilung, sondern auch bezüglich der Einheitlichkeit in der Organisation der einzelnen Schwesternverbände, bezüglich der Ansprüche an die Vorbildung und an die berufliche Ausbildung der Schwestern sind noch manche Mängel zu beseitigen. Insonderheit aber hinsichtlich ihrer Existenzbedingungen und ihrer Versorgung im Alter und für den Fall ihrer Krankheit und Invalidität, sowie hinsichtlich ihrer Versicherung gegen Unfälle bleibt noch vieles zu wünschen übrig in einem Beruf, an dessen gedeihlicher Entwickelung Publikum und Aerzte, Krankenhausverwaltungen, Behörden, Gemeinden und Staat aus naheliegenden Gründen ein gleiches Interesse nehmen müßten, Forderungen, die ich an anderer Stelle[1]) ausführlich begründet habe.

Eine Besserung der Ausbildung ist zweifellos eingetreten, seitdem sich der Staat etwas mehr mit der Frage des Krankenpflegeberufes beschäftigt. Früher bekümmerte sich bekanntlich der Staat um die Ausbildung der Krankenpflegepersonen nicht im geringsten, er überließ es vielmehr den einzelnen Verbänden, die neu

teilung ist freilich die Tätigkeit und das Vorbild einer tüchtigen und verständnisvollen Oberin, welche die Arbeitszeit der Schwestern und ihre Freistunden reguliert und darüber wacht, daß letztere auch wirklich als solche verwandt werden. (Vgl. M. Berg: Vorschläge zur Regelung der Schwesternarbeit. Zeitschr. f. ärztl. Fortb. 1916. Nr. 10.)

1) M. Berg: Bemerkungen zur sozialen Entwicklung unseres weiblichen Krankenpflegewesens. Zeitschr. f. ärztl. Fortb. 1915. Nr. 16—17. — Lebens- und Arbeitsverhältnisse der deutschen Krankenschwestern. Zeitschr. f. ärztl. Fortb. 1915. Nr. 18—20.

eintretenden Kräfte so anzulernen, wie es ihnen gut dünkte. Da bedeutete es einen großen Fortschritt in der sozialen Entwicklung des Krankenpflegewesens, als auf Grund des Bundesratsbeschlusses vom 22. März 1906 eine staatliche Prüfung eingeführt wurde für diejenigen Krankenpflegepersonen, welche die staatliche Anerkennung erwerben wollten. Vorbedingung für die Zulassung zu dieser Prüfung ist unter anderem „der Nachweis einjähriger und einwandfreier Teilnahme an einem zusammenhängenden Lehrgang in einer staatlichen oder staatlich anerkannten Krankenpflegeschule". Daß hier mit einem Lehrgang von nur einem Jahr das Mindestmaß an Ausbildungszeit verlangt ist, wird jedem klar sein, der sich überlegt, wie ausgedehnt das Gebiet ist, das die Lernschwestern kennen lernen müssen und welch gewaltiger Umfang des Wissens tatsächlich in der Prüfungsordnung gefordert wird. Und wenn man weiter bedenkt, daß die Prüflinge über einen großen Teil des Lehrstoffs ihre Kenntnisse in einer praktischen Prüfung dartun sollen, so wird es verständlich sein, daß eine Schwesternschülerin wohl nur ganz ausnahmsweise innerhalb eines Jahres ein klares Bild von allen Lehrgegenständen gewinnen und vor allen Dingen die zum selbständigen Handeln notwendige praktische Erfahrung erringen kann, daß vielmehr mit der nur einjährigen Ausbildungszeit oft genug lediglich ein oberflächliches Halbwissen groß gezogen wird.

Mit Recht wird darum von berufener Seite immer wieder betont, daß eine mindestens zweijährige, möglichst dreijährige Ausbildung dasjenige Ziel sein muß, nach dem wir zu streben haben. Denn allein durch eine gründliche, systematische Lehrzeit und durch die Schulung einer jahrelangen Berufstätigkeit in einem geordneten Krankenhause lernt und übt die Schwester das berufliche Denken und die notwendige Disziplin, die nun einmal in der praktischen Krankenpflege unumgängliche Vorbedingung für ein ordnungsgemäßes Arbeiten ist. Darum sollte im Interesse einer gründlichen disziplinarischen Durchbildung angestrebt werden, die Ausbildung aller Schwestern nur in solchen Krankenpflegeschulen vornehmen zu lassen, die in enger Verbindung mit einem größeren regelrechten Krankenhause stehen. Denn nur durch die praktische Erfahrung und die ständige Fühlung mit allen Anforderungen des Berufes erwirbt sich die Schwester im Laufe der Zeit jene vertrauenerweckende Ruhe und Sicherheit im Handeln und Auftreten, die sie befähigt, unerwarteten Schwierigkeiten, die einen schnellen Entschluß und sachgemäßes Eingreifen verlangen, selbständig und mit Geistesgegenwart zu überwinden. Nur die lange Berufserfahrung gibt ihr andererseits ein Urteil über die Grenzen des eigenen Könnens und die damit verbundene Bescheidenheit, nur bei tiefstem Erfassen des inneren Wesens ihres Berufes läßt sie sich ständig von jenem Verantwortlichkeitsgefühl beherrschen, das der Ausübung einer so ernsten Tätigkeit jederzeit den Stempel aufdrücken muß.

Verlangt man so aus triftigen Gründen von der Schwester eine längere und gründlichere Ausbildung, so muß diese aber andererseits beim Eintritt in den Beruf auch auf günstigere Existenzbedingungen rechnen können, als sie ihr bisher geboten werden.

Die Erwerbsverhältnisse sind bisher bekanntlich keineswegs glänzend, vielfach sind sie vielmehr noch geradezu jammervoll im Vergleich zu anderen weiblichen Berufszweigen. Gewiß verbietet die eigenartige Tätigkeit der Krankenschwester in dieser Richtung einen Vergleich mit anderen Berufsarten; immerhin muß aber auch die Krankenpflegerin leben! Bei der Verschiedenheit in den Bezügen der Schwestern, selbst innerhalb der einzelnen Verbände, ist ein Durchschnittseinkommen schwer festzustellen. Nur eines ist allen gemeinsam: die viel zu niedrige Bemessung. Bei freier Station beträgt das Taschengeld der Lernschwester meist 10 Mk. bis 15 Mk. monatlich, das Gehalt der Schwestern[1]) im Anfang 20 Mk. bis 25 Mk. monatlich, allmählich ansteigend zu einem Höchstgehalt von 600 Mk. bis 750 Mk. jährlich, das aber meist erst nach 9—12 Jahren erreicht wird. Dafür ist in vielen Fällen auch noch die Kleidung zu beschaffen, es werden Beiträge für Versicherungen und Pensionsfonds usw. abgezogen, es werden vielfach Kautionen verlangt, es müssen bis 600 Mk. Lehrgeld bezahlt werden, obwohl auch die Schülerin den vollen Dienst mittut. Und schließlich kommt noch der Steuereinnehmer! Was bleibt da an barem Gelde übrig? Oberschwestern erreichen ja manchmal bei freier Station ein Höchstgehalt von 900 Mk. bis 1000 Mk., aber das sind Seltenheiten. Die Gemeindeschwestern stehen sich günstigen Falles auf 700 Mk. bis 800 Mk., davon müssen sie sich aber noch kleiden und beköstigen. Es gibt aber auch solche, die mit 30 Mk. Wirtschaftsgeld und 10 Mk. Taschengeld im Monat auskommen müssen. Die Privatpflegerinnen, über deren Einkünfte sichere Angaben nicht vorliegen, sind durchweg sicherlich nicht viel besser gestellt. Daß von derartig kümmerlichen Bezügen, mit denen manche Schwester auch noch mittellose Angehörige zu unterstützen hat, keine Ersparnisse zu machen sind, und daß von irgend einer wirtschaftlichen Sicherstellung bisher nicht im Geringsten die Rede sein kann, wird danach ohne weiteres verständlich sein.

Freilich übernehmen ja meistens die Vereine und Genossenschaften für ihre Mitglieder die Sorge für den Unterhalt und gewähren außer Gehalt gewöhnlich freie Dienstkleidung und freie Station. Am weitesten gehen darin die katholischen Orden und die evangelischen Mutterhäuser, die völlig für die Schwestern in gesunden und kranken Tagen sorgen und ihnen für das Alter und

1) Bei diesen Zahlenangaben sind natürlich lediglich die Friedensverhältnisse berücksichtigt.

den Fall eintretender Arbeitsunfähigkeit eine sichere Zukunft innerhalb des Mutterhauses gewähren. Auch die meisten weltlichen Mutterhäuser und Verbände, vor allem die Rote-Kreuz-Vereinigungen, bieten im Erkrankungsfalle ihren Schwestern eine weitgehende Versorgung und gewähren ihnen für Invalidität und Alter Renten und Pensionen, die freilich bei weitem nicht zum bescheidensten Lebensunterhalt ausreichen. Demgegenüber sind die in selbständiger Berufstätigkeit stehenden Privatpflegerinnen weit weniger günstig gestellt. Aber im großen und ganzen ist die Fürsorge im Falle ihrer Erkrankung noch am besten geregelt, zumal da nach Einführung der neuen Reichsversicherungsordnung nicht nur jede Krankenhausschwester, sondern auch jede Privatpflegerin in der Lage ist, sich freiwillig in die staatliche Krankenversicherung aufnehmen zu lassen. Für den Fall der Arbeitsunfähigkeit und zur Versorgung ihres Alters ist die Privatpflegerin darauf angewiesen, durch Aufnahme in die staatliche Alters- und Invaliditätsversicherung, zu der jetzt jede Krankenpflegerin berechtigt ist, und weiterhin durch Anschluß an die Angestelltenversicherung und an private Versicherungsgesellschaften sich eine Rente sicher zu stellen.

Bedauerlicherweise ist das Krankenpflegepersonal nicht miteinbegriffen worden in die staatliche Unfallversicherung; somit ist die Schwester angesichts der Gefahren, denen sie bei Ausübung ihres Dienstes ausgesetzt ist, immer noch genötigt, soweit sie nicht einer Genossenschaft angehört, die auch in dieser Richtung für sie Sorge trägt, eine Unfallversicherung bei irgend einer Privatversicherungsgesellschaft abzuschließen, was für sie immer eine als drückend empfundene Belastung ihrer ohnehin spärlichen Bezüge bedeutet.

Die Krankenpflege als Beruf der „gebildeten" Frau verdient zweifellos bei Erörterung der Frauenfrage eine noch größere Berücksichtigung zu finden, als es bisher geschehen ist. Es ist bisher nicht der Nachweis gebracht worden, daß ein zwingendes Bedürfnis nach weiblichen Aerzten vorliegt, dafür erschallt überall um so lauter der Ruf nach tüchtigen Krankenpflegerinnen, und zwar auch nach gebildeten Krankenpflegerinnen. Glücklicherweise schwinden ja in letzter Zeit bei den Frauen der gebildeten Stände immer mehr die alten Vorurteile, die sie früher von dem Eintritt in den Beruf der Krankenpflege abhielten. Die Zeiten sind ja vorbei, in denen bei unseren Frauen und Mädchen die Meinung verbreitet war, es sei nicht vollwertig und nicht standesgemäß, die Krankenpflege berufsmäßig auszuüben, das sei Sache der niedrigen Bevölkerungsklassen; und es gehöre ein gewisser Grad von Gefühllosigkeit und Roheit dazu, um bei chirurgischen Operationen Hilfe leisten zu können. Heute ist die Auffassung eine wesentlich andere geworden: „Niemand ist zur Krankenpflege zu gut, viele sind aber dazu zu schlecht!“ Die unerbittlichen eisernen Notwendigkeiten des Krieges haben auch darin gründlich Wandel geschaffen, und heute zeigt sich allerorten ein erfreuliches Interesse für den Krankenpflegeberuf. Zu oft wird aber noch immer der Standpunkt vertreten, daß als notwendigste persönliche Eigenschaften von der Krankenpflegerin Nächstenliebe, Barmherzigkeit, Gutherzigkeit, Mitleid und Mitgefühl zu erwarten seien. Zweifellos sind dies alles sehr wertvolle Eigenschaften; aber wer nur ein gutes Herz hat und nur barmherzig ist, eignet sich darum noch lange nicht zur Krankenpflege. Was für die Ausübung des schweren und verantwortungsvollen Berufes der Krankenschwester notwendig ist, das ist in erster Linie Geschicklichkeit und Gewandtheit, das ist Sachverständnis und die Fähigkeit, alle notwendigen Maßnahmen mit Ruhe und Umsicht in möglichst schonender Weise sachgemäß vorzunehmen, und was vor allen Dingen hier nottut, das ist Verantwortlichkeitsgefühl und — Takt! Es handelt sich nicht nur darum, daß die Pflegerin ihre Instruktionen befolgt, sondern es kommt auch darauf an, wie sie ihren Vorschriften und Pflichten nachkommt. Eine Krankenschwester kann die beste Prüfung bestanden haben, ausgezeichnete Verbände machen, ein großes Wissen besitzen und stets reichliches Mitgefühl bewiesen haben, und trotzdem kann sie eine ungeeignete Pflegerin sein, wenn es ihr an dem nötigen Verantwortungsgefühl und Takt mangelt. Beides ist aber meistens das Produkt der guten Kinderstube. Darum hat es eine außerordentliche Bedeutung von großer sozialer Tragweite, aus welchen Gesellschaftskreisen sich das berufsmäßige Pflegepersonal rekrutiert; es muß daher angestrebt werden, daß der Beruf der Krankenpflegerinnen auch gesellschaftlich auf eine Stufe gehoben wird, dessen Ansehen und Wertschätzung auch Persönlichkeiten aus den gebildeten Gesellschaftskreisen mit guter Kinderstube und höherer Schulbildung gestattet, diesen Beruf auszuüben.

Um dieses Ziel zu erreichen, müssen aber, solange wir noch mit einem Mangel an guten Schwestern zu kämpfen haben, zuvor die Existenzbedingungen derselben günstiger gestaltet werden: dann dürfte von selbst ein größerer Andrang erfolgen und sich das

Bildungsniveau durch die Möglichkeit einer strengeren Sichtung bei der Einstellung heben lassen. Dann erst wird sich durch gesteigerte Anforderungen ein Krankenpflegestand heranbilden lassen, dessen Mitglieder wirkliche Gehilfen des Arztes sind, deren Mitarbeit und Leistung unserer heutigen Auffassung entspricht, welche an die Krankenpflege den Anspruch stellt, ein bedeutsamer Faktor der ärztlichen Wissenschaft und Kunst zu sein.

4. Allgemeine Pflichten und äußeres Verhalten.

Kranke zu pflegen ist wahrlich keine leichte Aufgabe! Nicht nur, daß die Ausübung der Pflegetätigkeit dazu nötigt, auf manche Annehmlichkeit und äußere Freuden des Lebens zu verzichten und in allerlei schwierige Verhältnisse sich zu fügen, daß sie wohl vielen reichliche Enttäuschungen bringen und manche Ideale zertrümmern mag; sie stellt vielmehr auch die höchsten Anforderungen sowohl an die körperliche und geistige Leistungsfähigkeit wie an Charakter und sittliche Kraft. Die Betätigung in der Krankenpflege verlangt auf der einen Seite ein großes Maß von persönlicher Geschicklichkeit und Gewandtheit, beruflicher Tüchtigkeit, Kenntnis und Erfahrung. Beobachtungsgabe, Selbstbeherrschung und Geistesgegenwart, praktischen Blick, hauswirtschaftliche Fähigkeiten und ein ausgesprochenes Verständnis für soziale Fragen und Bedürfnisse, auf der anderen Seite stellt sie in besonderem Grade hohe Anforderungen an das Anpassungsvermögen, an Verantwortungsgefühl, Zartgefühl und Takt (vgl. Abschnitt V, 2), sowie an das seelische Empfinden der Pflegerin.

Darum gehört auch zu den Grundbedingungen für die Ausübung der Pflegetätigkeit eine tadellose Gesundheit des Körpers sowohl wie des Geistes und Gemütes, ein gewisses Maß von Körperkräften und seelisches Gleichgewicht. Nur ein gesunder Mensch mit ruhigem Temperament, zum mindesten aber mit ausreichendem Selbstbeherrschungsvermögen ist fähig, auf die Dauer ein immer gleichbleibendes, freundliches, heiteres Wesen zu zeigen, wie man es von einer Krankenpflegerin erwartet; und es gehören gute Nerven dazu, persönlichen Kummer, Mißstimmungen oder körperliches Unbehagen sich nie anmerken zu lassen. Die Anstrengungen, welche die Krankenwartung, die Hilfeleistung bei Operationen, die Nachtwachen, die unvermeidlichen Gemütsbewegungen an den Körper und besonders an das Nervensystem der Krankenpflegerin stellen, sind so vielseitig, daß nur ein gesunder, kräftiger Organismus ihnen auf die Dauer gewachsen ist. Gesunde Naturen werden sich aber mit gutem

Willen, mit einiger Energie und Ueberwindung auch bald daran gewöhnen, Hantierungen vorzunehmen, vor denen sie früher zurückgeschreckt wären, und Dinge mit anzusehen, die vordem ihr Grauen erregt hätten. Gleichzeitig muß die Pflegerin auch im Vollbesitz ihrer Sinnesorgane sein. Sie bedarf eines scharfen Auges, um die Kranken zu beobachten und auch nicht die geringsten Veränderungen an ihnen zu übersehen. Sie bedarf auch eines feinen Gehörs, um die leise hingehauchten Worte eines todesmatten Kranken zu vernehmen, ferner auch eines feinen Tastsinnes, um sich durch Uebung eine leichte Hand beim Anfassen der Kranken anzugewöhnen und auch ein Urteil über den Puls abgeben zu können.

Da aber der kräftigste Körper durch angestrengte Arbeit verbraucht wird, so muß die Pflegerin mit ihren Kräften Maß halten und auf die Erhaltung ihrer Gesundheit und eine zweckmäßige Pflege ihres Körpers bedacht sein, zumal sie ja dauernd von Krankheitskeimen umgeben ist (vgl. Abschnitt VIII, C. 1). Sie soll darum ihre freie Zeit durch Aufenthalt in frischer Luft ausnutzen und auch bei der Pflege Schwerkranker zur rechten Zeit an die eigene Erholung denken. Sie muß für eine ausreichende, namentlich eine möglichst regelmäßige Ernährung sorgen und darauf achten, daß auf die Arbeit auch die erforderliche Ruhe, besonders eine genügende Menge Schlaf folgt, natürlich, soweit sich dies ohne Verabsäumung der übernommenen Pflichten erreichen läßt. Vor dem Mißbrauch geistiger Getränke und vor der Gefahr, bei etwa auftretenden körperlichen Störungen, bei Mißstimmungen oder Abgespanntheit schmerzstillende, betäubende oder anregende Arzneien zu nehmen, die ihr zur Pflege der Kranken anvertraut sind, muß sich die Pflegerin ganz besonders hüten! Gewohnheitsmäßig genommen, erzeugen sie stets Hunger nach mehr und schädigen bald die Gesundheit aufs schwerste. Fühlt sich die Pflegerin nicht wohl, so soll sie ärztlichen Rat in Anspruch nehmen. Um sich frisch und gesund zu erhalten, bedarf sie einer guten Körperkultur; regelmäßige Bäder, häufiges Haarwaschen, sorgfältige Zahn- und Mundpflege — eine Pflegerin darf nicht aus dem Munde riechen — gute Hand- und Fußpflege sind wichtige Erfordernisse. Die Kleidung muß peinlich sauber und ordentlich sein, es dürfen nur helle, waschbare Kleidungsstücke, fußfreie Röcke und breite Stiefel getragen werden. Aufdringliche Gerüche muß die Pflegerin von ihrer Person fernhalten, weil Kranke dadurch sehr belästigt werden. Ihr ganzes Auftreten, ihr Anzug, insbesondere auch ihre Haartracht muß der Würde ihres

Berufes entsprechen und den sittlichen Ernst erkennen lassen, den die Ausübung des Krankenpflegeberufes verlangt.

5. Pflichten gegenüber dem Arzt.

Das Verhältnis der Krankenschwester zum Arzt muß ein Vertrauensverhältnis sein, das auf unbedingte Wahrheitsliebe und Aufrichtigkeit gegründet ist. Der Arzt kann den Kranken nur vorübergehend sehen und ist darum oft auf die Angaben der Pflegerin angewiesen, die den Kranken den ganzen Tag über in Beobachtung hat und dem Arzt über alle Vorkommnisse in der Zeit zwischen den ärztlichen Besuchen Bericht erstatten muß. Daß diese Mitteilungen der Krankenschwester stets der Wahrheit entsprechen, darauf muß sich der Arzt natürlich verlassen können, soll er nicht über den Verlauf der Krankheit zu irrtümlichen Anschauungen kommen. Fehler, die geheim gehalten werden, sind um so gefährlicher, als sie dem Arzt die Möglichkeit nehmen, deren Folgen rechtzeitig vorzubeugen, die trotzdem natürlich nachher fast immer dem Arzt zur Last gelegt werden. Hat also die Pflegerin einmal einen Fehler gemacht oder vergessen, eine Anordnung auszuführen, so möge sie dies lieber offen eingestehen, ehe sie eine falsche Angabe macht; ein solches Versehen läßt sich meist wieder gutmachen; eine Unwahrheit dagegen führt irre, sie lenkt den Heilplan auf falsche Bahnen und kann von verhängnisvollen Folgen für den Krankheitsverlauf sein. Ueberdies nimmt sie dem Arzt und auch dem Kranken, wenn er es merkt, das Vertrauen zu der Pflegerin.

Und Vertrauen muß der Arzt der Schwester schenken können, soll ein Zusammenarbeiten möglich sein. Sie darf niemals Aeußerungen des Arztes über den Kranken oder sein Leiden diesem oder seinen Familienangehörigen mitteilen, ohne von dem Arzt ausdrücklich dazu ermächtigt zu sein. Denn es werden ihr oft zum besseren Verständnis der Sachlage Dinge gesagt, welche die Patienten, damit sie nicht unnötig beunruhigt werden, nicht wissen dürfen. Der Arzt erwartet also von der Pflegerin unbedingte Zuverlässigkeit und muß dabei das Bewußtsein haben können, daß er von ihr in seiner Abwesenheit vertreten wird, daß seine Anordnungen, auch die scheinbar unwichtigen, von ihr pünktlich ausgeführt werden, als hätte er es selbst getan. Von dem Grade dieses Vertrauens wird es abhängen, wie weit der Arzt die Pflegerin zu seiner Mitarbeiterin macht. Und dieses Vertrauens muß sie sich würdig zeigen, es muß sie mit Genugtuung erfüllen. Auf der anderen Seite darf sie das Vertrauen des Arztes nicht ausnutzen. Sie muß stets den Arzt gewissermaßen als ihren Lehrer und Meister anerkennen und seine Weisungen gewissenhaft befolgen, für die nicht sie, sondern der Arzt allein letzten Endes die Verantwortung zu tragen hat.

Darum darf sie nicht ihre eigenen Wege bei der Heilbehandlung gehen wollen in dem Gedanken, gestützt auf ihre Erfahrungen es vielleicht besser machen zu können, als der Arzt. Sie darf es auch dann nicht, wenn es ihr zuweilen unverständlich bleibt, warum diese oder jene Maßregel vom Arzte getroffen wurde; denn dieser hat nicht immer Zeit und Lust, die Pflegerin über die Gründe seines Handelns aufzuklären. Meistens kann er ja auch bei ihr unmöglich ein genügendes Verständnis dafür voraussetzen. Vor allem hüte die Pflegerin sich, dem Kranken gegenüber im Bewußtsein des Besserwissens und der Selbständigkeit Kritik an den Anordnungen des Arztes zu üben. Der Kranke ist ohnehin gar zu leicht geneigt, namentlich wenn seine Krankheit sehr lange dauert, zu glauben, der Arzt behandele ihn nicht richtig. Dies ist begreiflich und verzeihlich. Ein grober Fehler ist es aber, wenn die Pflegerin sich einfallen läßt, dieses beim Kranken auftauchende Mißtrauen gegen den behandelnden Arzt durch Kritik seiner Handlungsweise zu nähren, indem sie z. B. sagt, daß sie bei anderen Aerzten andere Behandlungsweisen gesehen oder selbst ausgeführt habe. Sie leistet damit dem Kranken selbst einen schlechten Dienst, denn sie raubt ihm mit dem Vertrauen auf die ärztliche Kunst auch ein für den ungestörten, regelrechten Krankheitsverlauf wichtiges Hilfsmittel, nämlich die innere Ruhe und die Hoffnung auf Besserung und Heilung. Sie verleitet ihn dadurch, den ärztlichen Vorschriften entgegenzuhandeln, und treibt ihn gar zu leicht schließlich dem Kurpfuscher in die Hände.

Bleibt sich dagegen die Krankenpflegerin in der richtigen Erkenntnis ihrer Stellung und ihrer Fähigkeiten stets der ihr gezogenen Grenzen (vergl. Abschnitt VII, 9) bewußt — und je erfahrener die Pflegerin, um so sicherer ist ihr Urteil hierüber und um so größer ihre Bescheidenheit — so ist sie in der Lage, die Tätigkeit des Arztes als dessen wertvolle Gehilfin und Stellvertreterin wirksam zu ergänzen und auf diese Weise in gemeinschaftlicher, zielbewußter Arbeit das Wohl des Kranken zu fördern.

Der vielbeschäftigte praktische Arzt hat nicht immer Zeit und Gelegenheit, die Durchführung seiner Anordnungen selbst zu überwachen, namentlich wenn es die Vernichtung von Ansteckungskeimen in der Umgebung von infektiösen Kranken und die rechtzeitige Verhütung von Epidemien gilt. In einer tüchtigen geschulten Krankenschwester besitzt er da eine unschätzbare und oft unentbehrliche Gehilfin, nicht nur in der Pflege der Kranken und Durchführung seiner Anordnungen, sondern besonders auch in der Erziehung der Patienten und ihrer Familien zur Hygiene. Speziell der beamtete Arzt kann z. B. in den Gemeindeschwestern der verschiedenen Ortschaften seines Wirkungskreises eine wertvolle Stütze für die Durchführung der für den Gesundheitszustand der ganzen Bevölkekerung wichtigen sanitären Maßnahmen finden. Durch ihre hygienische Aufklärungsarbeit und ihre unmittelbare Einwirkung auf die Bevölkerung in dieser Richtung fällt der Krankenschwester eine wichtige Aufgabe zu im Kampfe gegen die Infektionskrankheiten und in der Förderung der öffentlichen Gesundheitspflege. Indem sie in der Bevölkerung Verständnis für richtige Gesundheits- und Krankenpflege weckt und verbreitet, wird sie gewissermaßen zu einem „Apostel der Hygiene“, zu einem „Missionar der Gesundheit“.

Da ihr Beruf die Pflegerin täglich mit dem kranken Publikum und auch mit den Angehörigen der Kranken in enge Berührung bringt, so bietet sich ihr reichliche Gelegenheit, durch eine geeignete Aufklärung über Wesen, Ursachen und Entstehungsarten der Krankheiten und ihre Heilungsmöglichkeiten gegen unvernünftige Vorurteile, mittelalterliche Anschauungen und in allen Schichten der Bevölkerung tief eingewurzelte abergläubische und mystische Vorstellungen wirksam anzukämpfen. Durch eine derartige aufklärende Tätigkeit kann die Schwester auch in weniger intelligenten Kreisen allmählich der Einsicht weiteren Raum verschaffen, daß nur der wissenschaftlich gebildete Arzt, der seine ganze Lebensarbeit an diese Aufgabe setzt, im Stande ist, Krankheiten richtig zu erkennen und die erforderlichen Maßnahmen zu ihrer Bekämpfung zu ergreifen. Auf diese Weise wird sie sich am erfolgreichsten an dem Kampfe gegen das Kurpfuscherunwesen beteiligen, indem sie das Vertrauen des Publikums zu dem wissenschaftlich gebildeten Arzt durch ihre eigene Stellungnahme zu diesem unterstützt und alle Aeußerungen und Handlungen unterläßt, die ein Mißtrauen gegen den Arzt wachrufen oder nähren könnten; indem sie durch Anerkennung der ärztlichen Autorität und durch ihre eigene Gewissenhaftigkeit im Befolgen der ärztlichen Weisungen und in der Erfüllung ihrer Pflichten dem Kranken die Ueberzeugung beibringt, daß ihm nur so und nicht anders geholfen werden kann.

6. Verschwiegenheit und Schweigepflicht.

Eine unerläßliche Eigenschaft kann jeder Krankenpflegerin immer wieder nicht dringend genug ans Herz gelegt werden: Verschwiegenheit! Mehr als ein anderer hat gerade die Krankenschwester Gelegenheit, einen tiefen Einblick in den Charakter des Patienten, in seine ganzen privaten Lebens- und Familienverhältnisse zu werfen, dabei soll sie sehen, hören und — schweigen! Die Pflegerin wird ja oft zur Vertrauten ihrer Kranken, aber nur dann, wenn diese das sichere Gefühl haben können, daß sie es mit einem diskreten Menschen zu tun haben und daß ihr Vertrauen nicht mißbraucht wird. Macht die Pflegerin intime Angelegenheiten anderer Leute zum Gegenstand der Unterhaltung, so wird sie bald das Vertrauen ihrer Kranken verloren haben. Darum muß alles, was der Kranke ihr vertrauensvoll mitteilt, alles, was sie von ihm aus seinen Fieberdelirien vernimmt, auch alles, was sie über die Person des Patienten, über seine Privatangelegenheiten, seine Beziehungen zu anderen oder über seine Krankheit erfährt, beobachtet oder wahrnimmt, fest in ihr verschlossen sein. Ueber die Art des Leidens darf sie Niemandem Auskunft geben, bei großjährigen Kranken selbst nicht deren nächsten Angehörigen. Sie hat nicht das Recht, ohne ausdrückliche Erlaubnis des betreffenden Patienten irgend einem Menschen über alle diese Dinge Mitteilungen zu machen, es sei denn dem behandelnden Arzte, soweit es für diesen im Interesse der Beurteilung und Behandlung der Krankheit von Wichtigkeit ist.

Diese Verschwiegenheit, welche sich nicht nur auf die Angelegenheiten des Kranken, sondern auch auf die seiner Angehörigen und des Arztes zu erstrecken hat, gebietet der Krankenpflegerin nicht allein die Diskretion, die ihr allein schon heilig sein sollte, sondern auch das Gesetz (§ 300 des Str.G.B.). Die Wahrung des Berufsgeheimnisses ist also nicht nur eine ethische und soziale, sondern auch eine gesetzliche Pflicht, die für die Pflegerin ebenso gut gilt wie für den Arzt: gibt sie es preis, so macht sie sich gesetzlich strafbar. Ohne Erlaubnis und Entbindung von der Schweigepflicht dürfen Pflegerinnen und Pfleger selbst nicht vor Gericht Mitteilungen über Krankheitszustände machen, durch deren Bekanntwerden der Kranke Nachteile haben könnte. In zweifelhaften Fällen sollen sie vor Gericht rechtzeitig den Richter fragen, ob die Schweigepflicht nicht zur Verweigerung einer Aussage berechtigt oder verpflichtet.

7. Verantwortlichkeitsgefühl und sittlicher Ernst.

Die vielseitigen Obliegenheiten der Pflegerin schließen, wie wir gesehen haben, in jeder Minute ihrer Anwesenheit beim Kranken eine große Summe von Verantwortlichkeit in sich, die um so schwerwiegender ist, als der Arzt selten in der Lage ist, die Tätigkeit der Pflegerin nach dieser Richtung hin zu kontrollieren. Der auf ihr ruhenden Verantwortung muß sich die Pflegerin darum jederzeit bewußt bleiben; vor ihrem Gewissen muß sie sich immer darüber klar sein, wie leicht selbst gering erscheinende Versäumnisse und Fehler für den Kranken schwere Folgen nach sich ziehen, sein Wohlbefinden beeinträchtigen, sein Eigentum, seine Gesundheit und sein Leben in Gefahr bringen können. Dieses Verantwortlichkeitsgefühl, das der Ausübung einer so ernsten Tätigkeit jederzeit das Gepräge geben muß, jene unerschütterliche Treue auch in kleinen Dingen, die das Wesen wahrer Zuverlässigkeit ausmacht, darf die Pflegerin bei Ausübung ihres Berufes niemals verlassen, wenn sie dessen inneres Wesen richtig erkannt hat, das Bewußtsein, daß Wohl und Wehe der ihr anvertrauten Kranken in ihre Hand gelegt sind, ja daß oft genug sogar Leben und Tod von ihrer Gewissenhaftigkeit abhängen können.

Wer den Krankenpflegeberuf zu seiner Lebensaufgabe gemacht hat oder wer auch nur vorübergehend in freiwilliger Hilfsarbeit im Krankenpflegedienst tätig ist, sollte nie vergessen, daß es sich bei der Krankenpflege um eine außerordentlich ernste Sache handelt. Frauen und Mädchen, die Neigung zur Erlernung und Ausübung der Krankenpflege haben, müssen darum mit dem nötigen Ernst an ihre Aufgabe herantreten. Die Beschäftigung mit der Krankenpflege soll nicht als eine Spielerei, gewissermaßen als ein Sport aufgefaßt werden. Es gab eine Zeit, da man einer derartigen Auffassung nicht selten begegnete, in der man auch das unerfreuliche Wort „Sportschwester“ geprägt hat. Diese Zeit ist zum Glück wohl vorbei; und man hört jetzt selten noch Spötteln und Witzeln über junge Mädchen und Frauen, die Helferinnen, Hilfsschwestern, Johanniterinnen oder auch berufsmäßige Krankenpflegerinnen werden wollen; an die Stelle des Spöttelns ist durchweg eine aufrichtige, innere Achtung getreten. Die lange und gründliche Ausbildung, durch Wiederholungskurse vervollständigt, wie sie sich jede gebildete Frau, die sich in der Krankenpflege betätigen will und mit der Neigung zur Sache den nötigen Ernst verbindet, verschaffen kann, schützt sie vor einem ungesunden

Dilettantismus, der absolut nicht in die Krankenpflege hineingehört!

Jede Krankenpflegerin sollte sich jederzeit bewußt sein, daß sie als Vertreterin eines so ernsten Berufes eine überaus hohe und ernste Mission zu erfüllen hat. Sie kann diesen Beruf garnicht hoch und ernst genug auffassen! Kaum einen anderen Beruf gibt es ja, der wie der ärztliche und der Krankenpflegerberuf mit dem Denken, Fühlen und Empfinden des Menschen, mit dem innersten Wesen des Menschseins derartig in innigste Berührung bringt, der in solchem Maße auf alle Höhen, aber auch in alle Tiefen des Menschentums führt. Darum soll die Krankenpflegerin nie vergessen, daß sie zu einer wichtigen Aufgabe berufen ist, die für die gedeihliche Entwicklung unseres Volkslebens von weittragender Bedeutung ist, und dieses Bewußtsein muß sie mit freudiger Genugtuung mit wahrer, tiefinnerer Befriedigung erfüllen, dieses Bewußtsein wird ihr auch die s i t t l i c h e K r a f t verleihen und den s i t t l i c h e n E r n s t in ihr befestigen, der zur Ausübung der Krankenpflege erforderlich ist und nur durch eine ernste Lebensschulung, durch eine straffe Selbsterziehung und Selbstzucht gewonnen wird. Den Ernst des Lebens, der ihr tagtäglich in jeder Gestalt entgegentritt, soll sie zur Hebung und Förderung ihrer sittlichen Lebens- und Weltanschauung auf sich wirken lassen.

Ihr Beruf bringt es ja mit sich, daß sie täglich auch mit dem Gemeinen und Niedrigen in enge Berührung kommen kann, daß sie häufig genug Gelegenheit hat, den Menschen in seiner Verrohung und sittlichen Verkommenheit zu beobachten. Hierin liegt natürlich eine gewisse Gefahr für die Pflegerin. Aber der sittliche innerliche Halt, der die Schwester in gemessener Entfernung von ihrer Umgebung hält, wird feste Schranken um sie aufrichten; und jener sittliche Ernst, jene hohe, ideale Auffassung ihres Berufes muß sie über alles Niedrige und Gemeine, das ihr auf allen Wegen entgegentritt, emporheben, so daß es nicht an sie heranreicht.

Bei dem täglichen Umgang mit den Härten des Lebens ist es freilich begreiflich und natürlich, daß eine gewisse Gewöhnung und Abstumpfung gegen diese eintritt. Aber diese Gewöhnung darf die Krankenpflegerin nicht selbst hart machen, sie darf bei ihr nicht zur Gefühllosigkeit und Gemütsroheit führen. Nichts ist abstoßender an der Krankenpflegerin als solche Gefühlsroheit, die sich in ihrem Reden, in ihrem ganzen Handeln und Gebahren zu erkennen gibt, wie sie manchmal bei gemütsrohen Pflegerinnen, namentlich in ihrem Benehmen in Gegenwart Sterbender zutage tritt oder in der Art und Weise, wie sie mit einem Toten umgehen. Durch solche Gemütsroheit erniedrigt die Krankenpflegerin ihren edlen Beruf zu einem gemeinen Handwerk. Damit entkleidet sie sich selbst ihrer höchsten Tugend, der reinen Weiblichkeit.

Ferne sei ihr aber auch auf der anderen Seite alle falsche Scham und Prüderie. Angeborenes Schicklichkeitsgefühl und ein feiner Takt, Eigenschaften, die man ja mit Recht dem weiblichen Charakter in besonderem Maße nachrühmt, sie müssen die Pflegerin lehren, in allen peinlichen Lagen, die in ihrem Berufe unvermeidlich sind, den richtigen Ton zu finden.

Bewahrt sich so die Krankenschwester ihre reine wahre Weiblichkeit, dann bewahrt sie sich auch für ihre Kranken ein warmes, weites Herz, in dem deren Leiden und Schwächen Platz und Verständnis finden; dann bewahrt sie sich den Edelmut und die Herzensgüte, die sie erfüllen muß, will sie wirklich leidenden Menschen eine Hilfe, eine Stütze sein. Denn nur ein guter Mensch kann auch ein guter Krankenpfleger sein.

„Edel sei der Mensch, hilfreich und gut!“ Diesen Wahlspruch soll die Krankenschwester jederzeit im Herzen tragen. Macht sie sich eine so erhabene Auffassung ihres Berufes zu eigen, bleibt sie sich jederzeit bewußt, welch hohe Aufgaben dieser an sie stellt, dann wird sie durch ihre Berufsarbeit dem Heile der ihr anvertrauten Kranken dienen, dann wird der Krankenpflegeberuf aber auch für sie selbst eine Quelle reiner Freude und tiefer, innerer Befriedigung in sich bergen. Denn „wer anderen hilft, verhilft sich selbst zum Glück“.

Alphabetisches Sachregister
mit Fremdwörtererklärung.

(Die Ziffern entsprechen den Seitenzahlen.)

A.

B.

C.

D.

E.

G.

H.

I. J.

K.

L.

M.

N.

O.

P.

T.

U.

V.

Y.

Z.